MINISTÈRE DE L'INSTRUCTION PUBLIQUE

CAISSE NATIONALE DES RECHERCHES SCIENTIFIQUES

184/28

RECHERCHES

SUR

L'ÉPURATION BIOLOGIQUE ET CHIMIQUE DES EAUX D'ÉGOUT

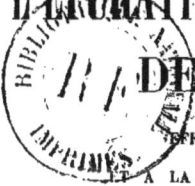

EFFECTUÉES A L'INSTITUT PASTEUR DE LILLE

ET A LA STATION EXPÉRIMENTALE DE LA MADELEINE

PAR

LE D' A. CALMETTE

Membre correspondant de l'Institut et de l'Académie de Médecine

AVEC LA COLLABORATION DE MM.

E. ROLANTS
Chef de laboratoire à l'Institut Pasteur de Lille

E. BOULLANGER
Chef de laboratoire à l'Institut Pasteur de Lille

F. CONSTANT
Préparateur à l'Institut Pasteur de Lille

L. MASSOL
Chef de laboratoire à l'Institut Pasteur de Lille

TROISIÈME VOLUME

PARIS

MASSON ET Cie, ÉDITEURS

120, BOULEVARD SAINT-GERMAIN

1908

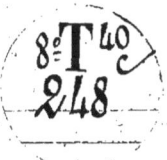

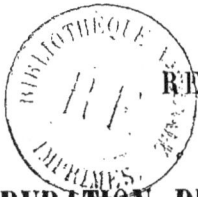

RECHERCHES

SUR

L'ÉPURATION BIOLOGIQUE ET CHIMIQUE

DES EAUX D'ÉGOUT

OUVRAGES DU MÊME AUTEUR

Recherches sur l'épuration biologique et chimique des Eaux d'égout, *effectuées à l'Institut Pasteur de Lille et à la Station expérimentale de la Madeleine* :

Tome Ier avec la collaboration de MM. E. Rolants, E. Boullanger, F. Constant, L. Massol et du Pr A. Buisine. 1 vol. grand in-8° de v-194 pages, avec 59 figures et tracés dans le texte, et 2 planches hors texte (*épuisé*).

Tome II avec la collaboration de MM. E. Rolants, E. Boullanger, F. Constant, L. Massol. 1 vol. grand in-8° de iv-314 pages, avec 45 figures et de nombreux graphiques dans le texte, et 6 planches hors texte. . . . . . 10 fr.

Les Venins. *Les animaux venimeux et la sérothérapie antivenimeuse.* 1 volume in-8° avec 125 figures, relié toile. . 12 fr.

L'Ankylostomiase, *maladie sociale (anémie des mineurs)*, biologie, clinique, traitement, prophylaxie. En collaboration avec M. Bretox, chef de clinique médicale à la Faculté de Médecine, assistant à l'Institut Pasteur de Lille; avec un appendice par E. Fuster, secrétaire général de l'Alliance d'hygiène sociale. 1 vol. in-8, avec figures dans le texte, cartonné toile. . . . . . 5 fr.

69816. — Imprimerie Lahure, 9, rue de Fleurus, à Paris.

MINISTÈRE DE L'INSTRUCTION PUBLIQUE

CAISSE NATIONALE DES RECHERCHES SCIENTIFIQUES

RECHERCHES

SUR

L'ÉPURATION BIOLOGIQUE ET CHIMIQUE
DES EAUX D'ÉGOUT

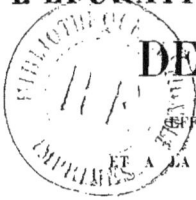

EFFECTUÉES A L'INSTITUT PASTEUR DE LILLE

ET A LA STATION EXPÉRIMENTALE DE LA MADELEINE

PAR

LE Dʳ A. CALMETTE

Membre correspondant de l'Institut et de l'Académie de Médecine

AVEC LA COLLABORATION DE MM.

E. ROLANTS
Chef de laboratoire à l'Institut Pasteur de Lille

E. BOULLANGER
Chef de laboratoire à l'Institut Pasteur de Lille

F. CONSTANT
Préparateur à l'Institut Pasteur de Lille

L. MASSOL
Chef de laboratoire à l'Institut Pasteur de Lille

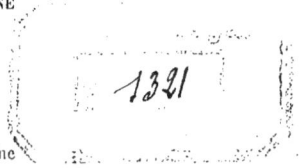

TROISIÈME VOLUME

PARIS

MASSON ET Cⁱᵉ, ÉDITEURS

120, BOULEVARD SAINT-GERMAIN

1908

INTRODUCTION

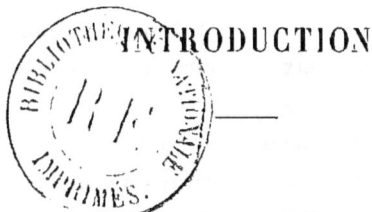

« Les nombreuses expériences faites au cours de ces quatre dernières années dans le domaine de l'épuration des eaux d'égouts ont confirmé la résolution adoptée par le XIII° Congrès international d'hygiène et de démographie à Bruxelles, et ont montré, d'une part, qu'il n'existe pas de procédé qui puisse être indiqué d'une façon absolue comme le meilleur et le plus recommandable au point de vue économique, et, d'autre part, que l'on peut obtenir des résultats absolument satisfaisants *quand on choisit judicieusement le procédé qui peut s'adapter aux conditions locales et qu'on en surveille l'application d'une façon sérieuse et constante.* »

Tels sont les termes du vœu adopté en séance plénière de clôture, après avis favorable de la Commission permanente, par le XIV° Congrès international d'hygiène et de démographie réuni à Berlin du 25 au 29 septembre 1907.

Ce vœu exprime très exactement l'état actuel de la question de l'épuration des eaux d'égouts.

Nous exposons les mêmes idées dans ce troisième volume de nos Recherches et nous pensons que le lecteur qui voudra bien feuilleter ces pages reconnaîtra avec nous la nécessité de déterminer, par des études et des expériences rigoureusement conduites, pour chaque ville comme pour chaque espèce d'industrie, le mode d'épuration le plus convenable.

Il ne s'agit plus de discuter désormais la valeur respective de l'épuration biologique ou de l'épandage agricole, ni d'établir un parallèle entre les effets des divers réactifs chimiques qu'on a prônés tour à tour.

Nous sommes suffisamment éclairés sur les avantages et sur les imperfections des divers systèmes. L'heure est venue d'attribuer à chacun d'eux la fonction qu'il peut utilement remplir.

Dans telles circonstances, — lorsqu'on disposera par exemple de vastes espaces de terrains perméables et homogènes, peu éloignés, peu coûteux, faciles à drainer et à cultiver, — l'épandage agricole s'imposera, et il fournira assurément les résultats d'épuration les plus parfaits. Mais ce sera évidemment l'exception.

Ailleurs, — beaucoup plus fréquemment sans doute, — les terres appropriées à l'épandage font défaut, ou bien elles sont trop éloignées ou trop coûteuses, ou bien encore elles risquent de laisser contaminer par des infiltrations profondes les nappes d'eaux souterraines qui alimentent les populations voisines : on recourra alors de préférence à l'un des divers procédés d'épuration biologique, en choisissant celui que les conditions locales imposent, dût-on se contenter de résultats moins parfaits, pourvu qu'ils sauvegardent la santé publique et qu'ils évitent la pollution des rivières !

Ailleurs enfin, l'existence de certaines industries, dont il faut développer la prospérité parce qu'elles enrichissent la région, rend indispensable l'emploi de certains réactifs, soit pour l'extraction de matières grasses, soit pour la neutralisation d'acides ou d'alcalis, soit pour la destruction de substances fermentescibles ou toxiques. On devra alors s'adresser au procédé chimique ou chimico-biologique le plus capable de réaliser économiquement la suppression aussi complète que possible des *nuisances*.

Il importe que, dans certains cas, les administrations sani-

taires sachent se contenter de résultats même imparfaits, et
qu'elles réservent toutes les rigueurs de leurs règlements
pour les circonstances où la pollution des nappes d'eau souterraines ou des rivières, entraîne des inconvénients ou des
dangers qu'on doit éviter.

Les circulaires récentes émanant du Ministère de l'Agriculture et que nous reproduisons en annexes de ce volume,
répondent à cet égard pleinement à ce qu'on peut désirer. Il
faut souhaiter qu'elles soient appliquées sans faiblesse par les
fonctionnaires chargés d'en poursuivre l'exécution. Les municipalités et les industriels ont maintenant à leur disposition
tous les moyens d'y satisfaire : il serait donc inadmissible
qu'on tolérât plus longtemps de leur part une indifférence
coupable.

*
* *

Après avoir exposé la suite de nos expériences à la station
expérimentale de la Madeleine et à l'Institut Pasteur de Lille,
nous avons résumé dans ce troisième volume tous les documents nouveaux relatifs aux études entreprises sur le même
sujet en Angleterre, en Allemagne et aux États-Unis. Ces
documents font suite à ceux que nous avons déjà publiés antérieurement.

Il nous a paru nécessaire, en outre, de préciser l'état actuel
de nos connaissances sur la question si controversée des
fosses septiques, surtout en ce qui concerne leur emploi pour
l'assainissement des immeubles isolés ou faisant partie
d'agglomérations urbaines où il existe un réseau d'égout.

Le public et même les municipalités de quelques villes
importantes ont trop souvent commis l'erreur de croire, sur
l'affirmation de certains constructeurs, que les fosses septiques représentent un moyen économique et efficace d'*épuration* pour les matières de vidange. Il était de notre devoir de

protester contre une pareille interprétation de leur rôle. Ces fosses, quel que puisse être leur mode de construction, n'*épurent* jamais : elles se bornent, quand elles fonctionnent bien, à *solubiliser* les matières en suspension dans les eaux-vannes. L'*épuration* de ces matières, c'est-à-dire leur transformation en ammoniaque et en nitrates, autrement dit leur *minéralisation*, ne peut s'accomplir qu'à la surface d'un sol perméable ou sur un *lit bactérien* à la faveur d'actions microbiennes *aérobies*.

Les liquides évacués par les fosses septiques sont toujours et rapidement *putrescibles*. On ne peut donc pas tolérer leur déversement direct dans les cours d'eau. On ne peut pas davantage tolérer leur rejet dans les égouts, parce qu'aussitôt dilués ils fermentent en dégageant des produits gazeux malsains ou gênants pour le voisinage (hydrogène sulfuré et hydrogène carboné).

Il faut donc, pour les raisons qui précèdent, proscrire l'usage des fosses septiques dans les villes. Il faut les proscrire aussi parce qu'elles présentent, au point de vue des risques de contamination du sous-sol, les mêmes dangers que les *fosses fixes*.

En revanche, elles peuvent être utilisées très avantageusement dans les campagnes, dans les villages et les petites agglomérations où le tout-à-l'égout n'est pas applicable, mais *à la condition qu'on épure aussitôt les liquides qui s'en échappent*, soit par *irrigation culturale (non potagère)*, soit par déversement intermittent sur un lit bactérien convenablement construit.

Il appartient aux Conseils départementaux d'hygiène et aux Commissions sanitaires d'arrondissements de veiller à ce que l'effluent de ces fosses soit réellement *épuré* et ne présente, par suite, aucun danger pour la santé publique.

Nous voudrions que les lecteurs de ce volume restâssent bien pénétrés de l'importance de ces faits. Pour les en convaincre, nous avons dû montrer les inconvénients des appareils préconisés par certains constructeurs. Nous prions ces derniers de ne voir dans nos critiques aucune autre intention que celle de leur fournir les éléments d'information scientifique qui leur manquaient et qui doivent leur permettre de perfectionner leurs systèmes.

Notre seul souci est de servir la vérité scientifique et de tâcher d'être utiles à tous ceux que préoccupent les questions d'assainissement.

D' A. CALMETTE.

Lille, le 29 décembre 1907.

RECHERCHES

L'ÉPURATION BIOLOGIQUE ET CHIMIQUE
DES EAUX D'ÉGOUT

CHAPITRE PREMIER

LA STATION EXPÉRIMENTALE DE LA MADELEINE
NOUVEAUX DISPOSITIFS DE DISTRIBUTION DES EAUX D'ÉGOUT
SUR LITS BACTÉRIENS PERCOLATEURS

Après les expériences de 1905-1906 rapportées dans notre second volume, on devait considérer comme pleinement satisfaisants les résultats du dispositif de *percolation* que nous avons adopté pour l'épuration des eaux d'égout de notre station expérimentale de la Madeleine.

Aussi, tout en continuant l'étude du travail d'épuration dans les anciens lits de contact que nous avons conservés et dans nos nouveaux lits percolateurs, nous sommes-nous proposés cette année de rechercher les *modes de distribution* capables d'assurer *le mieux et le plus économiquement possible* la répartition de l'eau d'égout sur les matériaux des lits.

Nous n'avons rien changé à nos réservoirs, non plus qu'aux siphons de chasses automatiques et intermittentes. Les appareils de chasses, *type Geneste-Herscher-Doulton*, que M. *Degoix* nous avait fournis, et les appareils de M. *Parenty*, construits par la maison *Geneste et Herscher*, — les uns et les autres décrits pages 7, 14 et 275 du volume II — réalisent à merveille le but cherché, qui est de lancer périodiquement sur les lits, avec des intervalles d'au moins dix minutes, une lame d'eau à épurer capable d'être absorbée en 50 secondes par la masse des

CALMETTE. — III   1 scories, avec un débit journalier moyen d'un mètre cube d'eau par mètre carré de surface filtrante.

On se rappelle que, tout d'abord, le liquide évacué par ces chasses était simplement réparti par des rigoles peu profondes, creusées parallèlement les unes aux autres et espacées d'environ $0^m,60$ sur toute la longueur du lit bactérien, soit sur 14 mètres.

Nous n'avons pas tardé à nous convaincre que ce système de distribution était défectueux : l'intensité et la rapidité des chasses entraînaient trop souvent les matériaux les plus légers vers l'extrémité des rigoles, de sorte que celles-ci se déformaient et finissaient par se colmater. Pour obvier à cet inconvénient, nous avions été conduits à adopter des canaux *couverts*, formés de simples briques creuses, alignées bout à bout, sans rejointoiement, sur toute la longueur des rigoles.

Celles-ci fonctionnèrent très bien pendant six mois. Mais au moment des grands froids que nous eûmes à subir durant la saison d'hiver, la gelée les fit éclater ; de sorte que la répartition devint inégale et il fallut songer à trouver un moyen de distribution plus pratique.

Nous décidâmes alors d'expérimenter, pour chacun de nos six siphons de chasses, un système différent.

Le *siphon n° 1* desservit un simple réseau de gouttières en bois goudronné, en forme de V, coupées d'un trait de scie dans l'angle, tous les 20 centimètres, et reposant directement sur les scories.

Au début, l'infiltration de l'eau se faisait très bien et très régulièrement par ces fentes. Mais au bout de quelques jours elles se bouchèrent fréquemment, soit par l'apport de poussières, soit par la formation de zooglées bactériennes. On était par suite obligé de les nettoyer trop souvent et nous dûmes les écarter.

Le *siphon n° 2* déversa son effluent dans un réseau parallèle de drains cylindriques en terre cuite, longs de $0^m,30$ et également placés bout à bout sur les scories, sans rejointoiement. Pour vérifier si la répartition de l'eau y était convenable, nous intercalâmes tous les deux mètres, entre les extrémités contiguës de deux drains, des tuiles formant regards. Le dernier drain de chaque rang était obstrué par du mortier : on évitait ainsi que le flot puisse s'évacuer par l'extrémité du canal.

Ces drains nous donnèrent la plus complète satisfaction. Même par les grands froids (— 12°) que nous eûmes à subir en janvier et février 1907, ils sont restés intacts et ne se sont jamais obstrués. Leurs interstices se sont maintenus parfaitement perméables. Quelques-uns d'entre eux seulement ont fini par se colmater après six mois de fonctionnement continu. Pour les remettre en état, il suffisait de les retourner sur eux-mêmes sans les déplacer, de manière à mettre en dessus la partie qui se trouvait en dessous. Cette manœuvre est des plus simples; nous n'avons eu à l'exécuter qu'une seule fois en dix mois et seulement pour les drains placés à l'extrémité des rigoles de déversement.

Le prix de ces drains étant minime (90 francs le mille) et leur durée paraissant devoir être illimitée, il nous paraît jusqu'ici qu'ils constituent le système de distribution le plus économique en même temps que le plus robuste.

Pour les *siphons* n° 3 et n° 4 nous avons conservé, d'abord à titre de comparaison, les briques creuses de l'année dernière, en nous bornant à remplacer celles que la gelée faisait éclater.

Les résultats obtenus, quoique bons, ont été inférieurs à ceux fournis par les drains; et l'emploi de ces briques nécessite, en raison de leur gélivité et de leur trop facile colmatage, une main-d'œuvre trop onéreuse. Aussi n'avons-nous pas tardé à leur substituer les mêmes drains qu'au n° 2.

Pour le *siphon* n° 5, la répartition a été faite au moyen de larges tuiles à fond plat, à bords relevés à angle de 45° sur 0^m,10 de hauteur et longues de 0^m,25. Ces tuiles, que nous avons dû faire fabriquer tout exprès, étaient munies de couvercles mobiles. Placées bout à bout sur toute la longueur des rigoles avec une pente convenable d'environ 0^m,02 par mètre, elles assuraient un écoulement facile au produit des chasses. Il était très aisé de les visiter et de les balayer de temps en temps en enlevant leurs couvercles. Malheureusement leur poids relativement considérable amena bientôt un tassement des scories sous-jacentes. Les interstices se bouchaient, ou bien, si on les écartait quelque peu, ils laissaient échapper trop de liquide, de sorte que la répartition devenait inégale. En fin de compte nous y renonçâmes pour revenir aux drains.

Le *siphon* n° 6 nous servit à expérimenter un système de canalisation métallique formé de tuyaux en fer, de 50 millimètres de diamètre intérieur, percés de chaque côté, tous les 25 centimètres, de trous circulaires en quinconces, larges de 6 millimètres. L'orifice de chacun de ces trous est dirigé de telle manière que l'eau est projetée latéralement à angle d'environ 45°. D'autres trous espacés d'un mètre les uns des autres sont placés sur le plancher même des tubes, de manière à assurer leur vidange complète après chaque chasse. L'extrémité est obturée par un bouchon.

Les tubes parallèles, au nombre de 6 sur 14 mètres de longueur et sur 4 mètres de largeur, sont tous reliés au canal de distribution du siphon de chasse par un large cylindre creux muni de bouches verticales d'aération. La pression intérieure s'équilibre ainsi parfaitement.

Placés directement sur les scories avec une légère pente de 2 centimètres par mètre, ils laissent très facilement écouler l'eau sous une pression qui varie suivant la hauteur de chute du réservoir de chasse et qui diminue au fur et à mesure que ce dernier se vide. Les jets, d'abord écartés, retombent à environ 0ᵐ,40 de chaque côté, puis se rapprochent pour finir en minces ruisselets baveurs. La répartition de l'eau s'effectue ainsi d'une manière parfaite.

Les orifices des tuyaux ne s'obstruent que très rarement, à cause des variations brusques de pression qui se produisent à leur intérieur. Leur nettoyage est d'ailleurs aisé en raison de la facilité avec laquelle on peut démonter tout ou partie du système.

Un tel dispositif répond à merveille aux nécessités d'une distribution à la fois *régulière* et *intermittente*. Son seul inconvénient est de coûter notablement plus cher que les drains en terre cuite; mais nous n'hésitons pas à le recommander, de préférence à tous autres, pour les installations de faible importance et même pour les installations urbaines lorsqu'on n'est pas arrêté par la question d'économie.

Il présente la plupart des avantages des appareils anglais

connus sous le nom de *jets* ou *fixed sprinklers* (voir volume II,
p. 93), avec cette différence que l'eau n'étant pas pulvérisée
en l'air, les odeurs désagréables pour le voisinage sont
évitées, et qu'il n'est plus indispensable de propulser, soit
artificiellement, soit par une différence de niveau considérable, l'eau à répartir sur le lit bactérien.

*
* *

En résumé, nos expériences montrent que les seuls systèmes pratiques de distribution auxquels il convienne de
s'adresser sont les drains en terre cuite ou les tuyaux métalliques latéralement perforés en quinconces. Jusqu'à présent
du moins, eux seuls nous ont donné de bons résultats avec le
minimum de différence de niveau entre le point d'arrivée des
eaux à épurer et la surface des lits bactériens.

Est-ce à dire que ces systèmes soient *meilleurs* que certains appareils mécaniques en usage en Angleterre et en
Allemagne, tels que les *tourniquets hydrauliques* ou *sprinklers*,
les *jets fixes pulvérisateurs*, les *distributeurs rotatifs* ou *rectangulaires* de *Fiddian*, de *Wilcox et Raikes*, etc.?... Nous n'avons
aucunement la pensée d'émettre une telle affirmation.

Plusieurs de ces appareils mécaniques, particulièrement le
Fiddian, ont été étudiés par nous et nous ont donné toute
satisfaction. Mais ils coûtent cher, non seulement comme
frais d'achat — car tous font l'objet de brevets — mais
aussi comme frais d'entretien. Les uns sont actionnés par
une force mécanique, — électricité ou vapeur — et ils
élèvent par suite à un chiffre exagéré le prix de revient du
mètre cube d'eau épurée. Les autres nécessitent un ou deux
mètres de différence de niveau pour être mis en mouvement
par la seule pression du liquide. Tous exigent une surveillance et des réparations incessantes.

Ce sont là, à notre avis, des raisons assez graves pour
qu'on hésite à les adopter. C'est pourquoi nous avons cherché
à nous en affranchir, estimant que les villes et même les
industriels ne se décideront volontiers à épurer leurs eaux
d'égout que lorsque cette épuration pourra être réalisée dans
des conditions, sinon absolument *parfaites*, du moins *satisfaisantes*, *à très peu de frais*.

Nous ne méconnaissons pourtant pas que, dans quelques cas particuliers et exceptionnels, il soit indiqué d'adopter de préférence une distribution mécanique. Les circonstances locales dicteront alors le choix qu'il convient d'effectuer parmi les appareils qui ont fait leurs preuves. Nous avons déjà précédemment décrit la plupart d'entre eux. Nous ferons connaître, dans un chapitre ultérieur, ceux que nous n'avons pas encore eu l'occasion de mentionner.

Bornons-nous à rappeler ici que ceux-là seuls peuvent être adoptés, qui assurent, à la surface des lits bactériens, une *distribution régulière, intermittente, réglable à volonté*, et qui ne sont influencés dans leur fonctionnement ni par les *vents* ni *par la température, ni par les substances chimiques qui se trouvent en dissolution dans les eaux d'égout.*

CHAPITRE II

RÉSULTATS ANALYTIQUES DES EXPÉRIENCES DE LA MADELEINE

Eau d'égout brute: Effluent des fosses septiques; Effluents des lits bactériens de contact et des lits percolateurs.

Du 1er juillet 1906 au 30 juin 1907 nous avons continué à faire chaque jour des analyses sommaires portant sur :

a) *L'oxygène emprunté au permanganate en 4 heures;*

b) *L'oxygène emprunté au permanganate en 3 minutes, avant et après incubation à 30°* (pour les eaux épurées seulement; *indice de putrescibilité*) :

c) *L'ammoniaque;*

d) *Les nitrates.*

En outre, en janvier, mars, mai et juin 1907, pendant une période de six jours pour chaque mois, nous avons procédé à des analyses plus complètes portant sur :

1° *Les matières organiques et minérales en suspension dans l'eau brute;*

2° *Les matières organiques en solution* (double dosage par le permanganate en solution acide et en solution alcaline);

3° *L'azote total;*

4° *L'ammoniaque libre ou saline;*

5° *L'azote organique, total et dissous;*

6° *Les nitrates:*

7° *Les nitrites;*

8° *Le carbone organique, total et dissous.*

*
* *

Nous ne reviendrons point ici sur l'exposé des méthodes employées pour ces analyses. Le lecteur voudra bien se

reporter aux détails que nous avons fournis à ce sujet dans
notre premier volume (Chap. V, pages 45 et suivantes).

Nous avons porté spécialement notre attention sur le travail des fosses septiques, qui est encore le moins bien connu.
L'analyse de l'eau à l'entrée et à la sortie de ces fosses a été
effectuée en prélevant, comme les années précédentes, des
échantillons moyens dans les bassins d'échantillonnage (voir
le *plan* de la station expérimentale de la Madeleine, volume II,
planche I et *fig.* 2, page 4).

Les quantités d'eau traitées sur les lits bactériens ont été
inférieures à celles de 1905-1906. Les lits de contact n'ont
travaillé qu'une seule fois par 24 heures, à raison de 68 mètres
cubes, les lits à percolation recevant en moyenne 200 mètres
cubes d'eau d'égout par jour (maximum 571 m³). Ces
nombres résultent des indications fournies par les enre-
gistreurs placés dans chacun de nos réservoirs de chasses.

L'analyse de l'effluent de chaque lit de contact était effectuée sur un échantillon moyen constitué par le mélange
d'échantillons prélevés toutes les cinq minutes à partir de
l'ouverture de la vanne d'évacuation.

Celle de l'effluent des lits percolateurs était faite sur un
échantillon du bassin d'échantillonnage.

Les tableaux I et II indiquent les résultats fournis par les
analyses complètes des quatre périodes de six jours chacune,
indiquées ci-dessous.

Leur lecture montre que la *nitrification* a toujours été très
active dans le lit percolateur et qu'elle a été fort peu influencée
par la rigueur, pourtant exceptionnelle, de l'hiver. L'azote
ammoniacal disparaît souvent en totalité Il en restait $0^{mgr},5$
par litre en *janvier* et en *juin*.

L'azote organique semble résister davantage, à certaines
époques, à la minéralisation.

* *
*

**Oxygène emprunté en 3 minutes au permanganate avant et
après incubation à l'étuve à 30'.** — La moyenne des résultats
obtenus par cette détermination a été représentée par les
tableaux III et IV, ainsi que par le graphique n° 1, indiquant
les variations par semaine.

La moyenne annuelle montre immédiatement la façon dont se comportent les divers effluents à l'épreuve de l'incubation à 30°.

L'effluent du lit de 1er contact est nettement putrescible. Au contraire, pour les effluents du lit de 2e contact et pour ceux du lit à percolation, l'épuration se continue, et l'augmentation de la minéralisation se trouve indiquée par la diminution de la quantité de matières oxydables en 3 minutes par le permanganate, après incubation.

Pendant les 4 périodes d'analyses, nous avons effectué plusieurs déterminations sur les effluents après une incubation de 7 jours. Les résultats en sont réunis dans le tableau IV.

L'effluent du lit de 1er contact a une tendance à la putréfaction. L'oxygène absorbé en 3 minutes après incubation diminue peu ou augmente. Au contraire, après le 2e contact et pour le lit à percolation, malgré la présence des nitrites en quantité quelquefois importante, l'oxygène absorbé est moindre après incubation qu'avant, ou sensiblement égal.

L'ammoniaque est en augmentation sensible dans l'effluent de 1er contact; quelquefois en augmentation aussi pour le 2e contact, mais toujours en diminution pour l'effluent du lit à percolation.

Les nitrates diminuent toujours et quelquefois très fortement après incubation dans l'effluent du 1er contact; ils diminuent aussi sensiblement dans celui du 2e contact; ils diminuent peu et augmentent au contraire souvent dans l'effluent du lit à percolation.

Il se forme parfois de petites quantités de nitrites dans l'effluent du lit de 1er contact; il s'en forme davantage dans celui de 2e contact et dans celui du lit bactérien à percolation.

Nous avons trouvé encore cette année une confirmation des conclusions que nous donnions l'an dernier : dans un effluent à tendance putréfactive, après incubation, l'oxygène absorbé en 3 minutes et l'ammoniaque augmentent ; les nitrates diminuent. Si l'effluent est nettement putrescible, les nitrates et les nitrites disparaissent.

Lorsqu'un effluent contient moins d'ammoniaque et absorbe moins d'oxygène en 3 minutes, même si la quantité de nitrates diminue, il n'y a à craindre aucune putréfaction. Nous pouvons

TABLEAU 1. — **Résultats en**

DATES DES PÉRIODES D'ANALYSES	NATURE DE L'ÉCHANTILLON	VOLUME MOYEN EN MC PAR 24 HEURES	MATIÈRES EN SUSPENSION		OXYGÈNE ABSORBÉ		
			ORGANIQUES	MINÉRALES	EN 5 MINUTES	EN 5 MINUTES APRÈS INCUBATION	EN 4 HEURES
Du 15 au 19 janvier 1907	Eau brute	555,000	101,8	121,6	"	"	28,0
	Effluent des fosses septiques	555,000	traces	traces	"	"	24,2
	Effluent du lit bactérien :						
	— 1er contact.	68,000	"	"	7,0	8,0	15,1
	— 2e contact.	68,000	"	"	4,2	5,2	10,1
	Effluent du lit bactérien à siphons percolateurs	167,500	"	"	4,6	1.8	5,8
Du 17 au 23 mars	Eau brute	388,500	200,6	194,1	"	"	52,5
	Effluent des fosses septiques	388,500	"	"	"	"	28,5
	Effluent du lit bactérien :						
	— 1er contact.	68,000	"	"	5,0	5,9	16,1
	— 2e contact.	68,000	"	"	5,0	2,5	10,7
	Effluent du lit bactérien à siphons percolateurs	194,150	"	"	1,9	1,7	6,1
Du 5 au 11 mai 1907	Eau brute	284,600	75.6	80,0	"	"	27,7
	Effluent des fosses septiques	284,600	"	"	"	"	27,0
	Effluent du lit bactérien :						
	— 1er contact.	68,000	"	"	7,6	7,2	16,6
	— 2e contact.	68,000	"	"	4,7	2,9	11,8
	Effluent du lit bactérien à siphons percolateurs	142,500	"	"	1,8	1,5	4,5
Du 16 au 22 juin 1907	Eau brute	422,000	120,0	119,0	"	"	51,0
	Effluent des fosses septiques	422,000	"	"	"	"	29,1
	Effluent du lit bactérien :						
	— 1er contact.	68,000	"	"	12,5	16,1	25,5
	— 2e contact.	68,000	"	"	4,6	4,2	12,7
	Effluent du lit bactérien à siphons percolateurs	211,000	"	"	1,6	1,8	5,5

milligrammes par litre.

MÂTIÈRES ORGANIQUES Dosage au permanganate en oxygène.		CARBONE ORGANIQUE EN C			AMMONIAQUE EN AzH³	AZOTE EN Az					NITRATES EN Az²O⁵	NITRITES EN Az²O⁵
						AMMONIACAL	ORGANIQUE					
EN SOLUTION ACIDE	EN SOLUTION ALCALINE	TOTAL	DISSOUS	EN SUSPENSION			TOTAL	DISSOUS	EN SUSPENSION			
86,0	65,5	121,6	59,3	62,3	14,1	11,6	15,1	8,0	7,1	"	"
74,8	50,8	"	55,7	"	13,3	10,9	"	9,8	"	"	"
44,5	31,6	"	41,3	"	8,6	7.0	»	6,9	"	5,1	0,0
25,5	20,9	"	24,3	"	4,9	4,0	»	4,9	"	10,0	0.0
10,4	7.8	"	9,8	"	0,4	0.5	"	2,7	"	55,5	0,0
108,1	85,3	212,0	91,2	120,8	16,1	15,2	19.1	10,7	8,4	"	"
91,7	70,8	"	66,9	"	17,5	14,1	"	10,7	"	"	"
59,1	28,7	"	44,9	"	6,9	5,6	"	7,6	"	12.0	0,0
25,0	20,7	"	28,3	"	5,9	3,2	"	6,0	"	21,6	0,5
14,1	12,2	"	12,2	"	1,7	1.3	"	2,2	"	36,5	1,5
66,2	57,5	89,2	52,7	36,5	11,5	9.5	8.5	6,5	2,0	"	"
60,0	47,1	"	45,8	"	12,2	10,0	"	13.0	"	"	"
41,5	28,5	"	37,2	"	6,9	5,6	"	7,8	"	4,9	0,4
29,8	20,1	"	26,7	"	4,4	3,6	"	6,5	"	25,7	1,9
9,9	8,7	"	16,5	"	0,7	0,5	"	1,8	"	48,8	0,9
102,3	78,3	104,2	77,2	27,0	13,7	12,9	11.8	7,5	4,3	"	"
80,6	58,6	"	55,7	"	13,0	12,3	"	9,6	"	"	"
52,5	58,8	"	41,4	"	9,2	7,5	"	8,9	"	2,0	0,2
50,1	22,0	"	28,9	"	4,8	3,9	"	7,9	"	12,0	0,8
10,7	9,5	"	13,5	"	0,4	0,5	"	3,9	"	55,8	0,4

TABLEAU II. — **Résultats comparés de l'épuration par le procédé de double contact et par la percolation.**

	PÉRIODES (milligrammes par litre).																			
	DU 13 AU 19 JANVIER				DU 17 AU 23 MARS				DU 5 AU 11 MAI				DU 16 AU 22 JUIN				MOYENNE			
	Oxygène absorbé en 4 heures.	Azote ammoniacal.	Azote organique.	Nitrates.	Oxygène absorbé en 4 heures.	Azote ammoniacal.	Azote organique.	Nitrates.	Oxygène absorbé en 4 heures.	Azote ammoniacal.	Azote organique.	Nitrates.	Oxygène absorbé en 4 heures.	Azote ammoniacal.	Azote organique.	Nitrates.	Oxygène absorbé en 4 heures.	Azote ammoniacal.	Azote organique.	Nitrates.
Effluent des fosses septiques.	24,2	10,9	9,8	0,0	28,5	14,1	10,7	0,0	27,0	9,2	15,0	0,0	29,1	10,9	9,6	0,0	27,2	11,5	10,8	0,0
Épuration après 2 contacts.	10,1	4,0	4,9	10,0	10,7	5,2	6,0	21,6	11,8	5,6	6,5	25,7	12,7	5,9	7,9	12,0	11,5	5,6	6,5	16,8
Épuration après percolation.	5,8	0,5	2,7	55,5	6,1	1,5	2,2	56,5	4,5	0,5	1,8	48,8	5,5	0,5	5,9	55,8	4,9	0,6	2,6	59,1

TABLEAU III. — **Oxygène absorbé en 3 minutes avant et après incubation à 30°.**

a) avant incubation. — b) après incubation.

| DATES | LITS BACTÉRIENS | | | | LIT BACTÉRIEN A SIPHONS PERCOLATEURS | |
| | B1 1ᵉʳ CONTACT | | B2 2ᵉ CONTACT | | | |
	a	b	a	b	a	b
JUILLET 1906 . Du 2 au 7.	»	»	»	»	»	»
— 9 — 14.	»	»	»	»	2,2	1.6
— 16 — 21.	»	»	»	»	2,0	2,3
— 23 — 28.	6,9	7.7	4,8	3,8	1,6	0,8
— 30 — 4.	6,0	5,5	4,5	4,4	1,0	0,4
AOUT . . . . . Du 6 au 11.	5,6	5,6	4,0	2,1	1,6	0,8
— 13 — 18.	»	»	»	»	»	»
— 20 — 25.	4,7	5,6	3,1	2,4	1,1	1.5
— 27 — 1.	7,4	10,0	4,2	3,8	1,6	1,5
SEPTEMBRE . . Du 3 au 8.	8,5	9,6	4,7	3.4	1,7	1,1
— 10 — 15.	5,7	9,3	3,1	2,9	1,2	1,5
— 17 — 22.	5,0	6,2	2,7	2,3	1,3	0,6
— 24 — 29.	5.8	9,1	2,6	2,5	1,2	1,1
OCTOBRE . . . Du 1ᵉʳ au 6.	5,5	7,2	3,1	2.6	1,8	1,8
— 8 — 15.	5.9	7,8	3,6	4,2	2,1	2,1
— 15 — 20.	5,8	6,0	4.0	2,5	2,3	1,5
— 22 — 27.	5,5	6,4	5 3	2,2	1,5	1,0
— 29 — 9.	»	»	»	»	»	»
DÉCEMBRE. . . Du 11 au 15.	5,8	3.2	2.1	2,2	1,5	2,5
— 17 — 22.	5,5	7,0	3,5	2,8	1,7	1,4
— 24 — 29.	5,2	6,5	3,4	2,1	1,7	1.3
— 31 — 5.	»	»	»	»	»	»
JANVIER 1907 . Du 7 au 12.	6,5	4,6	4,1	2,5	1,9	1,4
— 14 — 19.	7,0	8,6	4.2	4,9	1,6	1,8
— 21 — 26.	5,8	7,0	3,7	3,8	1,5	1,1
— 28 — 2.	5,9	6,5	3,5	2,5	1,8	1,5
FÉVRIER. . . . Du 4 au 9.	6,8	8,9	3,4	1,6	1,8	0,8
— 11 — 16.	5,7	9,2	2,9	1,7	1,0	1,6
— 18 — 23.	5,7	7,2	3,2	2,3	1,6	1,7
— 25 — 2.	5.0	5.6	2,9	3,4	1,6	1,6
MARS. . . . . Du 4 au 9.	5.6	4.4	4,8	2,7	2,9	2,1
— 11 — 16.	5,1	4,1	3,4	2,2	2,2	2,2
— 18 — 23.	5,0	3,9	3,0	2,3	1,9	1,7
— 25 — 30.	4,9	4,8	2,7	2,7	2,2	1,7
AVRIL. . . . . Du 2 au 6.	4,9	7.4	3,0	3,8	1,5	1,6
— 8 — 11.	3,9	2,5	2,4	1.9	1,2	1,5
— 13 — 30.	»	»	»	»	»	»
MAI . . . . . Du 1ᵉʳ au 4.	7,2	6.2	4,6	3,9	1,8	2,3
— 5 — 11.	7,6	7,2	4,7	2,9	1,8	1,5
— 13 — 18.	8,6	13.1	4,2	2.8	1,5	1,9
— 20 — 25.	6,5	9.4	4,5	3,3	1,1	2,1
— 27 — 1ᵉʳ.	9,4	13,5	5,4	4,2	1,5	1.8
JUIN. . . . . . Du 3 au 8.	7,8	12,5	4,6	4,2	1,6	2,0
— 10 — 15.	»	»	»	»	2,4	1,2
— 17 — 22.	12,3	16,1	4.6	4,2	1,6	1.8
— 24 — 29.	•	»	»	»	1,8	1,1
Moyenne de juillet 1906 à juin 1907.	5.6	7,4	3,6	2,9	1 67	1.58

TABLEAU IV. — Analyse des effluents des lits bactériens après 7 jours d'incubation à 30°.

ÉCHANTILLONS		DU 15 AU 19 JANVIER 1907				DU 17 AU 25 MARS 1907				DU 5 AU 11 MAI 1907				DU 16 AU 22 JUIN 1907			
		Oxygène absorbé en 5 minutes.	Ammoniaque Az^2H^3	Nitrates Az^2O^5	Nitrites Az^2O^3	Oxygène absorbé en 5 minutes.	Ammoniaque Az^2H^3	Nitrates Az^2O^5	Nitrites Az^2O^3	Oxygène absorbé en 5 minutes.	Ammoniaque Az^2H^3	Nitrates Az^2O^5	Nitrites Az^2O^3	Oxygène absorbé en 5 minutes.	Ammoniaque Az^2H^3	Nitrates Az^2O^5	Nitrites Az^2O^3
Lit bactérien 1er contact	Avant incubation.	7,0	8,6	5,1	0,0	5,0	6,9	12,0	0,0	7,6	6,9	4,9	0,4	12,5	9,2	2,0	0,2
	Après incubation.	8,0	8,2	0,0	0,0	5,9	8,9	0,5	1,0	7,2	8,0	4,6	0,5	16,1	12,5	0,2	0,4
Lit bactérien 2e contact	Avant incubation.	4,2	4,9	10,0	0,0	5,0	5,9	21,6	0,5	4,7	4,4	25,7	1,9	4,6	4,8	12,0	0,8
	Après incubation.	5,2	4,9	2,5	1,5	2,5	5,5	8,1	4,9	2,9	4,6	44,0	2,6	4,2	6,2	8,1	1,2
Lit bactérien à percolation.	Avant incubation.	1,6	0,4	55,5	0,0	1,9	1,7	36,5	1,5	1,8	0,7	68,8	0,9	1,6	0,4	55,8	0,4
	Après incubation.	1,8	0,1	59,5	0,5	1,7	0,2	24,0	4,5	1,5	0,5	46,8	2,8	1,8	0,2	40,5	0,7

PÉRIODES

ajouter que l'ammoniaque peut même augmenter en faible proportion, produite aux dépens des matières organiques

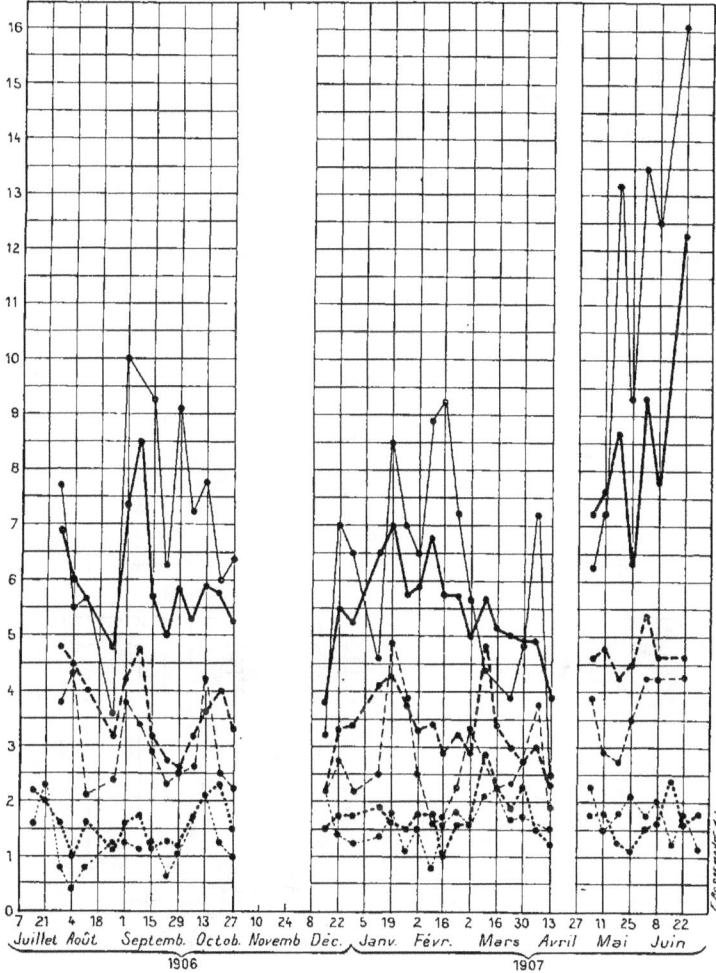

Graphique n° 1. — Oxygène absorbé en 5 minutes.

Effluent du lit de 1er contact	——— avant incubation	——— après incubation.
— — 2e	- - - - -	- - - —
— du lit à percolation	••••••	••••••

azotées encore présentes dans l'effluent, sans qu'il y ait ten- dance à la putréfaction, *pourvu qu'il puisse persister une cer-*

taine quantité de nitrates, comme le montre l'exemple de l'effluent du lit de 2ᵉ contact pour la période de juin.

Enfin, lorsque la quantité d'ammoniaque diminue et que les
nitrates et nitrites augmentent, l'effluent peut être rejeté sans
inconvénients dans les cours d'eau, car non seulement il ter-
minera seul sa purification, mais il pourra aider à la minéralisation des matières organiques que contiendraient les eaux
dans lesquelles il est déversé.

(*Tableaux* III et IV. — *Graphique* n° 1.)

* *
*

Oxygène absorbé en 4 heures. — Cette détermination, moins
longue et moins délicate que l'oxydabilité à chaud (matières

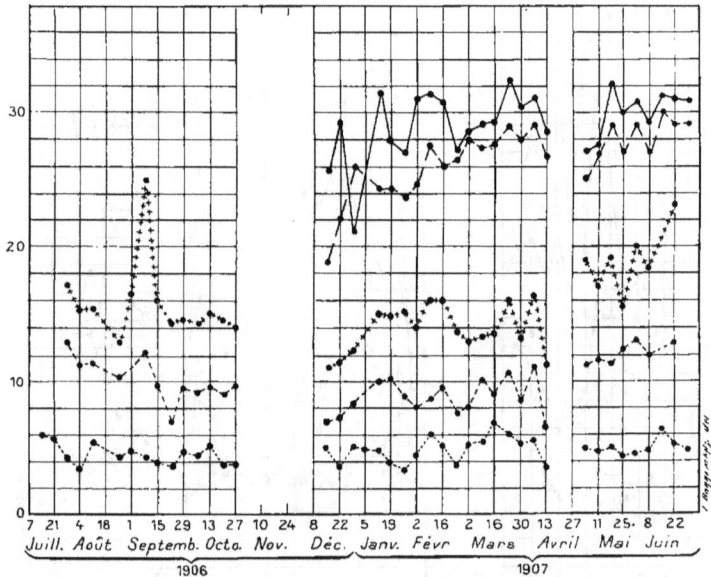

Graphique n° 2. — Oxygène absorbé en 4 heures.

——————— Eau brute.
— — — — Effluent des fosses septiques.
+ + + + + +   —   du lit de 1ᵉʳ contact.
- - - - - - - -   —   — 2ᵉ   —
· · · · · · · · · ·   —   — à percolation.

organiques, dosage au permanganate), est utile pour se rendre
compte du degré d'épuration totale.

TABLEAU V.

Oxygène absorbé en 4 heures (milligr. par litre).

DATES	EAU BRUTE	FOSSES SEPTIQUES	LITS BACTÉRIENS		LITS BACTÉRIENS A SIPHONS PERCOLATEURS
			1er CONTACT	2e CONTACT	
JUILLET 1906.. Du 9 au 14.	»	»	»	»	6,1
— 16 — 21.	»	»	»	»	5,8
— 23 — 28.	»	»	17,2	12,9	4,1
— 30 — 4.	»	»	15,5	11,4	3,4
AOUT . . . . . Du 6 au 11.	»	»	15,5	11,5	5,7
— 13 — 18.	»	»	»	»	»
— 20 — 25.	»	»	13,2	10,3	4,3
— 27 — 1.	»	»	16,6	10,8	4,7
SEPTEMBRE . . Du 3 aü 8.	»	»	23,1	12,1	4,2
— 10 — 15.	»	»	16,2	9,7	4,1
— 17 — 22.	»	»	14,2	7,4	5,7
— 24 — 29.	»	»	14,4	9,6	4,6
OCTOBRE . . . Du 1er au 6.	»	»	14,2	9,2	4,5
— 8 — 13.	»	»	15,1	9,6	5,2
— 15 — 20.	»	»	14,3	9,0	3,9
— 22 — 27.	»	»	14,0	9,7	3,8
NOVEMBRE	»	»	»	»	»
DÉCEMBRE. . . Du 11 au 15.	23,7	18.7	10,6	7,0	5,2
— 17 — 22.	29,3	22,1	11,6	7,1	3,6
— 24 — 29.	21,2	26,0	12,4	8,3	5,3
— 31 — 5.	»	»	»	»	»
JANVIER 1907 . Du 7 au 12	31,7	24,1	15,4	10	4,9
— 14 — 19.	28	24,2	13,1	10,1	3,8
— 21 — 26.	27,2	23,8	15.4	8.8	5,4
— 28 — 2.	51	24,7	15,8	8,0	4,5
FÉVRIER. . . . Du 4 au 9.	31,5	27,6	16	8.6	5,9
— 11 — 16.	30,7	26,1	15.8	9,6	4,8
— 18 — 23.	27,2	26,5	13,6	7,5	3,7
— 25 — 2.	28,5	28	12,8	8,1	5.4
MARS . . . . . Du 4 au 9.	29,1	27,5	13,5	10,2	5,6
— 11 — 16.	29,2	27,8	15,6	9,0	6,7
— 18 — 25.	32,3	28,5	16,1	10,7	6,1
— 25 — 30.	30,4	27,9	13,5	8,3	5,6
AVRIL. . . . . Du 2 au 6.	31,2	28,9	16,5	11,1	5,8
— 8 — 13.	28,2	26,6	11,3	6,5	3,7
— 15 — 30.	»	»	»	»	»
MAI. . . . . . Du 1er au 4.	26,7	24,9	18,8	11,5	4,7
— 6 — 11.	27,7	27	16,6	11,8	4,5
— 13 — 18.	32,2	29	19	11,5	4,6
— 20 — 25.	30	27	15,7	12,4	4,1
— 27 — 1.	30,5	29,1	20	15	4,4
JUIN. . . . . . Du 3 au 8.	29,2	27,1	18.5	11,9	4,6
— 10 — 15.	31,2	30,1	»	»	6,5
— 17 — 22.	31,0	29,1	23,5	12,7	5.5
— 24 — 29.	30,9	29,1	»	»	4,8
Moyenne de décembre 1906 à juin 1907.	29.5	26,5	15,2	9,7	5,0

Pour les lits de contact, et bien qu'il n'y eût eu qu'un seul contact par jour, les résultats généraux sont sensiblement les mêmes que ceux des années précédentes.

Pour le lit à percolation, les résultats généraux, comme ceux de chaque période d'analyse, sont supérieurs à ceux des lits de 2ᵉ contact. Il y a lieu de remarquer que la pollution de l'eau brute est plus grande à cet égard cette année qu'en 1905-1906. Le coefficient d'épuration obtenu a été de 83 pour 100. (Voir *tableau* V et *graphique* n°2.)

* *

Ammoniaque libre ou saline. — Dans l'effluent des lits de contact il reste sensiblement autant d'ammoniaque que l'an

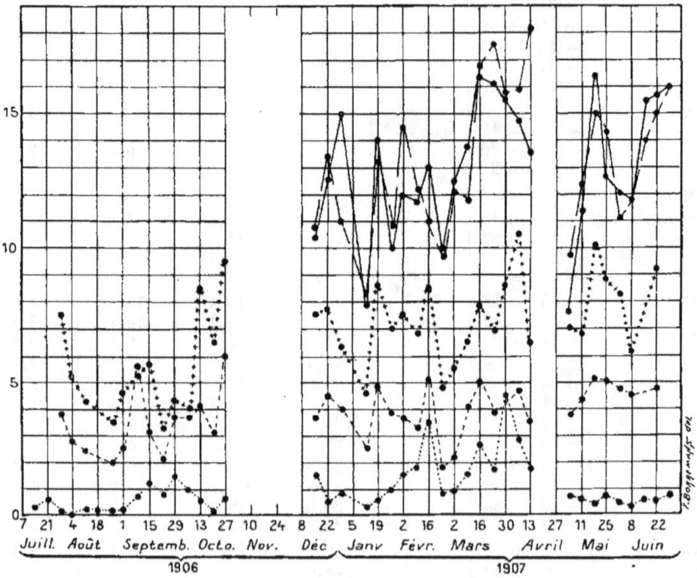

Graphique n° 3. — Ammoniaque libre et saline.

——— Eau brute.
— — — Effluent des fosses septiques.
+ + + + +   —   du lit de 1ᵉʳ contact.
------   —   — 2ᵉ
....   —   — à percolation.

dernier. On peut cependant dire que l'épuration est un peu meilleure, car la quantité d'ammoniaque dans l'effluent des fosses septiques était plus grande qu'en 1905-1906.

TABLEAU VI.

Ammoniaque libre ou saline (*milligr. par litre*).

DATES		EAU BRUTE	FOSSES SEPTIQUES	LITS BACTÉRIENS		LITS BACTÉRIENS A PERCOLATION
				1ᵉʳ CONTACT	2ᵉ CONTACT	
JUILLET 1906..	Du 9 au 14.	»	»	»	»	0,3
	— 16 — 21.	»	»	»	»	0,5
	— 23 — 28.	»	»	7,5	3,9	0,1
	— 30 — 4.	»	»	5,2	2,8	0
AOUT	Du 6 au 11.	»	»	4,2	2,3	0,1
	— 13 — 18.	»	»	»	»	»
	— 20 — 25.	»	»	5,5	2,0	0,1
	— 27 — 1.	»	»	4,6	2,6	0,1
SEPTEMBRE . .	Du 3 au 8.	»	»	5,2	5,5	0,8
	— 10 — 15.	»	»	5,8	3,1	1,1
	— 17 — 22.	»	»	5,5	2,3	0,9
	— 24 — 29.	»	»	4,2	5,8	1,4
OCTOBRE. . . .	Du 1 au 6.	»	»	4,0	5,8	1.1
	— 8 — 15.	»	»	8,3	4,1	0,6
	— 25 — 20.	»	»	6,4	3,1	0,1
	— 22 — 27.	»	»	9,5	6,0	0,6
NOVEMBRE		»	»	»	»	»
DÉCEMBRE. . .	Du 11 au 15.	10,4	10,5	7,3	3,8	1,6
	— 17 — 22.	12,6	13,5	7,5	4,4	0,4
	— 24 — 29.	15	11	6,2	4.0	0,9
	— 51 — 5.	»	»	»	»	»
JANVIER 1907 .	Du 7 au 12.	7,8	8	4,6	2,5	0,2
	— 14 — 19.	14,1	13,3	8,6	4,9	0,4
	— 21 — 26.	9,9	10,8	7	3,8	0,9
	— 28 — 2.	12,1	14,4	7,5	3,7	1,4
FÉVRIER. . . .	Du 4 au 9.	11,9	12,2	6,9	3,3	1,8
	— 11 — 16.	15	11	8,5	5,1	3,6
	— 18 — 23.	9,9	9,7	4,8	1,9	0,8
	— 25 — 2.	12,5	12,2	5,6	2,2	0,9
MARS	Du 4 au 9.	13,9	11,8	6,5	4,1	1,6
	— 11 — 16.	16,3	16,7	7,9	5,0	2,8
	— 18 — 23.	16,1	17,5	6,9	3,9	1,7
	— 25 — 30.	15,4	15,6	8,8	4,3	4,4
AVRIL	Du 2 au 6.	14,7	15,9	10,6	4,7	2,8
	— 8 — 13.	13,6	18,2	6,6	3,5	1,8
	— 15 — 30.	»	»	»	»	»
MAI	Du 1ᵉʳ au 4.	7,7	9,6	7,1	3,8	0,8
	— 6 — 11.	11,5	12,2	6,9	4,4	0,7
	— 13 — 18.	16.5	15,1	10,2	5,1	0,4
	— 20 — 25.	12,7	13,3	8,8	5,0	0,7
	— 27 — 1.	11,9	11,1	8,2	4.8	0,3
JUIN.	Du 3 au 8.	11,8	11,7	6,1	4,5	0,2
	— 10 — 15.	15,6	14	»	»	0,4
	— 17 — 22.	15,7	15,0	9.2	4,8	0.4
	— 24 — 29.	16	16	»	»	0,7
Moyenne de décembre 1906 à juin 1907.		12,6	13,1	7,4	4,1	1,2

Nous avions fait remarquer l'an dernier que les résultats obtenus pour les lits à percolation s'amélioraient avec le temps. Cette amélioration est encore plus sensible cette année, et l'azote ammoniacal est réduit de 90 à 91 pour 100. (Voir *tableau* VI et *graphique* n° 3.)

★
★ ★

Nitrates. — Comme on le voit dans le graphique n° 4, la

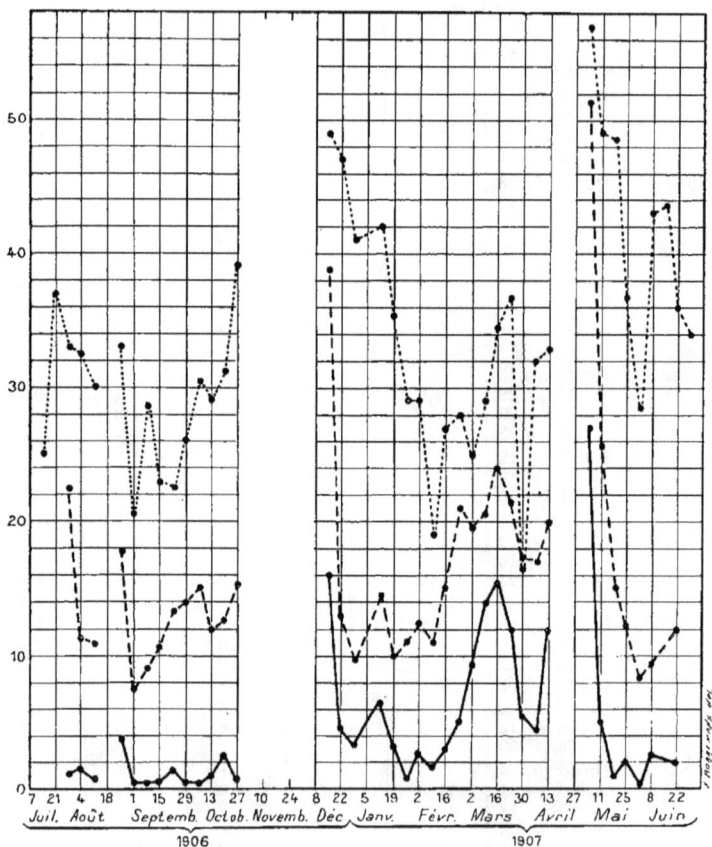

Graphique n° 4. — Nitrates.

——— Effluent du lit de 1ᵉʳ contact.
------- —   —   de 2ᵉ   —
.... —   —   à percolation.

moyenne des résultats de l'année montre que la quantité de

nitrates formés dans le lit à percolation a été sensiblement
double de celle qui est élaborée dans le lit bactérien de 2ᵉ contact. On peut aussi remarquer que, après les périodes pendant
lesquelles les lits de contact n'ont pas fonctionné ou ont fonctionné irrégulièrement (ce qui est indiqué par l'absence de
nombres portés à la courbe), la quantité de nitrates formés
s'accroît considérablement. A ce moment la nitrification est
plus active et les nitrates formés pendant ces repos sont entraînés par les premières immersions. (Voir *tableau* VII et *graphique* nº 4.)

* *

Nitrites. — Nous avons les mêmes constatations à faire que
l'an dernier. Les nitrites se trouvent à l'état de traces le plus
souvent dans l'effluent du lit de 1ᵉʳ contact. Dans celui du
2ᵉ contact la quantité en est dosable, mais moins forte que
dans le lit à percolation.

La moyenne annuelle nous donne les chiffres suivants:

Effluent du lit de 1ᵉʳ contact, $0^{mgr},32$ par litre.

    —   2ᵉ   — $0^{mgr},47$ par litre.

    —   à percolation $0^{mgr},84$ par litre.

* *

Oxygène dissous. — Nous avons contrôlé les résultats obtenus l'an dernier. Nos analyses nous permettent de les confir-
mer : l'effluent du lit à percolation contient toujours plus
d'oxygène dissous que celui du lit de 2ᵉ contact.

* *

Carbone organique. — Nous avons dosé par la méthode *Desgrez* modifiée le carbone total et le carbone dissous : la différence nous donnait le carbone des matières en suspension.

Pour toutes les périodes, le carbone dissous diminue après
le passage dans les fosses septiques, assez légèrement en *janvier* et *mai*, plus fortement en *mars* et *juin*. Il y a lieu de faire
remarquer que nos dosages ont été effectués sur l'eau décantée et non filtrée et qu'il existe toujours dans les eaux brutes

TABLEAU VII.

Nitrates en Az²O⁵ (*milligr. par litre*).

DATES		LITS BACTÉRIENS		LIT BACTÉRIEN A SIPHONS PER-COLATEURS
		1ᵉʳ CONTACT	2ᵉ CONTACT	
JUILLET 1906	Du 2 au 7.	"	"	"
	— 9 — 14.	"	"	25,2
	— 16 — 21.	"	"	37,0
	— 23 — 28.	1,5	22,3	53,2
	— 30 — 4.	1,4	11,5	32,5
AOUT	Du 6 au 11.	0,9	11,2	30,0
	— 15 — 18.	"	"	"
	— 20 — 25.	5,8	17,8	55,0
	— 27 — 1ᵉʳ.	0,5	7,7	20,5
SEPTEMBRE	Du 3 au 8.	0,5	8,8	28,6
	— 10 — 15.	0,5	10,6	22,8
	— 17 — 22.	1,4	15,5	22,5
	— 24 — 29.	0,5	13,8	26,4
OCTOBRE	Du 1ᵉʳ au 6.	0,5	15,1	56,5
	— 8 — 13.	1,0	12,0	29,0
	— 15 — 20.	2,5	12,6	51,5
	— 22 — 27.	0,6	15,2	39,0
	— 29 — 9.	"	"	"
DÉCEMBRE	Du 11 au 15.	16,0	38,4	49,2
	— 17 — 22.	4,4	15,1	47,1
	— 24 — 29.	3,7	9,7	41,2
	— 31 — 5.	"	"	"
JANVIER 1907	Du 7 au 12.	6,5	14,6	41,8
	— 14 — 19.	5,1	10,0	55,5
	— 21 — 26.	0,7	11,2	29,0
	— 28 — 2.	2,7	12,5	29,0
FÉVRIER	Du 4 au 9.	1,7	11,0	19,0
	— 11 — 16.	2,8	14,8	27,1
	— 18 — 25.	5,0	21,0	28,0
	— 25 — 2.	9,6	19,5	25,0
MARS	Du 4 au 9.	13,9	20,5	29,1
	— 11 — 16.	15,4	24,0	54,5
	— 18 — 25.	12,0	21,6	56,5
	— 25 — 30.	5,6	17,1	16,4
AVRIL	Du 2 au 6.	4,2	16,8	31,8
	— 8 — 11.	11,8	19,8	32,6
	— 13 — 30.	"	"	"
MAI	Du 1ᵉʳ au 4.	27,1	51,5	57,2
	— 5 — 11.	4,9	25,7	48,8
	— 13 — 18.	0,8	15,5	48,5
	— 20 — 25.	2,1	12,2	56,5
	— 27 — 1ᵉʳ.	0,5	8,4	28,4
JUIN	Du 5 au 8.	2,5	9,4	45,0
	— 10 — 15.	"	"	45,5
	— 17 — 22.	2,0	12,0	55,8
	— 24 — 29.	"	"	54,0
Moyenne de juillet 1906 à juin 1907		4,2	16,4	55,8

des matières colloïdales qui fermentent ou se déposent pendant le séjour en fosse septique, ce qui abaisse d'une façon sensible le taux de carbone organique dans l'effluent de ces fosses.

En prenant la moyenne des résultats obtenus pendant les 4 périodes, la proportion de carbone brûlé dans les lits est par rapport aux divers effluents :

Carbone.	Total.	Dissous.
Effluent du lit de 1er contact . . .	69 %	42 %
— — 2e . — . . .	80 %	62 %
— — à percolation . .	90 %	82 %

* *

Azote organique. — L'enrichissement du liquide en azote organique comme en azote ammoniacal, que nous avons constaté l'an dernier, est plus manifeste cette année et montre d'une façon nette la dissolution des composés organiques azotés en suspension.

Ainsi, pour les 4 périodes d'analyses, on voit que, pour 100 parties d'azote organique total que l'eau brute contient, 59 parties se trouvent en dissolution tandis que, comparativement, l'effluent des fosses septiques en renferme, seulement à l'état dissous, 79 parties, d'où un gain de 20 parties, ce qui indique que 48,7 pour 100 des matières organiques azotées en suspension se dissolvent. Bien que nous n'attachions pas une plus grande importance qu'il ne convient à la valeur absolue de ces nombres, ils montrent cependant que la dissolution et la décomposition des matières organiques est très appréciable : c'est ce qui explique le peu de putrescibilité des boues extraites des fosses septiques. Ces boues, mises à égoutter dans un bassin, laissent d'abord dégager les odeurs sulfureuses qui les imprègnent, puis deviennent à peu près inodores. Il faut ajouter que, par suite, la valeur comme engrais de ces boues est très faible : elles ne peuvent être employées utilement que comme amendements.

Nous avons calculé pour la moyenne des 4 périodes d'analyses le pourcentage de disparition de l'azote organique par rapport à l'eau brute et à l'effluent des fosses septiques (pour l'azote total comme pour l'azote dissous). La proportion est de :

	EAU BRUTE		EFFLUENT DES FOSSES SEPTIQUES
	Azote total.	Azote dissous.	Azote dissous.
Effluent du lit de 1er contact .	43 %	5 %	28 %
— — 2e — .	54 %	23 %	42 %
— —. à percolation.	81 %	68 %	76 %

Les résultats sont analogues à ceux obtenus l'an dernier, sauf pour ceux comparés à l'effluent de la fosse septique par suite de l'enrichissement important de l'eau pendant son séjour dans les fosses.

*\
* *

Matières organiques en solution. — **Oxydabilité au permanganate.** — Avec toutes les réserves que nous avons formulées l'an dernier, nous avons employé cette méthode d'évaluation des matières organiques parce que c'est la seule à laquelle nous puissions nous adresser pratiquement. Pendant les 4 périodes d'analyse, l'oxydabilité obtenue en solution alcaline a toujours été inférieure, quelquefois d'une façon notable, à la même détermination en solution acide. Comme pour toutes les autres analyses, l'effluent du lit à percolation se montre le mieux débarrassé des matières organiques.

Pour la moyenne des 4 périodes, la diminution de l'oxydabilité a été par rapport à :

	EAU BRUTE		EFFLUENT DES FOSSES SEPTIQUES	
	Solution acide.	Solution alcaline.	Solution acide.	Solution alcaline.
Effluent du lit de 1er contact . .	52 %	58	43	44
— — 2e — . .	71 %	73 .	65	64
— — à percolation. .	88 %	88	86	84

Comparativement à l'an dernier, les résultats ont donc été meilleurs pour l'effluent du lit à percolation.

*\
* *

Nous résumons ci-après, dans les graphiques nos 5, 6, 7, 8, les résultats moyens de toutes nos analyses pendant les périodes des 13 au 19 janvier, 17-23 mars, 5-11 mai, 16-22 juin 1907.

Graphique n° 5.

Analyses du 13 au 19 janvier 1907.

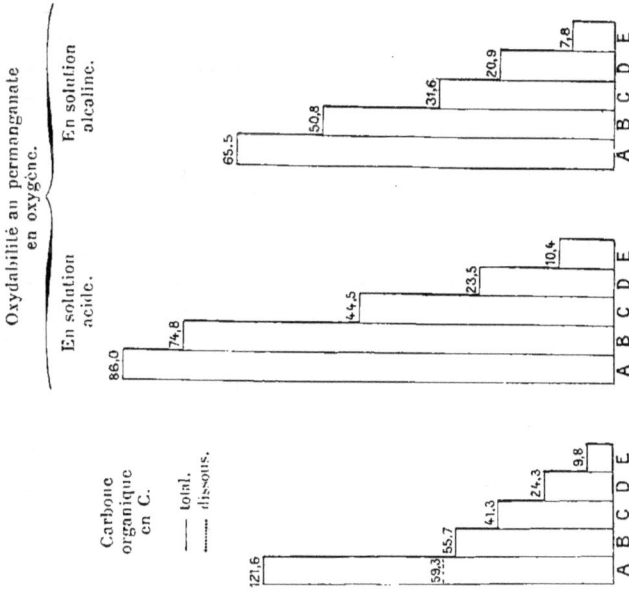

Azote organique
en Az.
—— total.
—— dissous.

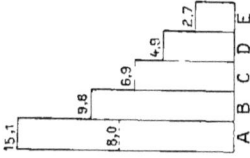

Ammoniaque
libre ou saline
en AzH³.

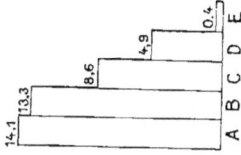

Oxygène
absorbé
en 4 heures.

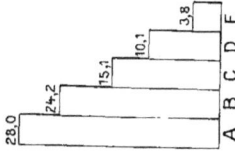

Nitrites
en
Az²O³.

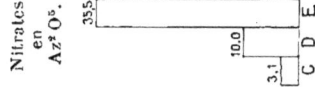

Nitrates
en
Az²O⁵.

A   Eau brute.
B   Effluent des fosses septiques.
C   —   du lit bactérien de 1ᵉʳ contact.
D   —   —   —   de 2ᵉ   —
E   —   —   —   à percolation.

Oxydabilité au permanganate
en oxygène.

En solution
acide.

En solution
alcaline.

Carbone
organique
en C.
—— total.
—— dissous.

Azote organique:
A 15,1 B 9,8 C 6,9 D 4,9 E 2,7

Ammoniaque:
A 14,1 / 13,3 B 8,6 C 4,9 D 0,4

Oxygène absorbé:
A 28,0 B 24,2 C 15,1 D 10,1 E 3,8

Nitrites: C 0 D 0 E 0

Nitrates: C 35,5 D 10,0 E 3,1

Oxydabilité en solution alcaline:
A 65,5 B 50,8 C 31,6 D 20,9 E 7,8

Oxydabilité en solution acide:
A 86,0 B 74,8 C 44,5 D 23,5 E 10,4

Carbone organique:
A 121,6 B 59,3 / 55,7 C 41,3 D 24,3 E 9,8

Graphique n° 6. — **Analyses du 17 au 23 mars 1907.**

Azote organique en Az. —— total. ----- dissous.

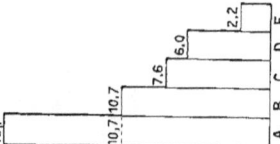

A 19,1 B 10,7 / 10,7 C 7,6 D 6,0 E 2,2

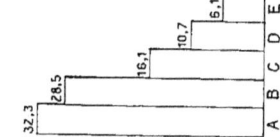

Ammoniaque libre ou saline en AzH^3.

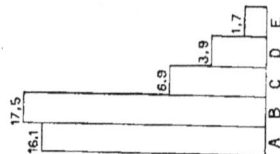

A 16,1 B 17,5 C 6,9 D 3,9 E 1,7

Oxygène absorbé en 4 heures.

A 32,3 B 28,5 C 16,1 D 10,7 E 6,1

Nitrites en Az^2O^3.

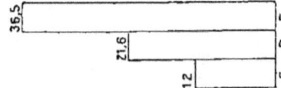

C 0 D 0,3 E 1,5

Nitrates en Az^2O^5.

C 12 D 21,6 E 35,5

Oxydabilité au permanganate en oxygène. { En solution acide. En solution alcaline. }

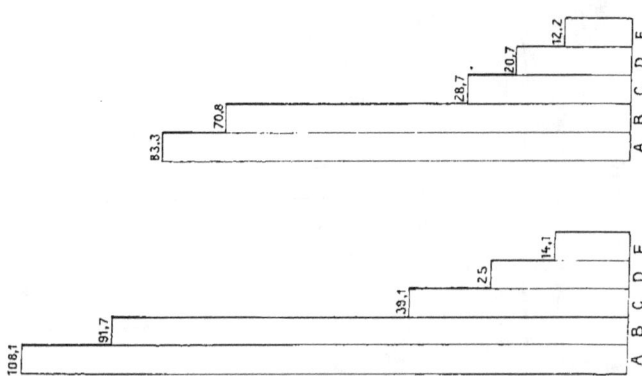

En solution alcaline :
A 83,3 B 70,8 C 28,7 D 20,7 E 12,2

En solution acide :
A 106,1 B 91,7 C 39,1 D 25 E 14,1

Carbone organique en C. —— total. ----- dissous.

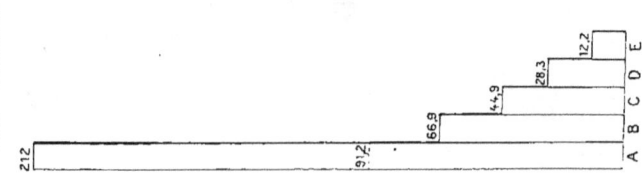

A 212 / 91,2 B 66,9 C 44,9 D 28,3 E 12,2

A Eau brute.
B Effluent des fosses septiques.
C — du lit bactérien de 1er contact.
D — — de 2e —
E — — à percolation.

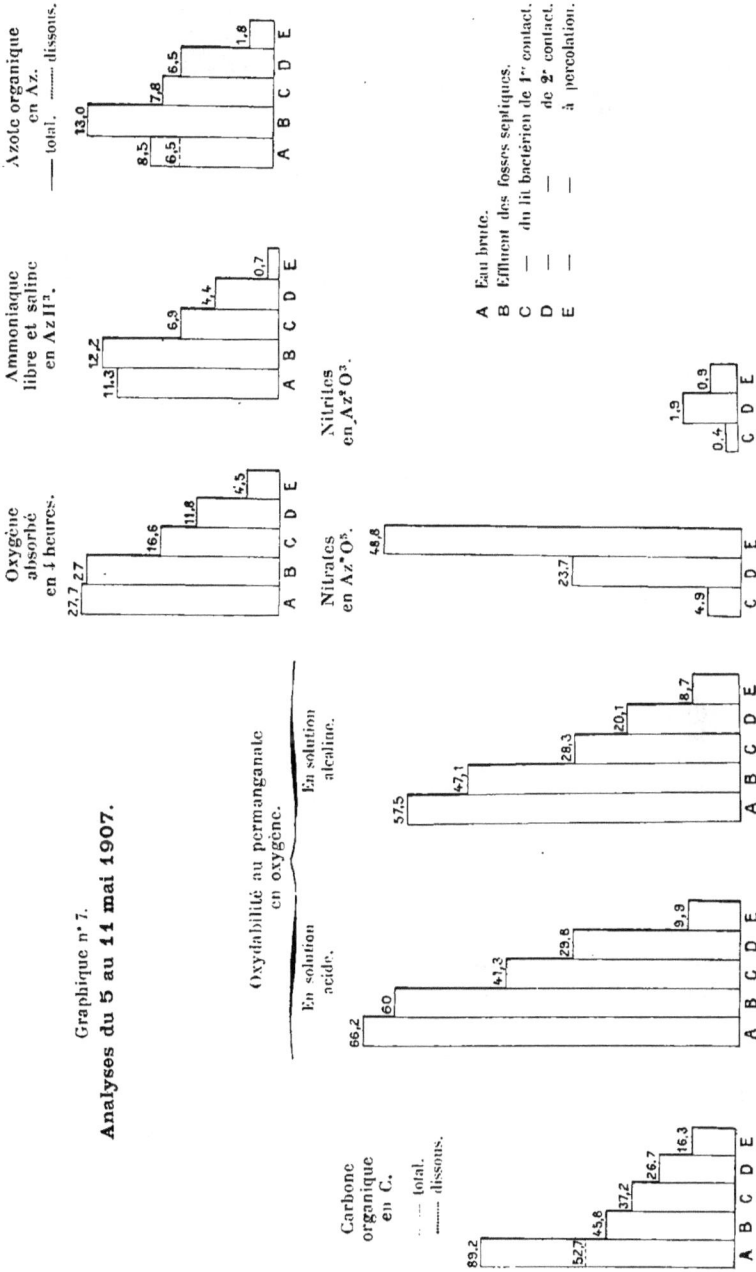

Graphique n° 7.

Analyses du 5 au 11 mai 1907.

Azote organique en Az.
—— total. —— dissous.

13,0 7,8 6,5 1,8
A B C D E
8,5 6,5

Ammoniaque libre et saline en AzH³.

12,2 6,3 4,4 0,7
A B C D E
11,3

Oxygène absorbé en 4 heures.

27,7 27 16,6 11,8 4,5
A B C D E

A Eau brute.
B Effluent des fosses septiques.
C — du lit bactérien de 1ᵉʳ contact.
D — — — de 2ᵉ contact.
E — — — à percolation.

Nitrites en Az²O³.

1,9 0,4 0,9
C D E

Nitrates en Az²O⁵.

48,8 23,7 4,9
C D E

Oxydabilité au permanganate en oxygène.

En solution alcaline.

57,5 47,1 28,3 20,1 8,7
A B C D E

En solution acide.

66,2 60 41,3 29,8 9,9
A B C D E

Carbone organique en C.
—— total. —— dissous.

89,2 52,7 45,8 37,2 26,7 16,3
A B C D E

Graphique n° 8.

Analyses du 16 au 22 juin 1907.

Azote organique en Az.
—— total.
······ dissous.

11,8 9,6 8,9 7,9 3,9
7,5
A B C D E

Ammoniaque libre et saline en AzH³.

15,7 15 9,2 4,8 0,4
A B C D E

Oxygène absorbé en 4 heures.

31 29,1 23,5 12,7 5,3
A B C D E

Oxydabilité au permanganate en oxygène.
{ En solution acide. En solution alcaline. }

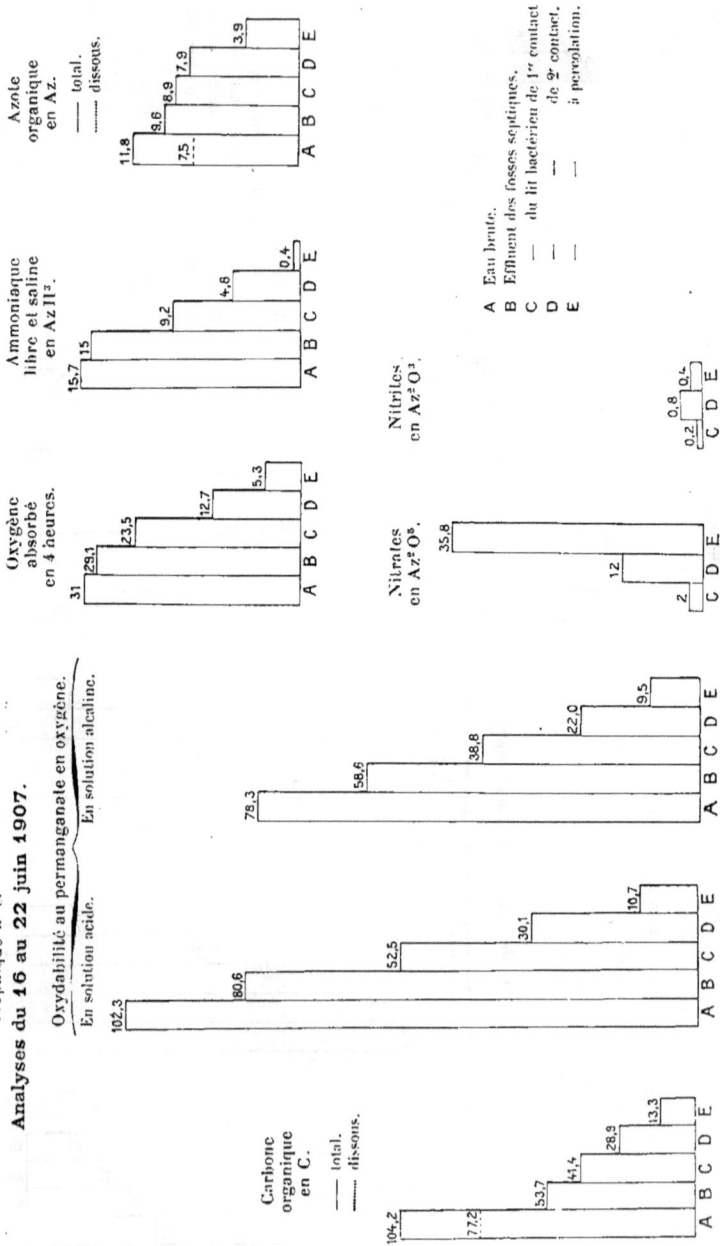

En solution acide.
102,3 80,6 52,5 30,1 10,7
A B C D E

En solution alcaline.
78,3 58,6 38,8 22,0 9,5
A B C D E

Nitrites en Az²O³.
0,2 0,8 0,4
C D E

Nitrates en Az²O⁵.
2 12 35,8
C D E

Carbone organique en C.
—— total.
······ dissous.

104,2 77,2 53,7 41,4 28,9 13,3
A B C D E

A Eau brute.
B Effluent des fosses septiques.
C — du lit bactérien de 1ᵉʳ contact.
D — — de 2ᵉ contact.
E — — à percolation.

Le graphique n° 9 indique les moyennes quotidiennes pour

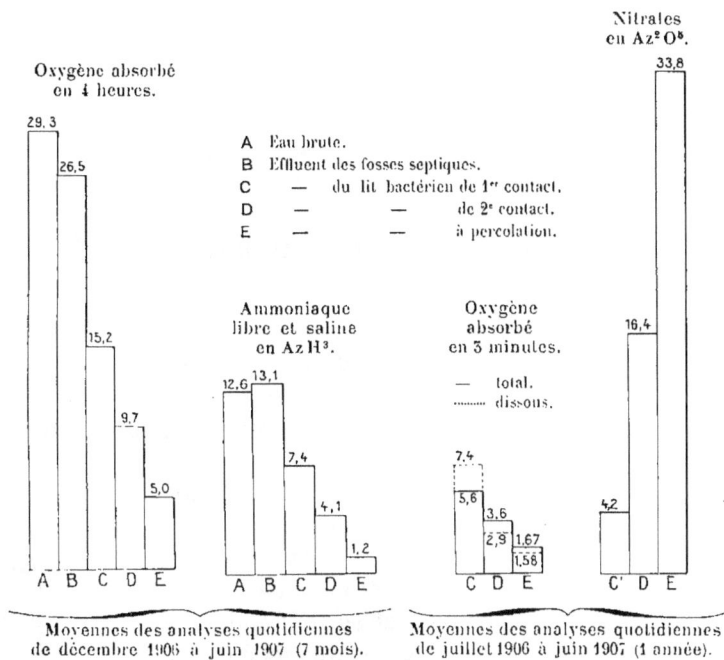

Nitrates
en Az^2O^5.

33,8

Oxygène absorbé
en 4 heures.

29,3

26,5

A   Eau brute.
B   Effluent des fosses septiques.
C   —   du lit bactérien de 1er contact.
D   —   —   de 2e contact.
E   —   —   à percolation.

Ammoniaque
libre et saline
en AzH^3.

Oxygène
absorbé
en 3 minutes.

16,4

—   total.
.... dissous.

15,2

13,1
12,6

9,7

7,4

7,4

5,6

5,0

4,1

3,6

4,2

2,9   1,67

1,2

1,58

A B C D E   A B C D E   C D E   C D E

Moyennes des analyses quotidiennes
de décembre 1906 à juin 1907 (7 mois).

Moyennes des analyses quotidiennes
de juillet 1906 à juin 1907 (1 année).

Graphique n° 9.

l'ensemble des analyses effectuées de juillet 1906 à juin 1907,
soit pendant une année.

CHAPITRE III

BOUES DES FOSSES SEPTIQUES. — LEUR ÉLIMINATION

Nous avions reconnu l'an dernier que les fosses à sable de notre installation expérimentale de la Madeleine étaient manifestement de capacité insuffisante et nous avions estimé que cette capacité devait être égale à environ 1/20ᵉ de celle des fosses septiques.

Nous avons opéré cette transformation en novembre 1906. En même temps que nous agrandissions ces fosses, nous avons installé un régulateur de débit système *Parenty*, de façon à éviter les afflux considérables d'eau qui étaient survenus l'an dernier en janvier et surtout en février.

L'avantage de la régulation a été reconnu excellent; mais la situation de l'appareil à l'arrivée des eaux n'est pas à recommander. Cet appareil doit être placé entre la fosse à sable et la fosse septique car l'effet du régulateur est de maintenir les eaux de façon à n'en laisser passer qu'une quantité déterminée. Par suite de cette retenue, de peu de durée d'ailleurs, il se produit une première décantation en amont de l'appareil, de sorte qu'une partie des matières solides qui devraient s'accumuler dans nos fosses à sable se dépose déjà dans le petit bassin où se trouve notre régulateur de débit.

Il en résulte que nous avons trouvé cette année une proportion de matières en suspension moindre que l'an dernier dans l'eau brute.

Par contre, l'eau sortant de nos fosses septiques a toujours été remarquablement débarrassée de ces matières en suspension. La décantation a donc été aussi parfaite que possible, et l'on sait que c'est là une condition indispensable pour obtenir

le bon fonctionnement des appareils distributeurs et des lits
bactériens aérobies.

On peut attribuer ces bons résultats à deux causes : d'abord
au débit plus faible des eaux admises dans les fosses (400 mètres cubes en moyenne, avec 500 mètres cubes comme maximum) et aussi à la régularité de ce débit. Cette régularité a
supprimé les afflux considérables d'eau qui se produisaient à
certains moments l'an dernier; c'est ainsi par exemple que nos
fosses livraient parfois passage, pendant quelques heures, à
des masses d'eau correspondant à un débit de 1000 mètres
cubes par jour.

Avec ces grands débits, non seulement la décantation était
insuffisante, mais il pouvait se produire des entraînements de
matières déposées au fond des fosses.

En nous basant sur ces constatations, il nous paraît recommandable de modifier, pour les petites installations tout au
moins, les dispositifs que nous avions proposés antérieurement.

Les eaux arrivant de l'égout devraient traverser d'abord,
comme nous l'avons dit, une fosse à sable d'assez grande
capacité (1/20e au plus du débit moyen en 24 heures). Cette
fosse à sable, précédée de grilles, serait construite de telle
façon que son niveau puisse varier, et que, munie d'un régulateur de débit, elle puisse, au moins pendant un certain
temps, emmagasiner une certaine quantité d'eau. On obtien-
drait ainsi une bonne séparation préalable des matières
lourdes et imputrescibles, une alimentation plus régulière de
la fosse septique et, par suite, un effluent de cette fosse toujours plus exempt de matières en suspension.

*
* *

Nous avons jugé utile d'effectuer, en novembre 1906, un
nouveau dragage qui était surtout indispensable dans la fosse
fermée, celle-ci ayant été insuffisamment draguée l'année
précédente.

Nous ne saurions trop recommander, à ce sujet, d'établir
les fosses septiques, lorsqu'on les exige fermées, de telle façon
que la couverture puisse se démonter facilement pour per-

mettre les dragages lorsqu'ils deviennent nécessaires, ce qui
est toujours le cas à intervalles plus ou moins éloignés.

Nous rappelons que de juillet 1905 à juin 1906 nous avions
extrait des :

	Boues humides.	Matières sèches.
Fosses à sable	6 758 kilogr.	1 880 kilogr.
Fosses septiques	70 454 —	14 640 —

De juillet 1905 à juin 1906 nous avons retiré à nouveau des :

	Boues humides.	Matières sèches.
Fosses à sable	852 kilogr.	209 kilogr.
Fosses septiques	112 560 —	24 849 —
Soit au total pour 3 ans. .	190 404 kilogr.	41 578 kilogr.
Ou par an	65 468 —	15 859 —
Et par mois.	5 288 —	1 155 —

Pendant ces 3 années notre installation a reçu une moyenne
de 500 mètres cubes d'eau par jour, soit 540 000 mètres cubes.
Ces eaux ont donc déposé environ $0^k,552$ par mètre cube.

De notre expérience de 3 années, nous devons conclure
que, dans le cas des eaux d'égout de la Madeleine, le dragage
des fosses septiques devra être effectué chaque année. La ville
de la Madeleine étant une agglomération en partie urbaine et
en partie rurale, ses égouts du système *unitaire* reçoivent
toutes les eaux qui ont lavé les chaussées ; or, celles-ci sont
toujours souillées, surtout pendant l'hiver, d'argile, de terre
et de sable amenés par les charrois incessants dus à l'activité
industrielle de la localité et à sa proximité de Lille. Nous pensons que nous sommes ici dans les plus mauvaises conditions pour une installation d'épuration d'eaux d'égouts, par
suite de la présence de quantités importantes de matières en
suspension d'origine minérale.

Si nous prenons les chiffres donnés ci-dessus pour base
en prévoyant deux dragages par an, une ville émettant
10 000 mètres cubes d'eau d'égout par jour devra évacuer
annuellement 1370 tonnes de boues, soit 655 tonnes tous les
6 mois. Ces boues, déversées et égouttées dans un bassin de
1 mètre de profondeur, exigeront pour l'établissement de ce
bassin une surface (y compris les murs et talus) de 750 mètres carrés. On voit que nous sommes très loin des surfaces

considérables qui, selon les critiques de M. *Vincey* par exemple, devaient être prévues pour l'évacuation de ces boues.

Dans les questions d'épuration d'eaux d'égout, il faut se garder de généraliser les résultats d'une période d'observation trop brève : une longue expérience seule peut permettre d'apporter des conclusions.

*
* *

Nous avons indiqué l'an dernier la composition moyenne des boues des fosses septiques : les chiffres s'appliquaient aux échantillons prélevés dans la fosse septique ouverte. Pendant le dragage de la fosse septique fermée nous avons aussi prélevé de nombreux échantillons que nous avons soumis à l'analyse. Le tableau ci-après en donne les résultats moyens et nous reproduisons à titre de comparaison ceux que nous avions relevés précédemment.

Composition moyenne des boues des fosses septiques.

	Matières sèches % de boues humides.	Matières volatiles au rouge.	Matières fixes au rouge.	Matières grasses.	Azote.
Fosse ouverte.					
Moyenne	20,65	54,7	65,5	5,4	1,57
Minimum entrée. .	18	31,2	68,8	5,18	0,85
Maximum sortie. .	21,2	39	61,0	7,27	1,80
Fosse fermée.					
Moyenne	24,54	28,62	71,58	5,64	1,04
Minimum	18,55	21,5	78,5	5,67	0,86
Maximum	23,28	52,4	67,6	7,55	1,27

Pour l'intelligence des considérations qui vont suivre, rappelons que, pendant les 2 premières années de nos expériences, la fosse fermée avait été insuffisamment draguée. Au contraire, en novembre dernier, le dragage a été effectué aussi complètement que possible.

Le long séjour de ces boues dans la fosse fermée nous permet d'expliquer les différences assez marquées qu'elles présentent avec celles de la fosse ouverte. En effet, les boues plus tassées contiennent aussi moins de matières organiques (matières volatiles au rouge, azote). Il n'y a guère que les matières grasses qui, difficilement fermentescibles, restent sensiblement en même proportion. Ces constatations nous apportent de nouvelles preuves de l'activité indéniable de la désintégration des matières organiques en fosse septique.

* *
*

Nous avons indiqué déjà (1er volume de ces recherches, page 28) la composition moyenne des boues flottantes des fosses septiques. Nous avons repris cette étude en prélevant systématiquement les échantillons de plus en plus loin de l'entrée des eaux dans les fosses. Les chicanes de surface et les planches de bois, que nous avons posées transversalement de distance en distance (tous les 5 mètres environ) à la surface de la fosse septique ouverte, pour éviter que les boues flottantes ne soient immergées par les grands vents, divisent cette fosse en 10 sections. Les boues flottantes sont très abondantes dans les premières sections; leur quantité diminue fortement dans la 6e et, après la 8e il n'y a plus qu'une mince pellicule, le plus souvent même localisée dans les angles. Nous n'avons donc pu prélever des échantillons que dans les 7 premiers compartiments.

Le tableau VIII donne les résultats de nos analyses. On constate, à part certaines irrégularités faibles, que les proportions des diverses substances dosées varient suivant le chemin qu'elles ont parcouru.

Tableau VIII. — **Composition des boues de surface prélevées en Avril 1907 dans la fosse septique ouverte.**

COMPARTIMENTS.	MATIÈRES VOLATILES AU ROUGE.	MATIÈRES FIXES AU ROUGE.	MATIÈRES GRASSES.	AZOTE.	FER.	CARBONE DES BOUES EN C 0/0	CARBONE DES MATIÈRES VOLATILES EN C 0/0
1er compartiment .	52,35	47,65	27,58	1,94	6,8	29,2	55,7
2e —	51,23	48,77	20,76	1,97	10,5	32,8	64,0
5e —	50,59	49,41	21,07	2,13	10,5	29,5	57,7
4e —	48,96	51,04	19,06	2,15	9,1	28,4	58,9
5e —	48,15	51,85	17,67	2,20	11,1	28,4	58,9
6e —	48,45	51,55	17,85	2,25	11,75	30,7	63,3
7e —	48,40	51,60	16,12	2,35	15,5	29,0	59,7

Les matières organiques totales (comptées par la perte au rouge) diminuent assez rapidement d'abord, puis insensiblement pour les dernières sections. Il est évident, *a priori*, que, plus les boues sont riches en matières grasses, plus elles sont légères, de sorte que leur teneur en graisses va sans cesse en diminuant de l'entrée vers la sortie.

L'azote, au contraire, augmente régulièrement, probablement par suite d'un commencement de dissolution des matières azotées complexes qui, d'abord précipitées avec les boues lourdes, sont, étant devenues plus légères, ramenées à la surface par les gaz de fermentation.

La proportion de carbone est constamment énorme : il est vrai que, par la méthode de *Desgrez*, nous dosons non seulement le *carbone organique*, mais aussi le *carbone minéral* qui, sous forme de suie, est toujours très abondant dans les eaux d'égout de nos villes industrielles du Nord. Nous avons indiqué, en regard du taux de carbone trouvé, la proportion de carbone pour 100 de matières organiques (perte au rouge) et ne voyons plus ici une progression régulière dans un sens ou dans l'autre comme pour nos autres résultats. On peut expliquer ce fait en remarquant que les résultats maxima correspondent aux sections 2 et 6 : ces sections sont celles qui se trouvent immédiatement après une chicane de surface. Peut-être est-ce parce que des particules de suie, toujours accompagnées de matières huileuses et goudronneuses très légères, ayant passé sous ces chicanes, finissent par émerger, que la proportion de carbone augmente dans les boues flottantes.

Du dosage de la quantité de *fer* il n'y a rien de bien important à déduire si ce n'est que les boues flottantes en sont très riches. Le fer dissous dans les eaux passe facilement à l'état de très fin précipité de sulfure et celui-ci est ramené vers la surface par les bulles de gaz provenant des fermentations qui s'opèrent surtout activement dans les couches profondes.

CHAPITRE IV

EXPÉRIENCES SUR LA FIXATION DES MATIÈRES ORGANIQUES PAR DIFFÉRENTS SUPPORTS

1re *expérience*. — Un lot A de scories a été stérilisé dans des ballons par flambage à 180° pendant une heure : un lot B des mêmes scories a été introduit dans des ballons sans stérilisation ; un lot C a été d'abord calciné au rouge, puis introduit dans des ballons et flambé à 180°.

On a préparé, d'autre part, des solutions à 1 pour 100 de peptone, d'albumine, d'asparagine, de sulfate d'ammoniaque, de glucose et d'amidon soluble. Ces solutions ont été stérilisées par filtration sur bougie Chamberland, et introduites dans un état de limpidité parfaite dans les ballons à raison de 100 centimètres cubes par 100 grammes de scories. Après deux heures de contact, on a procédé à l'analyse de la solution qui baignait les scories. Dans le cas de fixation, l'abaissement du titre de la solution en mesurait l'importance.

Les résultats obtenus sont résumés dans le tableau suivant :

I. — *Matières azotées.*

Matière introduite.	Scories.	Azote initial en grammes pour 1000.	Azote après 2 h. de contact en grammes pour 1000.	Proportion 0/0 d'azote fixé.
Albumine	A	0,164	0,157	4,26
	B	0,164	0,158	5,65
	C	0,164	0,155	17,68
Peptone	A	1,434	1,298	9,47
	B	1,434	1,296	9,62
	C	1,434	1,242	15,58
Asparagine	A	1,812	1,765	2,59
	B	1,812	1,765	2,59
	C	1,812	1,771	2,26
Sulfate d'ammoniaque.	A	2,194	2,157	2,59
	B	2,194	2,108	3,91
	C	2,194	2,148	2,09

II. — *Matières hydrocarbonées.*

		Glucose init. en grammes 0/0.	Glucose après 2 heures.	Proportion 0/0 fixée.
Glucose.	A. . .	1,000	0,990	1,0
	B. . .	1,000	0,985	1,4
	C. . .	1,000	0,990	1,0

		Amidon initial en grammes 0/0.	Amidon après 2 heures.	Proportion 0/0 fixée.
Amidon soluble.	A. . .	0,887	0,882	0,55
	B. . .	0,887	0,877	1,10
	C. . .	0,887	0,850	4,20

Ces chiffres montrent qu'en général la fixation est plus élevée avec les scories calcinées fraîchement qu'avec les scories qui n'ont subi aucun traitement. La fixation se manifeste pour toutes les matières azotées ; elle est surtout accentuée avec les matières azotées complexes, telles que l'albumine et la peptone ; elle est moins forte avec les matières azotées déjà dégradées, telles que l'asparagine et l'ammoniaque.

Pour les matières hydrocarbonées, la fixation semble très faible ; elle est insignifiante pour le glucose, et même pour l'amidon soluble, sauf dans ce dernier cas avec les scories calcinées. Le pouvoir fixateur des scories s'exerce donc surtout vis-à-vis des matières azotées.

2ᵉ expérience. — Influence de la dose de matière azotée sur la fixation.

On a préparé 10 matras flambés contenant chacun

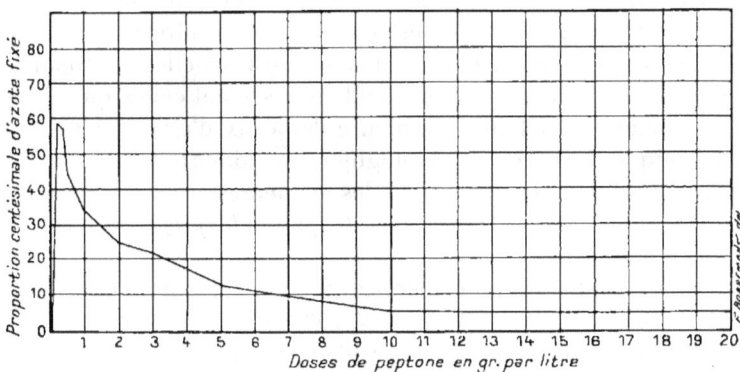

Graphique n° 10. — Variations de la proportion centésimale de peptone fixée par les scories suivant la concentration du liquide en peptone.

200 grammes de scories fraîchement calcinées, et on a mis ces scories en contact avec des solutions de peptone de concentration variable de 0,1 pour 1000 à 20 pour 1000, stérilisées à la bougie.

Après deux heures de contact, on a procédé à l'analyse et on a obtenu les résultats suivants :

Doses de peptone p. 1000.	Azote introduit en mg. par litre.	Azote retrouvé en mg. par litre.	Azote fixé en mg. par litre.	Proportion 0/0 d'azote initial fixé.
0,1	7,59	3,90	3,69	48,6
0,2	16,27	6,69	9,58	58,8
0,3	21,19	8,92	12,27	57,9
0,5	47,40	27,05	20,35	42,9
1,0	86,45	55,49	50,96	55,8
2,0	249,59	188,24	61,55	24,5
3,0	519,44	249,99	69,45	21,7
5,0	666,66	586,11	80,55	12,0
10,0	1252,77	1183,33	69,44	5,5
20,0	2672,22	2511,11	161,11	6,0

Le graphique (n° 10) représente les variations dans la proportion centésimale d'azote fixé, suivant les concentrations en peptone. On voit que la proportion fixée s'élève très rapidement pour atteindre son maximum, voisin de 60 pour 100, à la dose de $0^{gr},2$ de peptone par litre. Jusqu'à la dose de 10 grammes par litre, la fixation décroît ensuite rapidement, et elle devient sensiblement constante au-dessus de 10 grammes par litre. On voit en outre que la quantité d'azote fixée est d'autant plus grande que la concentration en peptone est plus forte, mais la proportion centésimale d'azote fixé est d'autant plus faible que la solution est plus riche en peptone.

Remarquons enfin que les doses pour lesquelles la proportion d'azote fixé est maxima sont précisément celles qui correspondent à la teneur ordinaire des eaux d'égout en azote organique. Les procédés biologiques sont donc appliqués sous ce rapport dans les conditions les meilleures.

3ᵉ *expérience.* — *Influence du temps sur la proportion centésimale d'azote fixé.*

On a rempli 15 matras flambés avec 200 grammes de scories calcinées fraîches; on y a ajouté 200 centimètres cubes d'une solution de peptone à $0^{gr},2$ par litre, stérilisée par filtration à la bougie Chamberland. Un des matras a été sacrifié après

5 minutes et le liquide a été soumis à l'analyse, le deuxième après 10 minutes, le troisième après 15 minutes, le quatrième après une demi-heure, et ainsi de suite, le dernier ballon restant en contact avec la peptone pendant huit heures.

Les résultats obtenus sont consignés dans le tableau suivant.

Durée.	Azote initial en mg. par litre.	Azote restant en mg. par litre.	Azote fixé en mgr par litre.	Proportion centésimale d'azote fixé.
5 minutes.....	14,96	10,42	4,54	30,3
10 —	"	9,62	5,34	35,6
15 —	"	9,08	5,88	39,5
30 —	"	7,48	7,48	50,0
45 —	"	6,68	8,28	55,5
1 heure..... :	"	6,15	8,81	58,8
1 — 1,2....	"	5,88	9,08	60,7
2 heures	"	5,34	9,62	64,5
2 — 1/2....	"	4,81	10,15	67,8
3 heures	"	4,27	10,69	71,5
4 —	"	3,47	11,49	76,8
6 —	"	2,40	12,56	83,9
8 —	"	2,14	12,82	85,6

Le graphique (n° 11) représente les variations de la proportion centésimale d'azote fixé suivant la durée de contact.

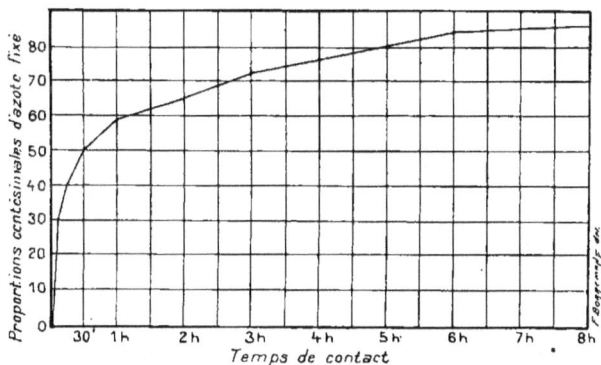

Graphique n° 11. — Variation de la proportion centésimale d'azote fixé suivant la durée de contact.

On voit que la fixation dans les débuts est pour ainsi dire instantanée; en 5 minutes, un tiers environ de la matière organique est fixée sur les scories. La proportion fixée croît ensuite assez rapidement, mais beaucoup moins vite qu'au début, pendant la première heure, où elle atteint près de 60 pour 100 de l'azote introduit. A partir de ce moment la proportion fixée s'élève lentement et elle n'atteint 85 pour 100 qu'après huit heures. Il suffit donc, dans la pratique, d'un temps très court pour que la fixation des matières organiques s'opère sur les scories.

CHAPITRE V

FONCTIONNEMENT DES LITS BACTÉRIENS A DOUBLE CONTACT

Il est intéressant de rechercher si les substances organiques solubles des eaux d'égout sont directement attaquées, décomposées et minéralisées pendant la période de plein des lits bactériens.

Dunbar a fait sous ce rapport une série d'expériences très démonstratives. Six lits bactériens composés de scories identiques ont été remplis chaque jour avec la même eau d'égout. La vidange a eu lieu pour le premier lit après une demi-heure de plein, pour le second lit après une heure, pour le troisième après deux heures et ainsi de suite. Les résultats ont été les suivants :

	Durée du contact heures.	OXYDABILITÉ en mg. de permanganate p. litre.				Diminution de l'oxydabilité 0/0 au 6ᵉ jour.
		1 jour.	2 jours.	4 jours.	6 jours.	
Eau brute..		565	492	572	457	
Effluent du lit nᵒ 1.	1 2	254	164	175	143	68,71
— — 2.	1	141	147	163	126	72,45
— — 5.	2	129	125	105	91	80,09
— — 4.	4	115	111	99	80	82,49
— — 5.	6	»	117	95	74	83,81
— — 6.	12	111	70	70	65	86,21

Ces chiffres montrent nettement qu'à partir du sixième jour, quand le lit est bien peuplé, il se produit au début du remplissage, pendant la première demi-heure de plein, une diminution immédiate et très considérable de l'oxydabilité. Pendant les heures suivantes, l'oxydabilité diminue beaucoup plus lentement.

Des expériences complémentaires ont montré que cette forte diminution de l'oxydabilité s'effectue dans les 5 premières

minutes du remplissage. La séparation des substances organiques solubles ne se fait donc pas peu à peu et régulièrement, comme cela se produirait s'il s'agissait d'une décomposition bactérienne pendant la période de plein ; elle se fait
pour ainsi dire subitement.

Une autre expérience de *Dunbar* indique aussi que l'abaissement de l'oxydabilité pendant la période de plein ne peut être
attribué aux bactéries. Un lit bactérien est rempli avec de
l'eau d'égout et vidé après une heure de contact, puis arrosé
en courant continu par une quantité d'eau capable de le remplir cinq fois, le filtre restant constamment plein pendant cette
opération. Les résultats ont été les suivants :

	EAU BRUTE	Après 1 heure de contact.	EFFLUENT				
			PAR PASSAGE A TRAVERS LE LIT				
			1er remplissage.	2e remplissage.	3e remplissage.	4e remplissage.	5e remplissage.
Oxydabilité en mg. de permanganate.	406	178	142	136	276	295	339
Diminution de l'oxydabilité 0/0. . .		56,2	65	66,5	32	27,5	16,5
Odeur	fécaloïde	faible	faible	faible	faiblem¹ fécaloïde	fécaloïde	fécaloïde

On voit qu'au début l'eau a été transformée en un effluent
imputrescible, mais à partir du troisième remplissage le pouvoir épurant a diminué de plus en plus. Ce phénomène ne
peut s'expliquer que par une diminution des facultés d'absorption du support. Ce pouvoir absorbant des scories ne peut
être régénéré que par les bactéries qui décomposent et
détruisent les matières organiques fixées, et alors seulement
le lit peut fonctionner de nouveau.

Le pouvoir absorbant des scories peut être mis aisément en
évidence : *Dunbar* a montré qu'en plaçant une solution à 0,1
pour 100 d'albumine en contact avec des scories stérilisées,
les scories fixent en quelques minutes 50 pour 100 de l'albumine présente, puis l'absorption se continue lentement. Les
expériences de *Boullanger* faites à l'Institut Pasteur de Lille
et rapportées ci-dessus, sont aussi tout à fait démonstratives

sous ce rapport, ainsi que celles de *Dzierzgowski* que nous avons déjà citées. Ces phénomènes de fixation se produisent donc dans les lits bactériens dès le début du remplissage, en l'absence de tout phénomène biologique, et c'est à eux qu'on doit rattacher en grande partie la diminution de l'oxydabilité pendant la période de plein.

Les phénomènes biologiques jouent cependant un certain rôle dans cette période, car on constate, pendant le plein, une formation sensible d'acide carbonique. *Dunbar* a ainsi constaté qu'une eau d'égout contenant $3^{mgr},8$ d'acide carbonique libre par litre, en renferme $68^{mgr},9$ après un contact de 5 minutes, $154^{mgr},9$ après un contact de 6 heures et $156^{mgr},2$ après un contact de 12 heures. L'acide carbonique combiné augmente aussi, mais faiblement. L'augmentation subite du gaz carbonique dans les 5 premières minutes provient évidemment de l'acide déjà formé dans le lit, et l'augmentation observée ensuite provient de la destruction des matières organiques par les microbes. Mais comme, pendant cette expérience due à *Dunbar*, l'oxydabilité du liquide est restée à peu près constante après une heure de contact, il en résulte que l'acide carbonique dégagé doit provenir des matières organiques déjà fixées par les scories.

Pour étudier ce qui se passe pendant les périodes d'aération, *Dunbar* a mis en marche un lit bactérien, et après 4 heures de plein, il a évacué le liquide, puis fermé hermétiquement les ouvertures du lit, après l'avoir rempli d'air privé d'acide carbonique. Après 6 heures, l'analyse des gaz a montré qu'il n'y avait plus du tout d'oxygène et que la proportion d'acide carbonique libre s'élevait de 6, 4 à 9, 1 pour 100. Dunbar a constaté, en outre, en comparant sous ce rapport un lit bactérien en gravier et un lit en coke, que le coke absorbe et retient énergiquement l'acide carbonique, tandis que le gravier le laisse facilement échapper.

Dunbar a constaté expérimentalement que les scories calcinées n'ont qu'un pouvoir fixateur très faible vis-à-vis de l'oxygène, l'air qui passe sur ces scories contenant encore, à son départ, 18,2 à 19 pour 100 d'oxygène. Au contraire, les scories enlevées d'un lit bactérien en activité donnent des résultats tout à fait différents. On constate une diminution considérable de la teneur en oxygène, et une apparition correspondante d'acide carbonique. En traitant ces scories par l'eau distillée avec périodes de plein et d'aération, on constate pendant très longtemps, durant les périodes d'aération, une diminution de la teneur en acide carbonique et les nitrates n'apparaissent dans le liquide que quand l'air qui reste dans le lit après la période d'aération renferme des quantités notables d'oxygène restant.

Les expériences de *Dunbar* ont montré en outre que, pendant la période d'aération, un lit bactérien consomme non seulement l'oxygène de l'air contenu dans ses interstices, mais absorbe en outre avec énergie l'oxygène de l'air environnant. On s'en rend compte aisément en mettant en communication avec un réservoir d'air un lit bactérien pendant la période d'aération. *Dunbar* a ainsi constaté qu'après 22 heures le lit avait absorbé 548 centimètres cubes d'oxygène du réservoir. Aussi s'est-on demandé s'il ne serait pas utile de favoriser artificiellement cette absorption d'oxygène. *Lowcock* et *Warnig* ont fait des essais dans cette voie, mais sans résultats pratiques, à cause des frais que ces dispositifs entraînent.

Après un certain temps de fonctionnement, il se produit à la surface des scories une accumulation de matières organiques suffisante pour entretenir pendant plusieurs semaines les phénomènes d'oxydation. Dans un lit bactérien ainsi abandonné à l'air, ces phénomènes deviennent tellement actifs qu'on peut y constater une élévation de température de 8 à 10° centigrades.

Les considérations qui précèdent indiquent les principes qui doivent guider dans le choix des matériaux pour la construction des lits bactériens. En premier lieu, il faut envisager le pouvoir absorbant des matériaux pour les matières organiques, puis leur résistance aux intempéries.

Le pouvoir absorbant est fonction de la surface : plus les matériaux sont fins, plus la surface est grande, et plus le pouvoir absorbant est élevé. *Dunbar* a ainsi comparé du coke et des grains de sable de différentes grosseurs et il est arrivé aux résultats suivants :

I. — *Essais avec le sable.*

(Remplissage 4 heures, 20 heures d'aération.)

Grosseur des grains.	Oxydabilité mg. de permanganate par litre.	Diminution de l'oxydabilité 0/0.	Oxygène absorbé 0/0 de la quantité d'oxygène présent.	Acide carbonique produit en volumes 0/0 de la quantité tité d'air.
Eau brute	498,8	»	»	»
Effluent du sable de 2 à 3 mm.	235,4	52,8	62,5	5,2
— — 3 à 5 —	241,6	51,6	46,4	3,9
— — 5 à 7 —	257,1	48,5	52,4	2,6
— — 7 à 10 —	262,6	47,6	35,7	3,5
— — 10 à 20 —	275,7	44,7	30,0	3,1

(Après 7 jours de fonctionnement. — Remplissage 4 heures, 20 heures d'aération.)

Eau brute	457,5	»	»	»
Effluent du sable de 2 à 3 mm.	199,0	57,5	94,7	10,5
— — 3 à 5 —	217,2	· 50,4	80,7	9,0
— — 5 à 7 —	224,8	48,6	65,2	7,2
— — 7 à 10 —	238,5	45,5	64,7	7,5
— — 10 à 20 —	252,7	42,2	65,8	8,6

II. — *Essais avec le coke.*

(Remplissage 4 heures, 20 heures d'aération.)

Eau brute	498,8	»	»	»
Effluent du coke de 2 à 3 mm.	161,1	67,7	74,4	3,7
— — 3 à 5 —	198,5	60,1	57,0	2,1
— — 5 à 7 —	204,5	59,0	52,2	1,6
— — 7 à 10 —	204,5	59,0	45,9	1,6
— — 10 à 20 —	257,1	48,6	42,0	2,2

(Après 7 jours de fonctionnement. 4 heures de plein, 20 heures d'aération.)

Eau brute	457,5	»	»	»
Effluent du coke de 2 à 3 mm.	150,4	65,6	100	6,9
— — 3 à 5 —	186,8	57,8	84,1	5,4
— — 5 à 7 —	189,9	56,6	71,0	4,9
— — 7 à 10 —	214,2	51,0	61,8	5,1
— — 10 à 20 —	214,2	51,0	59,9	5,0

On voit par les chiffres qui précèdent que plus les grains sont fins, plus la diminution de l'oxydabilité est grande. L'oxygène absorbé est d'autant plus abondant que les matériaux sont plus petits. On voit en outre que la diminution de l'oxydabilité est beaucoup plus forte avec le coke qu'avec le sable. La quantité d'acide carbonique dégagée par le coke est plus faible que celle qui est dégagée par le sable, car le coke retient énergiquement l'acide carbonique.

On peut se demander à quoi est due cette action favorable

du coke. On a cru que la porosité de cette substance jouait un rôle. Mais *Dunbar*, en comparant des scories et de la pierre ponce très poreuse, au point de vue du pouvoir épurant, a constaté qu'au bout de quelques jours les scories sont nettement supérieures à la pierre ponce. La porosité ne paraît donc pas avoir l'importance qu'on lui attribue. *Dunbar* a reconnu que la composition chimique des matériaux, et notamment la richesse en fer, joue un rôle important dans le pouvoir épurant des supports. En expérimentant avec deux lits bactériens ouverts, composés de graviers de 5 à 10 millimètres, l'un sans fer, l'autre avec une addition de 1 pour 100 de fer, *Dunbar* a obtenu les résultats suivants :

	Mois.	OXYDABILITÉ, MG. DE PERMANGANATE PAR LITRE		
		Eau brute.	Effluent.	Diminution 0/0.
Gravier de 5 à 10 mm..	1	502	134	55,6
	2	518	108	66,0
	3	356	108	67,9
	4	560	125	65,3
Gravier de 5 à 10 mm. + 1 0/0 de fer.	1	502	127	57,9
	2	518	94	70,4
	3	536	87	74,1
	4	369	97	73,1

Il est donc hors de doute qu'une certaine proportion de fer favorise les phénomènes d'absorption et par suite, aussi ceux d'oxydation. Ce fait explique pourquoi la ponce très poreuse, mais très pauvre en fer, donne des résultats moins favorables que les scories et le coke.

* *

Influence de la grosseur des grains sur la capacité et sur le pouvoir épurant des lits.

Dunbar donne sous ce rapport les renseignements suivants :

	GROSSEUR EN MM.					
	2-5	3-5	5-7	7-10	10-20	20-30
Gravier :						
Capacité en litres par m. c. .	265	288	329	535	544	"
Diminution de l'oxydabilité 0/0.	61,8	61,8	57,1	56,6	46,5	"
Coke :						
Capacité en litres par m. c. .	406	440	455	429	434	518
Diminution de l'oxydabilité 0/0.	"	69,0	64,6	62,5	51,0	44,2

On voit que le coke a toujours une capacité plus grande que le gravier. En outre la capacité est d'autant plus faible que les grains sont plus fins ; au contraire le degré d'épuration est d'autant plus faible que les grains sont plus gros.

Le tableau suivant montre l'influence de la structure des matériaux sur la capacité et sur le pouvoir épurant :

N° du du rem-plissage.	Charbon animal 3 à 7ᵐᵐ.	Charbon de bois 3 à 7ᵐᵐ.	P. ponce 3 à 7ᵐᵐ.	Scories 3 à 10ᵐᵐ.	Coke 3 à 7ᵐᵐ.	Gravier 3 à 7ᵐᵐ.	Coke 10 à 50ᵐᵐ.
			Capacité en litres par m. c.				
1	771	691	624	607	421	412	556
2	551	575	527	508	565	539	557
10	461	567	444	459	»	267	518
50	459	467	381	555	551	194	488
			Diminution de l'oxydabilité pour cent.				
1	45,1	56,7	18,0	14,5	»	»	»
2	72,1	58,9	22,4	51,0	85,8	51,4	37,6
10	78,7	62,5	40,5	47,8	87,5	85,4	54,2
50	77,6	69,6	65,0	77,7	87,0	85,8	26,5

Donc la pierre ponce, les scories et le coke présentent, après le 50ᵉ remplissage, à peu près la même capacité. Celle-ci est beaucoup plus élevée pour le charbon de bois et le noir animal.

CHAPITRE VI

COLMATAGE DES LITS BACTÉRIENS DE CONTACT

On a cru pendant longtemps que les lits, après avoir subi au début une diminution dans leur faculté épuratrice, restaient ultérieurement sans colmatage et constants dans leur action. On sait aujourd'hui que, du moins pour les lits de contact, la régénération du lit est inévitable après cinq ans de fonctionnement ou davantage, suivant la nature des eaux traitées. Les périodes de repos et les raclages sont insuffisants. Il est nécessaire de vider entièrement le lit et de débarrasser les matériaux, au moyen d'un courant d'eau, de la vase qui les englue. Les matières organiques fixées par les matériaux sont en effet décomposées en grande partie par les microbes, mais il reste toujours, à l'état de matières humiques, une certaine quantité de ces substances.

Quelques expériences de *Dunbar* sont très démonstratives sous ce rapport. Un lit bactérien formé de scories de 5 à 7 millimètres, a été laissé en fonctionnement pendant 26 mois à raison d'un remplissage par jour, comportant quatre heures de plein et 20 heures d'aération. La capacité, qui était de 319 litres par mètre cube après 50 remplissages, est tombée à 260 litres après 500 remplissages, et à 199 litres après 700. En deux ans, la capacité avait donc diminué de 40 pour 100. Une expérience analogue, faite sur un lit rempli deux fois par jour pendant 14 mois, a montré que la capacité avait diminué de près de 64 pour 100. Il en résulte qu'on peut diminuer le colmatage des lits en réduisant les volumes d'eaux traitées par jour ou en purifiant soigneusement l'eau avant de l'envoyer sur les lits. Dans les deux cas, les frais d'installation sont plus élevés. Seules les conditions locales peuvent déterminer s'il est préférable de recourir à une petite installation peu coûteuse, où on devra fréquemment régénérer les lits, ou de construire une installation coûteuse pour réduire le plus possible le traitement des matériaux colmatés.

Le colmatage se produit toujours, même quand les eaux sont soigneusement débarrassées des matières en suspension, soit par long séjour en bassins de décantation, soit par filtration sur un premier lit. La capacité d'un lit bactérien composé de coke de 3 à 7 millimètres, rempli deux fois par jour avec de l'eau déjà traitée à travers un lit de coke de 10 à 50 millimètres, est tombée après 550 remplissages de 551 litres à 250 litres par mètre cube.

Le colmatage dépend évidemment aussi de la nature des eaux traitées. *Dunbar* a constaté qu'après un fonctionnement de quatre mois, la diminution de capacité d'un lit de coke était de 16,1 pour 100 avec de l'eau ordinaire, de 21,1 pour 100 avec de l'urine diluée, de 18,2 pour 100 avec de l'eau d'égout filtrée, de 22,4 pour 100 avec de l'eau d'égout non filtrée.

Le même savant a comparé 4 lits composés de matériaux différents, mais tous de 3 à 7 millimètres de grosseur, et remplis de la même manière avec la même eau d'égout. Il a obtenu avec les scories 82l,2 de boues par mètre cube, avec la pierre ponce 56l,7, avec le charbon de bois 50 litres, avec le noir animal 54l,4. Par mètre cube d'eau traitée, on a extrait après 725 remplissages 1l,55 de boues pour les scories qui subissaient 1 remplissage par jour, et 1l,68 pour celles qui subissaient 2 remplissages. Les matériaux retiennent beaucoup moins de boue quand ils ont de grosses dimensions (10 à 50 millimètres). Par exemple le coke ne retient que 0l,54 de boues par mètre cube d'eau traitée, après 1600 remplissages, les scories 0l,17 après 1000 remplissages, le gravier 0l28 après 950 remplissages.

Le tableau suivant indique que ces boues sont surtout abondantes à la surface du lit :

Profondeur en cm.	LITRES DE BOUES PAR MC. DE MATÉRIAUX.	
	Avec 1 remplissage.	Avec 2 remplissages.
10-20	278	258
20-50	257	258
50-50	194	182
50-70	164	180
70-90	172	190

Le traitement des scories pour les débarrasser des boues a fait perdre en Angleterre 20 à 25 pour 100 des matériaux. *Dunbar* n'a perdu dans ses essais que 9,4 pour 100. Après le lavage, il y a en général une augmentation dans la proportion des gros matériaux et une diminution des matériaux fins.

La boue enlevée par les lavages a le caractère d'une terre humifère ; elle peut être utilisée pour des terrassements, et comme elle contient 1 pour 100 d'azote, on peut l'employer aussi pour l'amélioration du sol.

CHAPITRE VII

COLMATAGE DES LITS BACTÉRIENS A PERCOLATION

Les dangers de colmatage sont ici beaucoup moindres qu'avec les lits de contact, car il n'est pas nécessaire, pour obtenir une bonne épuration, de construire les lits avec des matériaux fins. En outre, tandis que les lits de contact se colmatent dans toute leur étendue et exigent par suite un bouleversement complet des lits pour le nettoyage, les lits à percolation, construits avec des matériaux de grosseur croissante de haut en bas, se colmatent surtout par la surface, et les produits colmatés sont entraînés facilement par le courant d'eau sous la forme de flocons. Il suffit de disposer à la suite des lits à percolation un petit bassin de décantation pour les retenir complètement.

Dunbar a constaté qu'on peut réduire considérablement la quantité de flocons entraînés par l'eau des lits à percolation en plaçant à la surface de ces lits une couche de fins matériaux. Il a préconisé une méthode de construction qui consiste à placer à la surface des lits une couche de fins matériaux, et au-dessous des matériaux de plus en plus gros. Dans ces conditions si l'on verse de l'eau sur la couche supérieure, celle-ci laisse *égoutter* cette eau sur les matériaux qui se trouvent au-dessous. La couche supérieure retient toutes les substances en suspension, et fixe une grande partie des matières solubles; en outre la répartition de l'eau est parfaitement régulière. Les expériences ont conduit à disposer ainsi à la surface des lits des sillons remplis de fins matériaux à la surface desquels l'eau à épurer est répandue. Cette méthode a l'inconvénient d'occasionner le colmatage rapide des sillons; en outre, quand l'eau d'égout arrive subitement en grande quantité, elle passe par-dessus les rigoles. Pour éviter cet inconvénient, *Dunbar* a fait construire à *Gross-Hansdorf*, un lit bactérien en pyramide (figure 1) formé de scories de la grosseur du poing. Ce lit a été recouvert d'une couche de matériaux fins, couche maintenue par un anneau dont les bords empêchaient tout débordement de l'eau à l'extérieur. Les résultats ont été excellents et la puissance épuratrice a atteint 1ᵐᶜ,14 par mètre cube de scories. A *Oderberg*, la répartition des matériaux a été faite ainsi pour un lit de 1ᵐ,70 de hauteur; à la surface on a disposé une cuvette de 50 centimètres de profondeur, puis une couche de 50 centimètres de scories de 1 à 5 millimètres, une couche

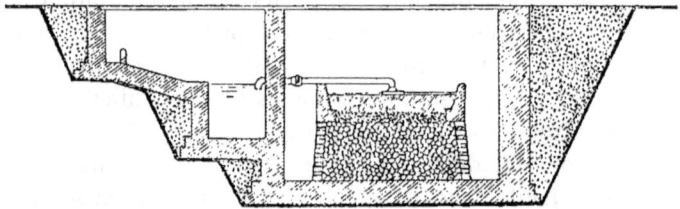

Fig. 1. — Lit bactérien à percolation de *Dunbar*, à *Gross-Hansdorf*.

de 10 centimètres de scories de 5 à 10 millimètres, une autre couche semblable de scories de 10 à 50 millimètres et enfin une couche de 70 centimètres de scories dont la grosseur varie de celle du poing à celle de la tête.

Cette méthode a été également employée à *Unna* (voir notre 2ᵉ volume, page 165) et elle y fonctionne depuis 1905 dans des conditions très satisfaisantes.

Les meilleurs résultats au point de vue de la couche filtrante ont été obtenus par *Dunbar* avec le coke et les scories en fragments de grosseur supérieure à 1 millimètre, mais inférieure à 5 millimètres. Il faut éviter de les placer directement sur les gros matériaux, mais les séparer au contraire d'eux par deux couches, de 10 centimètres, l'une de grains de 5 à 10 millimètres, l'autre de grains de 10 à 50 millimètres. Dans ces conditions le colmatage n'atteint jamais la première couche de 5 à 10 millimètres, et pour éviter l'encrassement de la couche superficielle, il suffit de remuer à la pelle de temps à autre les 10 ou 15 centimètres superficiels, et de laisser le lit un ou deux jours en repos.

CHAPITRE VIII

NOUVELLES CONNAISSANCES SUR LE MÉCANISME DE L'ÉPURATION BIOLOGIQUE AÉROBIE ET SUR L'ÉTABLISSEMENT DES LITS BACTÉRIENS DE CONTACT OU PERCOLATEURS.

Rappelons que les procédés d'épuration par *lits de contact* consistent à laisser pendant environ deux heures *en contact* avec un sol artificiel poreux, généralement constitué par des scories, l'eau débarrassée au préalable, par décantation ou par fermentation en fosse septique, de la presque totalité des matières en suspension qu'elle renfermait à l'état brut.

Le sol artificiel ou *lit bactérien* est entièrement noyé dans la masse liquide. Il faut donc que celle-ci ne puisse pas s'échapper au dehors : le lit doit, par suite, reposer sur une sole en béton imperméable et être entouré de murs en maçonnerie étanches.

Au bout de deux heures d'immersion, on ouvre une vanne qui permet d'évacuer le plus rapidement possible tout le contenu du lit sur un second lit semblable — lit de second contact — placé en contre-bas du premier. L'eau y séjourne encore deux heures et, le plus souvent, on peut alors la considérer comme suffisamment épurée. Quelquefois cependant, lorsqu'il s'agit d'eaux très impures, un troisième contact sur un troisième lit, placé encore en contre-bas des deux autres, est indispensable. Mais ces cas doivent être considérés comme exceptionnels.

Entre chaque période d'immersion, les lits de contact restent vides pendant au moins quatre heures, afin de leur permettre de s'égoutter et de s'aérer jusque dans leurs parties les plus profondes. C'est là une condition essentielle de leur bon fonctionnement.

Lorsque les alternances d'immersion et d'aération sont bien réglées (et elles peuvent l'être, soit au moyen de vannes actionnées à la main par un personnel exercé et attentif, soit au moyen d'appareils automatiques de divers systèmes), ces lits de contact épurent aisément de 350 à 500 litres d'eau d'égout de composition moyenne par mètre carré et par jour, en trois périodes par vingt-quatre heures.

Leur puissance de travail utile est donc, par mètre carré et par jour, environ quarante fois plus considérable que celle des meilleurs champs d'épandage cultivés.

Le processus d'épuration qui s'y accomplit présente une assez grande complexité. Pour le bien comprendre, il faut se rappeler le mécanisme de l'absorption des matières organiques par les sols de différente nature.

Chacun sait que lorsqu'une eau d'égout filtre à travers un sol suffisamment perméable et convenablement drainé, on voit sortir par les drains une eau limpide, dont la pureté est tout à fait comparable à celle des ruisseaux ou des rivières les mieux protégés contre les causes accidentelles de pollution. C'est donc que le sol a absorbé et retenu les impuretés, alors même que celles-ci étaient dissoutes.

Ce phénomène d'absorption a été observé pour la première fois, il y a cent cinquante ans, par un apothicaire nommé *Bronner*, puis en 1819 par un agronome italien, *Gazzeri*. Trente ans plus tard, il a été signalé de nouveau par *Huxtable* et *Thomson*. Ces savants remarquèrent qu'en agitant de l'eau de fumier avec une terre arable, cette terre s'empare de la matière organique; l'eau de fumier se décolore et devient limpide.

Si donc on filtre sur de la terre une dissolution de purin, par exemple, chacun des éléments du sol fixe les matières dissoutes comme par un phénomène d'adhésion ou de teinture. Chaque élément appauvrit la dissolution au passage et bientôt celle-ci se trouve débarrassée de toutes les substances organiques susceptibles d'être fixées. La distance à laquelle se produit cette épuration varie avec l'épaisseur, le pouvoir absorbant, l'hygroscopicité, la température. Elle varie aussi avec la richesse en matières organiques de l'eau déversée et suivant la nature de ces matières. Celles qui sont le plus complexes, le plus voisines de l'état végétal ou animal, sont le plus activément fixées. La puissance d'adhésion diminue à mesure que la molécule se simplifie : elle est nulle vis-à-vis de certaines substances cristallisables.

En expérimentant sur des terres stérilisées, pour éviter toute intervention microbienne, on a constaté, à l'Institut Pasteur de Lille, que le glucose, par exemple, échappe totalement aux actions absorbantes du sol.

Il est hors de doute que les phénomènes d'attraction physique ou de teinture jouent un rôle important dans l'absorption des matières organiques. Mais les phénomènes chimiques interviennent aussi pour une grande part : c'est ainsi que la fixation de l'acide phosphorique est due en partie à l'absorption du phosphate monocalcique par les matières humiques. C'est ainsi encore que les oxydes de fer ou de manganèse possèdent un pouvoir absorbant énergique pour beaucoup de substances organiques, et que ces mêmes substances sont surtout évidemment retenues par les sols calcinés, qui sont privés de microbes et ne renferment plus que des éléments minéraux.

Il importe toutefois de remarquer que ces actions de fixation sont *limitées*; si l'apport d'eau impure est *continu* à la surface du sol, elles cessent bientôt de se produire, à *moins que les microbes n'interviennent pour rompre l'équilibre.*

Fort heureusement tous les sols, surtout ceux qui sont les plus riches en humus, sont peuplés d'une infinité de microbes auxquels la matière organique sert d'aliment. En s'en nourrissant, ils la ramènent graduellement à l'état de molécules plus simples, et finalement à l'état de matière minérale : *nitrates, azote gazeux, acide carbonique et eau.* Mais, pour effectuer ces désintégrations successives, ils ont besoin d'oxygène; ils doivent emprunter cet élément à l'atmosphère et, comme conséquence de cette *aérobiose*, le sol qui leur sert de support doit rester perméable à l'air. S'il leur arrivait d'être noyés trop longtemps dans l'eau d'égout, et d'être par conséquent bientôt privés d'oxygène, ils ne tarderaient pas à périr. Le sol resterait alors saturé de matière organique et son pouvoir d'épuration disparaîtrait du même coup.

Ainsi apparaît la nécessité de l'*intermittence* dans les irrigations d'eau d'égout, aussi bien sur la terre *nue* que sur les champs d'épandage livrés à la culture.

On comprend tout de suite que ces notions s'appliquent intégralement au travail des *lits bactériens*.

Un savant allemand, *Bretschneider*, a cependant donné une théorie d'après laquelle le fonctionnement de ces lits devrait être considéré comme purement mécanique. D'après lui, les matières ne seraient qu'en état de *pseudo-solution* dans les eaux d'égout, et elles viendraient s'agréger aux scories par simple action de capillarité, de manière à constituer à leur surface une couche filtrante analogue à la *membrane* des filtres à sable. Mais cette théorie a été victorieusement combattue par *Dunbar*. Ce savant a montré en effet qu'un lit bactérien en activité dégage toujours de l'acide carbonique et donne naissance à des nitrates; tandis que — comme l'avaient déjà prouvé *Schlœsing* et *Müntz* pour la terre arable — en présence du chloroforme, ou dans une atmosphère d'hydrogène, l'épuration diminue très rapidement et s'arrête bientôt tout à fait.

Les recherches de *Dunbar* l'ont ainsi amené à établir la théorie suivante de l'épuration dans les lits bactériens de contact : les matières en suspension sont arrêtées par les lits; les matières en solution sont fixées par un pouvoir absorbant analogue à celui du sol. Pendant les périodes d'aération, les microbes décomposent les matières fixées et régénèrent les scories en permettant une nouvelle fixation.

Pour vérifier expérimentalement cette conception, il est nécessaire d'étudier les phénomènes de fixation sur les scories et de démontrer l'intervention microbienne dans ces phénomènes. Les expériences sont rendues difficiles par ce fait que les actions de fixation, qui sont d'ordre physico-chimique, sont influencées par des causes insignifiantes en apparence et s'exercent d'une façon très variable parfois avec les mêmes échantillons. Nous connaissons cependant aujourd'hui, grâce à des expériences faites par l'un de nous à l'Institut Pasteur de Lille, et grâce aux travaux de *Dzierzgowski*, la marche générale de ces phénomènes. Le mode opératoire consiste à ajouter à un poids donné de scories ou de tous autres matériaux, une quantité déterminée de solution d'une matière organique de constitution chimique connue. On laisse en contact une ou deux heures, puis on prélève une portion du liquide clair pour le soumettre à l'analyse. Si la dissolution s'est appauvrie, c'est qu'il y a eu fixation, et l'abaissement du titre en mesure l'intensité.

On a pu constater ainsi qu'en mettant en contact avec des scories fraîches, stérilisées et exemptes de matières organiques, une solution de peptone à $0^{gr},2$ par litre, la fixation s'opère d'abord très rapidement; au bout de cinq minutes, un tiers de la peptone est fixé; au bout de trente minutes, on n'en trouve plus que la moitié; les deux tiers ont disparu au bout de deux heures trente minutes, les trois quarts au bout de quatre heures, les quatre cinquièmes au bout de huit heures. On voit que la fixation, très rapide au début, se ralentit ensuite beaucoup : elle a atteint, dans l'expérience actuelle, 80 pour 100 de la peptone introduite, au bout de huit heures.

On a pu voir, en outre, que les matières organiques sont fixées d'autant plus énergiquement que leur molécule est plus complexe : l'albumine d'œuf est fixée plus énergiquement que la peptone, la peptone l'est plus que les amides, les amides le sont plus que l'ammoniaque, qui n'est que faiblement retenue. Le glucose et l'empois d'amidon ne sont pas fixés du tout.

Voici, par exemple, quelques résultats expérimentaux :

Proportion centésimale d'azote fixé.

Albumine	17,6 0/0
Peptone	15,4 0/0
Asparagine	2,2 0/0
Ammoniaque	2,0 0/0

La fixation augmente quand la concentration des matières est accrue, mais la proportion centésimale fixée est d'autant plus faible que la concentration est plus forte. Elle atteint, en moyenne, avec les albuminoïdes complexes et les scories fraîches, 60 à 70 pour 100 au bout de deux heures, pour les solutions à la concentration ordinaire des eaux d'égout.

Dunbar a également montré que le violet de méthyle, mis en contact avec des scories, se fixe et disparaît en deux heures, en dehors de toute intervention microbienne.

Dzierzgowsky(¹) a fait récemment, de son côté, des expériences très intéressantes. Il a étudié le pouvoir fixateur de la terre d'infusoires, du coke et des scories, sur l'albumine, la peptone, la leucine, le glucose, l'empois d'amidon, l'urée et l'ammoniaque. Il a constaté que toutes ces substances, sauf le glucose, l'urée et l'empois d'amidon, sont plus ou moins fixées par ces corps, et que l'absorption est d'autant plus faible que la molécule est plus dégradée. Cet auteur a montré en outre que les oxydes de fer, de cuivre, de manganèse, possèdent un pouvoir absorbant énergique pour beaucoup de substances organiques et minérales des eaux d'égout. Exemples :

	ABSORPTION 0/0		
	Albumine.	Peptone.	Ammoniaque.
Bioxyde de fer..	30,2	59,4	5,5
Bioxyde de cuivre..	10,6	12,0	6,4
Bioxyde de manganèse. . .	92,1	89,5	7,4

En traitant les matériaux par l'acide sulfurique pour enlever l'oxyde de fer, la fixation devient beaucoup plus faible.

Pour démontrer l'influence des microbes, *Dzierzgowsky* a comparé la fixation sans chloroforme avec la fixation en présence de chloroforme. Il a trouvé que celle-ci était beaucoup plus énergique dans le premier cas que dans le second : par exemple, 56 pour 100 d'albumine fixée sans chloroforme et 11 pour 100 avec chloroforme. Ces 11 pour 100 se rapportent évidemment à une fixation physico-chimique en dehors de toute action microbienne, et la différence entre les deux fixations, 56 — 11 = 25 pour 100, ne peut provenir que du travail des microbes(²).

D'ailleurs, en plaçant dans les lits des solutions de peptone stérile, *Dzierzgowsky* a constaté que l'épuration est beaucoup moins intense qu'en présence de microbes et qu'elle s'arrête rapidement. En outre, en réalisant une expérience avec le sucre, qui n'est pas fixé par les scories, il a vu que l'épuration est nulle en présence de chloroforme, tandis qu'elle atteint 75 pour 100 en l'absence de cet antiseptique.

(¹) DZIERZGOWSKI, *Gesundheits Ingenieur*, nᵒˢ 1 et 2, 1907.
(²) L'influence de la flore microbienne sera montrée au chapitre suivant : le sulfate d'ammoniaque et l'urée, qui, sur les scories stériles, se fixent très peu, ont, au contraire, une grande affinité pour les scories peuplées de microbes.

Tous ces faits démontrent avec évidence l'action des microbes et attestent que la décomposition des matières organiques dans les lits bactériens s'effectue non seulement pendant les périodes d'aération, mais aussi pendant celles d'immersion, au moins pour les substances qui ne sont pas fixées par les scories.

Donc, dans l'épuration bactérienne par les lits de contact, on doit distinguer :

1° Des *actions physiques* : arrêt des matières en suspension, fixation de certaines matières en solution ;

2° Des *actions chimiques* : formation de combinaisons avec les oxydes de fer, de cuivre et de manganèse à la surface des lits et oxydation de certaines substances par voie chimique ;

3° Des *actions biologiques*, constituées par la fixation, l'absorption et la désintégration des matières nutritives par les microbes qui peuplent les corps poreux dont les lits sont constitués.

Lorsqu'on se propose de créer une station d'épuration biologique, il est essentiel d'étudier au préalable comment pourront s'exercer ces diverses actions *physiques, chimiques* et *biologiques* avec les matériaux dont on veut faire usage et avec l'eau d'égout qu'il s'agit d'épurer.

La nature et la dimension des matériaux qui servent à constituer les lits bactériens, la profondeur et la surface à donner à ces lits, varient nécessairement suivant les exigences de chaque localité.

En règle générale, on doit admettre que le coke d'usines à gaz représente le matériel de choix, en raison de son extrême porosité et de sa résistance à l'effritement. Malheureusement il est trop coûteux. En seconde ligne on choisira les scories ou mâchefers, puis en troisième ligne les briques concassées. S'il n'est pas possible de se procurer économiquement ces matériaux, on s'adressera aux laves, ou, comme pis aller, aux pierres calcaires. On écartera surtout délibérément les pierres dures, compactes, non poreuses, les cailloux roulés, les silex et les graviers siliceux, mais les ardoises pourront être employées dans certaines conditions précisées par *Dibdin* et sur lesquelles nous reviendrons plus loin.

La profondeur à donner aux lits de contact est de 1 mètre à

1 m. 20 au maximum et leur surface sera calculée d'après cette profondeur, de telle sorte que la capacité utile pour l'eau représentant un peu plus du tiers de la capacité géométrique, chaque mètre cube de coke ou de scories ait à traiter au minimum 250 litres d'eau d'égout par période de contact. Théoriquement, on devrait donc pouvoir épurer sur chaque lit de contact 750 litres d'eau par vingt-quatre heures, en trois périodes divisées ainsi qu'il suit :

1 heure de remplissage ;
2 heures de plein (contact) ;
1 heure de vidange ;
4 heures d'aération ;

(soit huit heures par période et trois périodes par vingt-quatre heures).

Mais, en fait, il faut tenir compte de ce qu'en marche industrielle les lits perdent à la longue une partie de leur capacité par suite du tassement des matériaux ou par la rétention d'une masse de liquide d'autant plus considérable que les matériaux sont plus fins.

D'autre part, les amenées d'eau à la station d'épuration ne sont jamais régulières. A certaines heures du jour, et surtout de la nuit, les déversements des égouts sont presque insignifiants. Certains lits sont alors exposés à ne se remplir que très lentement ou qu'incomplètement et, s'ils sont desservis par des appareils automatiques, tels que les siphons d'*Adams* ou autres analogues, dont l'amorçage ne peut s'effectuer qu'au moment où le lit achève de se remplir, il arrive très souvent que les scories ou le coke restent noyés pendant un temps beaucoup trop long. Alors les microbes oxydants et nitrificateurs qui les peuplaient périssent, ou bien ils sont remplacés par une flore microbienne anaérobie *dénitrifiante*. Il en résulte que les résultats d'épuration deviennent très défectueux ou même nuls.

Ce fait d'importance capitale a échappé jusqu'ici à la plupart des ingénieurs ou des architectes qui ont construit des lits bactériens de contact. Presque toutes les petites installations qui ont été faites en France et en Algérie, au cours de ces dernières années, ont été ainsi établies sans tenir compte des lois biologiques qui devaient présider à leur fonctionnement, et *aucun des appareils de remplissage ou de vidange automatiques actuellement préconisés par leurs inventeurs ne permet d'observer ces lois avec la rigueur indispensable.*

Tous exposent ceux qui les emploient à de cruels déboires. Pour qu'un appareil de ce genre puisse être utilisé, il faudrait qu'il assurât toujours la vidange *totale* du lit après deux heures de contact, alors même que ce lit n'aurait reçu qu'une quantité d'eau d'égout insuffisante pour le remplir. Il faudrait, en outre, que l'eau ne pût être déversée de nouveau sur le même lit qu'après quatre heures d'aération. Le réglage devrait donc s'effectuer d'après les *temps* et non d'après les *volumes*. Jusqu'à présent le problème n'a pas été résolu. C'est pourquoi les seuls lits de contact qui fonctionnent d'une manière satisfaisante sont ceux dont la commande est faite au moyen de vannes manœuvrées à la main.

Outre les dépenses exagérées de main-d'œuvre, rendues de ce chef inévitables, les lits de contact entraînent des frais relativement élevés de premier établissement. Ils nécessitent, je l'ai déjà dit, la construction de bassins étanches et ceux-ci doivent être pourvus d'un système de drainage capable d'évacuer dans le délai maximum d'une heure toute l'eau admise à chaque période de contact.

Sur ce drainage, il faut encore disposer les scories ou le coke en couches successives de dimensions différentes : les matériaux du fond sont les plus volumineux et ceux de la surface les plus fins.

Or, lorsqu'on remplit le lit avec l'eau d'égout, une grande partie de celle-ci (un cinquième environ en volume) se précipite dans les drains et dans la couche sus-jacente de gros matériaux. Les matières organiques dissoutes qu'elle contient échappent ainsi aux actions physiques, chimiques et biologiques qui ne peuvent s'accomplir qu'à la surface ou dans les pores des scories ou du coke. Il en résulte que le coefficient d'épuration final se trouve toujours réduit aux quatre cinquièmes seulement de ce qu'il devrait être si toutes les molécules de matière organique pouvaient être fixées et oxydées.

Tous ces inconvénients ont forcément conduit les ingénieurs sanitaires et leurs collaborateurs les bactériologistes, à cher-

cher une méthode d'épuration biologique d'une application
plus sûre et plus simple. Cette méthode existe aujourd'hui et il
ne paraît guère possible de la rendre plus parfaite qu'elle ne
l'est déjà. Les hygiénistes anglais, qui l'ont employée les premiers, lui ont donné le nom de *percolating system* et nous
l'appelons : *procédé d'épuration par lits bactériens percolateurs*.

Ce procédé consiste à recevoir l'eau d'égout — toujours préalablement débarrassée de matières en suspension par fermentation en fosse septique ou par décantation convenable — dans
des appareils distributeurs qui la répartissent en pluie ou en
nappes minces, et par *intermittences*, à la surface d'un lit bactérien.

Le lit bactérien dont il est fait alors usage n'a plus besoin
d'être encastré entre des murs de maçonnerie étanches. On
peut lui donner la forme d'un simple tas de scories, de coke ou
de pierres concassées, reposant sur une sole imperméable, de
béton ou d'argile. Il n'est pas nécessaire non plus de classer
les matériaux par ordre de grosseur. Il suffit de les débarrasser
de poussières par un bon lavage et de les disposer en talus sur
1ᵐ,50 à 2ᵐ,50 de hauteur. Leur dimension moyenne ne doit
guère dépasser 5 à 25 millimètres. On a tout avantage à les
employer assez fins, pourvu que l'air circule facilement dans
toute la masse.

Le seul point délicat du système consiste à assurer une distribution aussi égale et régulière que possible de l'eau à la
surface du lit, à des intervalles assez rapprochés pour que le
rendement soit maximum, et assez éloignés pour que les substances organiques fixées sur les matériaux aient le temps de
s'oxyder.

On y parvient actuellement à l'aide de dispositifs variés, les
uns très compliqués, très coûteux, et donnant des résultats
d'épuration presque parfaits ; les autres plus économiques et
plus simples, permettant d'obtenir néanmoins une épuration
largement satisfaisante.

Parmi les premiers, dont l'emploi n'est guère recommandable que pour les petites installations, se classent les *tourniquets hydrauliques* ou *sprinklers*, les *distributeurs rotatifs*, les
gouttières à renversement automatique.

Nous avons déjà vu qu'il existe un grand nombre de

modèles de ces appareils mécaniques, tous plus ingénieux les uns que les autres.

Parmi les seconds, qui sont applicables aux installations urbaines importantes, et à l'épuration des eaux résiduaires d'industrie, où l'on cherche à donner simplement satisfaction aux règlements sur la pollution des rivières avec le minimum de dépenses de main-d'œuvre et d'entretien, il en est deux surtout qu'on peut considérer comme excellents :

L'un est constitué par les simples siphons de chasses automatiques, du type d'*Adams*, de *Geneste-Herscher-Doulton* ou de *Parenty*, que nous avons longuement étudiés ailleurs et qui déversent par *intermittences*, dans une série de caniveaux placés à la surface du lit, une quantité toujours égale de liquide. C'est ce système qui est appliqué à Lille, à la station expérimentale de la Madeleine : l'épuration qu'il fournit est très satisfaisante et il ne nécessite aucune dépense d'entretien ni de main-d'œuvre.

L'autre emploie, pour distribuer l'eau également par *intermittences*, à la surface des lits, les dispositifs de becs pulvérisateurs verticaux placés de distance en distance en quinconces. Ces becs restent à demeure sur des canalisations en fer ou en fonte qui reçoivent le liquide à épurer sous une pression d'environ 1^m,50 à 2 mètres. Ce mode de répartition est, sans conteste, le plus parfait, mais on peut lui reprocher d'être assez coûteux et d'être gênant pour le voisinage, parce que les mauvaises odeurs que dégage l'eau d'égout pulvérisée se répandent au loin jusqu'à 4 ou 500 mètres, parfois davantage.

Quel que soit celui de ces divers systèmes auquel on donne la préférence, le mécanisme de l'épuration est identique dans tous les cas. Au lieu de rester *en contact* avec les matériaux du lit bactérien, l'eau traverse le lit percolateur en s'égouttant lentement dans toute sa masse, et les périodes d'intermittence doivent être réglées de manière à permettre à l'air d'y pénétrer largement partout. Les phénomènes de fixation et d'oxydation de la matière organique dissoute, au lieu de se succéder, comme dans les lits de contact, s'y accomplissent presque simultanément, et on ne risque jamais de noyer les microbes en les privant trop longtemps d'oxygène, comme cela arrive dans les lits de contact dont l'immersion se prolonge accidentellement au delà du délai normal de deux heures.

Indépendamment de ces avantages très appréciables de sécurité et d'économie par suppression presque totale de surveillance et de main-d'œuvre, les *lits percolateurs* permettent d'épurer, par mètre carré de surface et par jour, un volume d'eau au moins double et souvent triple de celui qu'il est possible de traiter sur les lits à *double contact*. On parvient aisément à leur faire débiter, en marche industrielle, de 10 à 15 000 mètres cubes par hectare et par jour, soit un volume de liquide cent fois plus considérable que les meilleurs champs d'épandage agricole.

L'épuration n'y est pas aussi parfaite, surtout au point de vue de la réduction du nombre des germes microbiens, mais le liquide qui s'en écoule ne renferme ni ammoniaque, ni matières organiques putrescibles, ce qui est incontestablement suffisant dans la plupart des cas.

On ne serait fondé à exiger davantage et à parachever l'épuration sur un filtre à sable par exemple, ou sur des champs de culture, que s'il s'agissait de déverser les eaux biologiquement épurées dans une rivière ou un fleuve, en amont d'une prise d'eau servant à l'alimentation d'une ville. Or, cette circonstance ne peut se présenter que très exceptionnellement.

Nous ne croyons d'ailleurs pas qu'il soit raisonnable d'imposer aux municipalités ou aux établissements industriels l'obligation de rendre aux rivières ou aux fleuves une eau plus pure que celle qu'on peut leur emprunter. Et si nous avions à rédiger un cahier des charges relatif à la création d'une station d'épuration urbaine, les seules conditions que nous y inscririons, en ce qui concerne l'eau épurée, seraient les suivantes :

1° *Que cette eau soit assez limpide pour permettre de lire à travers une éprouvette à fond de glace à faces parallèles les caractères d'imprimerie dits « gaillarde » sous une épaisseur de 10 centimètres;*

2° *Qu'elle soit inodore et imputrescible même après six jours de conservation à l'étuve à 30° en flacon bouché à l'émeri;*

3° *Qu'elle ne présente aucune toxicité pour les poissons;*

4° *Enfin, qu'après son mélange avec l'eau de la rivière ou du fleuve qui la reçoit, la teneur en germes du cours d'eau ne soit pas sensiblement plus élevée à 500 mètres du point de déversement qu'en amont de celui-ci.*

Il nous paraît incontestable que, si les lois que l'on prépare actuellement sur la police sanitaire des cours d'eau posent ainsi nettement le problème à résoudre, les municipalités et les industriels trouveront, dans les procédés récents d'épuration biologique par *lits de contact* ou par *lits percolateurs*, les moyens les plus simples, les plus pratiques et les plus économiques, de donner satisfaction à nos légitimes exigences d'hygiénistes et de citoyens intéressés à la sauvegarde de la santé publique.

CHAPITRE IX

NOUVELLES CONTRIBUTIONS A L'ÉTUDE DE LA NITRIFICATION DANS LES LITS BACTÉRIENS AÉROBIES

Sous ce même titre nous avons exposé, dans le premier volume de ces recherches, le mécanisme de la nitrification ainsi que le travail symbiotique des ferments nitreux et nitriques. Ces travaux nous ont permis de préciser la nature des phénomènes qui s'accomplissent dans les lits bactériens aérobies. Mais il était intéressant de rechercher en outre si, dans ces lits bactériens où il ne peut être question d'employer des cultures de ferments purs (comme il avait été fait dans les expériences de *Boullanger* et *Massol* à l'Institut Pasteur de Lille), la nitrification peut s'effectuer dans un milieu très impur et en présence de composés organiques, tels que ceux que l'on rencontre dans les eaux d'égout et les eaux résiduaires industrielles. Ces expériences, commencées en 1901 par l'un de nous[1] ont été poursuivies depuis à mesure que de nouvelles questions se posaient pour résoudre certains cas particuliers.

Nous nous sommes servis dans ces expériences de lits bactériens de différentes formes : de tubes en verre de 1 mètre de haut et de $0^m,05$ de diamètre avec une tubulure inférieure, de tuyaux en poterie vernissée de 1 mètre de hauteur et de $0^m,15$ de diamètre, d'un vase cylindrique en tôle émaillée de $0^m,60$ de haut sur $0^m,25$ de diamètre et enfin de vases carrés en terre vernissée dont l'intérieur forme un cube de $0^m,30$ de côté. Ces lits étaient remplis de scories lavées de 5 à 10 millimètres de diamètre environ.

On peut obtenir une nitrification très active et rapide en arrosant les scories avec de la délayure de bonne terre arable. On remplit ensuite pendant deux heures avec une solution

(1) Une partie de ces expériences, effectuées par M. ROLANTS à l'Institut Pasteur de Lille, a été publiée dans la *Revue d'hygiène* 1901-1902-1903 et dans un rapport au Congrès d'hygiène de Bruxelles 1903.

d'ammoniaque en renouvelant les contacts deux fois par jour jusqu'à disparition de l'ammoniaque. On peut considérer les lits comme formés lorsqu'on obtient par 5 contacts la nitrification complète de 50 à 60 milligrammes d'ammoniaque.

*
* *

Nitrification de l'ammoniaque. — Nous avons recherché d'abord si l'ammoniaque peut, dans un milieu impur, se transformer intégralement en acide nitrique. Pour cela nous avons employé le lit de $0^m,60$ de hauteur. La solution mise en expérience contenait une proportion relativement considérable d'ammoniaque : 560 milligrammes par litre. Il a fallu 7 contacts de deux heures chacun (deux contacts par jour) pour obtenir la disparition complète de l'ammoniaque et sa transformation également complète en acide nitrique : en effet, nous voyons qu'il nous manque seulement $3^{mgr},9$ d'azote sur les $391^{mgr},8$ mis en expérience, quantité négligeable, eu égard aux erreurs possibles des analyses.

Milligrammes par litre.

	AMMONIAQUE		NITRITES		NITRATES		AZOTE	
	Az H³	AZOTE CORRESPONDANT	Az²O⁵	AZOTE CORRESPONDANT	Az²O⁵	AZOTE CORRESPONDANT	RETROUVÉ	NON RETROUVÉ
Liquide mis en expérience.	560	296,6	0	0	20	5,2	301,8	
Après 1er contact . . .	155	100,6	2,5	0,9	357	87,5	197,8	104,0
— 2e — . . .	100	82,4	12,0	4,4	440	114,0	200,8	101,0
— 3e — . . .	56	46,1	16,0	5,8	780	202,0	253,98	47,82
— 4e — . . .	56	29,66	50,0	18,4	880	227,9	275,96	25,84
— 5e — . . .	10	8,24	34,0	12,5	1050	272,0	292,76	9,04
— 6e — . . .	1,5	1,24	5,0	1,1	1140	295,5	297,64	4,16
— 7e — . . .	0	0	0	0	1150	297,9	297,9	3,9

L'examen du tableau ci-dessus nous montre qu'au début il se fait une fixation de l'azote sur les scories, car, après le 1er contact, nous constatons une perte considérable d'azote : un tiers environ. Mais cet azote est rendu progressivement à l'état d'azote oxydé et nous retrouvons à la fin tout celui que nous avions mis en expérience. La symbiose des ferments nitreux et nitrique est parfaite car nous ne trouvons jamais que des quantités d'acide nitreux faibles par rapport aux proportions considérables d'acide nitrique.

Cette expérience permet de montrer aussi l'influence de l'aération qui s'effectue spontanément lorsque le lit est vide. En effet, nous voyons que les contacts impairs 1 et 3 donnent proportionnellement une épuration plus parfaite que les contacts 2 et 4. Après le 1er contact, 62,8 pour 100 de l'ammoniaque ont disparu, et après le 3e, il disparaît encore 42,7 pour 100 de l'ammoniaque restant; tandis que respectivement, après les 2e et 4e contacts, la proportion d'ammoniaque disparue n'a été que de 25,4 pour 100 et 34,8 pour 100. Or, les contacts impairs avaient lieu le matin après 15 heures de repos des lits, tandis que les contacts pairs avaient lieu seulement 5 heures après les précédents.

***

Le temps d'immersion des lits de contact doit-il être de 2 heures comme il est admis? Le tableau suivant, représentant des moyennes de plusieurs expériences, va nous permettre de répondre :

Influence du temps d'immersion des lits bactériens aérobies sur la nitrification de l'ammoniaque.

DURÉE DES CONTACTS	1/2 HEURE		1 HEURE		2 HEURES	
TITRE DE LA SOLUTION	50 milligr. pourcentage de l'Az H³ restant	100 milligrammes	50 milligr. pourcentage de l'Az H³ restant	100 milligrammes	50 milligr. pourcentage de l'Az H³ restant	100 milligrammes
Lits de 1 mètre de hauteur.						
Après 1er contact	58,2	53,6	55,8	52,6	51,8	55,7
— 2e —	51,0	55,8	26,4	55,1	29,4	59,7
— 5e —	15,8	21,5	11,4	19,0	11,2	22,8
Lits de 0m30 de hauteur.						
Après 1er contact	50,0	48,1	48,4	47,0	44,2	56,1
— 2e —	20,2	20,7	17,6	19,5	11,6	17,4
— 5e —	10,0	11,1	7,6	9,5	4,8	7,7

Lorsque l'aération est très bonne, comme dans les lits de peu de hauteur, la nitrification se poursuit après la première heure de contact : au contraire, si l'aération est moins parfaite, il n'y a aucun bénéfice appréciable à obtenir en prolongeant la durée de contact à 2 heures.

L'influence favorisante de l'aération, phénomène connu d'ailleurs, nous a conduit à tenter au laboratoire l'épuration continue :

Nous avons construit, à cet effet, l'appareil d'expérience que voici :

Un grand flacon à tubulure inférieure nous donnait un débit convenablement réglé de 500 centimètres cubes par 24 heures. La solution ammoniacale tombait goutte à goutte dans une série de trois tubes verticaux de 1 mètre de longueur et de $0^m,05$ de diamètre, placés bout à bout, mais séparés les uns des autres de manière à permettre entre chacun d'eux le prélèvement d'un échantillon. La solution employée était de forte concentration : 560 milligrammes d'ammoniaque par litre.

Nitrification continue.

	AMMONIAQUE		NITRITES		NITRATES		AZOTE		
	AZ H³	AZOTE CORRESPONDANT	AZ²O³	AZOTE CORRESPONDANT	AZ²O⁵	AZOTE CORRESPONDANT	RETROUVÉ	NON RETROUVÉ	EN EXCÈS
Avant	560	296,6	0	0	20	5,2	301,8	»	»
Après 1 mètre .	120	98,9	22	8,1	650	168,4	275,4	26,4	»
Après 2 mètres.	14	11,5	0,4	0,15	1160	500,4	512,05	»	10,25
Après 5 mètres.	0	0	0	0	1260	525,8	525,8	»	22,0

Comme dans notre première expérience nous retrouvons tout l'azote ammoniacal transformé en acide nitrique, le léger excès constaté provenant de l'évaporation de la solution.

**

Ces premières expériences nous ayant montré la nitrification facile du sulfate d'ammoniaque, nous les avons renou-

velées avec d'autres sels ammoniacaux neutres avec le même
résultat. Il existe des sels, comme les *carbonates*, qui se forment très facilement sous l'action de divers microbes (*micro-
coccus ureæ*, par exemple) et qui ont une réaction alcaline.
Nous avons recherché si cette réaction alcaline était capable
de nuire à la nitrification dans les lits bactériens aérobies et,
dans l'affirmative, quelle était la dose nuisible.

Nous avons d'abord expérimenté l'ammoniaque pure du
commerce que nous ajoutions à dose variable à l'eau ordinaire
additionnée de 50 milligrammes de sulfate d'ammoniaque.
Cette eau contenait 12 milligrammes de nitrates en Az^2O^5 par
litre. Les solutions étaient mises en contact en même temps
pendant 2 heures avec les scories dans une série de tubes
de 1 mètre de haut et de 4 centimètres de diamètre. Le précipité de carbonate de chaux qui se produit par l'addition
d'ammoniaque dans l'eau calcaire n'était pas séparé du
liquide, car on sait que ce sel est indispensable à la nitrification.

Influence de l'ammoniaque libre sur la nitrification.

TUBES	AMMONIAQUE LIBRE AJOUTÉE PAR LITRE	ALCALINITÉ EN AzH^3 PAR LITRE	AVANT L'ADDITION D'AzH^3 1er JOUR	NITRATES (Az^2O^5) EN MILLIGRAMMES PAR LITRE					
				PENDANT L'ADDITION D'AzH^3					
				3e jour	3e jour	4e jour	5e jour	6e jour	7e jour
D	0	0	44	44	45	46	45	45	46
E	0gr05	0gr0486	45	44	76	90	90	90	100
F	0gr10	0gr0902	43	40	45	75	80	90	105
G	0gr20	0gr1735	44	41	35	26	18	22	28
H	0gr50	0gr4615	42	22	28	18	15	16	17
I	1gr00	0gr9669	43	18	22	15	11	12	12
K	2gr00	1gr9167	44	15	17	tr.	5	11	12

L'influence de l'ammoniaque sur la nitrification est très
nette : d'abord favorisante lorsqu'elle est en faible proportion, l'ammoniaque devient nuisible pour de plus fortes
concentrations.

Il n'en est pas de même du bicarbonate et du sesquicarbonate d'ammoniaque. Ces sels, même à la dose de 2 grammes par litre, se nitrifient d'une façon intensive. Cette constatation est heureuse car on ne trouve généralement dans les eaux d'égout l'ammoniaque qu'à l'état de sels, surtout de *carbonates*.

*
* *

Nitrification des composés organiques azotés. — L'*urée*, élément normal de l'urine, est très répandue dans les eaux d'égout; aussi a-t-elle été essayée en premier lieu. Une expérience effectuée dans les mêmes conditions que celle avec le sulfate d'ammoniaque nous a donné les résultats réunis dans le tableau suivant.

Nitrification de l'urée.

	URÉE		AMMONIAQUE		NITRATES		NITRITES		AZOTE	
	$CO(AzH^2)^2$	AZOTE CORRESPONDANT	AzH^3	AZOTE CORRESPONDANT	Az^2O^3	AZOTE CORRESPONDANT	Az^2O^5	AZOTE CORRESPONDANT	RETROUVÉ	NON RETROUVÉ
Avant	500	233	7,0	5,8	13,5	3,52	0	0	242,52	0
Après 1er contact	175,5	81,9	3,12	2,6	26	6,7	0,5	0,1	91,3	151,02
— 2e —	138,3	64,5	17,6	14,5	97	25,1	14,8	5,44	109,54	132,78
— 3e —	71,7	53,4	26,4	21,8	170	44,0	28,2	10,3	109,5	132,82
— 4e —	9,07	4,25	15,3	12,6	310	80,3	18,4	6,8	103,95	138,59
— 5e —	1,6	0,75	10,2	8,4	450	118,6	12,5	4,6	132,33	109,97
— 6e —	0	0	2,25	1,9	520	134,5	0,9	0,3	136,5	105,82
— 7e —	0	0	0,18	0,16	620	160,6	tr.	tr.	160,76	81,56

Malgré des expériences répétées, nous n'avons pu obtenir la transformation intégrale de l'azote de l'urée en acide nitrique. Il est vrai que, pour être nitrifiée, l'urée doit être transformée préalablement en carbonate d'ammoniaque. Cette transformation est du reste nettement indiquée par l'augmentation constante de l'ammoniaque jusqu'après le 3e contact. Ce carbonate d'ammoniaque perd facilement de l'ammoniaque au contact de l'air (probablement pendant les périodes d'aération du lit) pour se transformer en sesquicarbonate et même en carbonate volatil. Il faut aussi signaler l'action de l'acide nitreux sur l'urée.

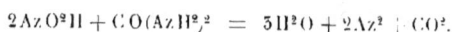

$$2AzO^2H + CO(AzH^2)^2 = 3H^2O + 2Az^2 + CO^2.$$

Nous remarquons également, comme nous l'avons signalé pour le sulfate d'ammoniaque, qu'il se produit une fixation de l'urée (ou du carbonate d'ammoniaque qui en dérive) sur les scories.

Néanmoins toute l'urée est transformée soit en nitrates, soit en produits gazeux: les nitrites produits temporairement disparaissent après le 7e contact.

L'urée se décompose très facilement. Il en est de même de l'*acide urique* qui, par suite, donne lieu à la production de nitrates. Ainsi nous avons obtenu après 5 contacts de 2 heures :

Acide urique 100 milligrammes par litre : Nitrates 84 milligrammes.
—   200   —   —   —   200   —

Les amides comme l'*asparagine* sont plus résistantes et il faut que la solution soit très peuplée de germes: aussi n'avons-nous obtenu qu'une nitrification très faible dans les solutions artificielles. Au contraire, nous avons rapporté dans le IIe volume de ces Recherches (page 259) que, dans les eaux de féculerie, ces composés disparaissent assez rapidement pour se transformer en nitrates.

La *peptone* en solution est un excellent milieu de culture pour les microbes; aussi pouvait-on espérer obtenir une bonne nitrification aux dépens de l'ammoniaque qu'elle peut fournir par sa décomposition.

Malgré notre désir, nous n'avons pu faire avec la peptone une expérience analogue à celles que nous avons relatées pour le sulfate d'ammoniaque et l'urée pour voir si tout l'azote de la peptone pouvait, par passages sur lits bactériens aérobies, être transformé intégralement en nitrates. En effet, cette expérience exigeant plusieurs jours, et dans l'obligation où nous nous trouvions de n'effectuer que deux contacts par jour, il s'établissait chaque nuit des fermentations putrides qui, par l'apport de nouveaux facteurs, rendaient impossible l'étude de l'action des ferments aérobies. Ces fermentations putrides apparaissent très vite, comme on le verra dans le tableau suivant, car il se forme pendant le premier contact de l'ammoniaque, et une partie de l'ammoniaque se nitrifie. Les microbes dénitrifiants, qui trouvent dans les solutions de peptone un milieu favorable, agissent alors sans doute en décomposant une partie des nitrates formés par les ferments nitrifiants et donnent un dégagement d'azote gazeux. Quoi qu'il en soit, on constate toujours une perte en azote qui est probablement dégagé à l'état gazeux.

Nitrification de la peptone.

	PEPTONE		AMMONIAQUE Az H³		NITRATES Az²O⁵		NITRITES Az²O³	
	A	B	A	B	A	B	A	B
Avant.	150	400	5,0	5,0	15	15	0	0
Lits de 1m de haut.								
Après le 1er contact. . . .	26,4	105,5	5,6	6,6	65	120	6,8	17
— 2me —	8,7	53,1	1,6	3,8	85	180	0,6	10
Lits de 0m30 de haut.								
Après le 1er contact. . . .	50,8	161,6	4,1	6,4	62	110	9,8	19
— 2me —	11,7	45,1	1,8	5,7	85	170	2,6	16
— 5me —	6,8	22,1	0,5	2,05	90	190	traces	6,5

Ce tableau montre que la transformation en ammoniaque puis en nitrates est très rapide, mais aussi qu'elle est plus rapide dans les lits de plus grande profondeur. Il est à remarquer que, contrairement à ce qui avait été observé avec les ferments nitrifiants isolés par *Winogradsky*, et comme l'ont montré *Boullanger* et *Massol* à l'Institut Pasteur de Lille, les deux actions, décomposition de la peptone en ammoniaque et nitrification de l'ammoniaque peuvent se produire côte à côte. C'est, du reste, ce qui doit se passer dans la nature, où toutes ces fermentations se produisent simultanément au sein de la terre. La molécule de peptone a donc été détruite, une partie de l'azote a servi à former l'acide nitrique, l'autre partie a été éliminée à l'état gazeux. La petite quantité de pep-

tone qui reste après ces contacts est elle-même, comme nous
avons pu nous en assurer, transformée peu à peu et, après
quelques jours, l'eau n'en contient plus.

*
* *

Influence du glucose sur le travail des microbes nitrifiants.
— Dans un travail paru sous ce titre ([1]), MM. *Winogradsky* et
Oméliansky ont donné les résultats d'expériences montrant le
rôle des matières organiques dans la nitrification. Parmi les
matières hydrocarbonées, ces auteurs n'ont étudié que le glucose. Ils ont cultivé les ferments nitreux et nitrique dans les
milieux minéraux ou nitreux contenant du glucose. Ils ont
trouvé que, dans les solutions contenant $0^{gr},5$ de ce sucre par
litre, la nitrification est faiblement retardée ; le retard augmente
dans les solutions à 1 gramme, et dans les solutions à 2 grammes par litre l'oxydation est complètement supprimée.

Comme toutes les cultures étaient faites dans des liquides
stérilisés, en ensemençant des ferments purs, soit nitreux, soit
nitriques, et comme les fermentations duraient plusieurs
jours, nous avons pensé qu'il serait intéressant de répéter
ces expériences avec des milieux où la flore microbienne est
très variée, comme cela existe dans les lits bactériens aérobies.

Pour cela, nous avons établi par de nombreux contacts avec
des solutions de sulfate d'ammoniaque de concentration toujours identique, une nitrification constante dans une série de
7 tubes de verre de 1 mètre de long sur 4 à 5 centimètres de
diamètre, remplis de scories. La quantité de nitrates, après
chaque contact, était de 41 à 44 milligrammes par litre, ne
variant que de 2 à 3 milligrammes. Nous avons fait alors passer sur ces lits des solutions contenant la même quantité de
sulfate d'ammoniaque et des quantités croissantes de glucose.
Puis, nous sommes revenus à la solution ne contenant que du
sulfate d'ammoniaque. Cette dernière solution, faite avec l'eau
de distribution de Lille, contenait 20 milligrammes d'ammoniaque et 11 milligrammes de nitrates (en Az^2O^5 par litre)
pour 100.

[1] *Archives des sciences biologiques de St-Pétersbourg*, 1899.

Le tableau ci-dessous donne en milligrammes la quantité de nitrates (en Az^2O^5) par litre après chaque contact de 2 heures sur les lits bactériens aérobies. Il n'a été fait qu'un seul contact par jour.

Influence du glucose sur le travail des microbes nitrifiants.
Résultats en milligrammes par litre.

TUBES	SOLUTION	SANS GLUCOSE 1er jour	AVEC GLUCOSE					SANS GLUCOSE		
			3e jour	4e jour	5e jour	6e jour	7e jour	8e jour	9e jour	
A	Ammoniacale	42	43	44	42	43	43	43	43	44
B	— 0gr,01 glucose par lit.	43	43	44	43	42	44	43	44	43
C	— 0gr,05 — —	41	39	38	36	36	37	38	42	40
D	— 0gr,10 — —	42	34	31	30	26	28	31	40	41
E	— 0gr,20 — —	41	31	28	27	22	23	31	40	41
F	— 0gr,50 — —	43	25	16	11	11	11	24	36	39
G	— 1gr,00 — —	42	16	11	6	6	6	17	50	52

On voit très nettement l'influence du glucose sur la nitrification, et d'une façon plus manifeste que dans les expériences de MM. *Winogradsky* et *Oméliansky*. A la dose de $0^{gr},05$ par litre, le glucose entrave déjà la nitrification, et cette action devient de plus en plus évidente à mesure que la proportion de sucre augmente. Pour les solutions contenant $0^{gr},5$ de glucose par litre, il semble n'y avoir aucune nitrification, et pour celle à 1 gramme il y a *dénitrification*.

Pour étudier la question d'un peu plus près, nous avons établi le tableau donnant pendant cette série d'expériences les quantités d'ammoniaque, d'azote nitreux [1] et nitrique trouvés dans les effluents des tubes F et G ayant contenu les solutions à $0^{gr},5$ et 1 gramme de glucose par litre.

Les résultats indiqués dans le tableau suivant montrent que les choses ne se passent pas aussi simplement que nous le disions plus haut. En effet, si nous considérons l'effluent du tube F, nous voyons bien que la quantité de nitrates est

[1] Nous avons noté 0 de nitrites lorsqu'ils n'étaient pas décelables par la métaphénylène-diamine, mais il y en a toujours des traces après la nitrification (réactif de Tromsdof).

restée la même, mais il y a formation d'une quantité de nitrites
très appréciable, 2^{mgr}4 le sixième jour : de plus, la quantité
d'ammoniaque a diminué. Il en est de même dans l'effluent du
tube G le troisième jour ; mais, à partir du quatrième jour, il
ne peut plus être constaté qu'une *dénitrification* seule, toujours accompagnée d'une perte d'ammoniaque.

Résultats en milligrammes par litre.

	AMMONIAQUE en $Az H^3$		NITRATES en $Az^2 O^5$		NITRITES en $Az^2 O^3$	
	F	G	F	G	F	G
Liquide ammoniacal avant contact	20,0	20,0	11	11	0	0
1er jour — après sans glucose.	9,9	9,8	45	42	0	0
2e — — — avec glucose.	11,0	12,1	25	16	0,2	0,6
5e — — — —	12,5	12,8	16	11	0,6	0,9
4e — — — —	13,0	13,2	11	6	0,9	1,2
5e — — — —	13,5	13,8	11	6	1,2	1,8
6e — — — —	15,0	15,2	11	6	2,4	2,8
7e — — — sans glucose.	14,8	15,0	24	17	trace	trace
8e — — — —	14,4	14,5	56	50	trace	trace
9e — — — —	12,0	12,1	59	52	0	0

L'explication de ces transformations peut être tirée des
travaux de MM. *Winogradsky* et *Oméliansky*, dont nous avons
parlé et de ceux de M. *Dehérain* ([1]).

Les premiers nous ont montré que la nitrification était
gênée par le glucose qui agit comme un antiseptique, mais,
aux doses employées dans leurs expériences, sans tuer les
ferments, car nous les voyons reparaître aussitôt que l'on
supprime la cause perturbatrice.

Avec M. *Dehérain* nous voyons que les *ferments dénitrifiants*,
dégageant l'azote des nitrates à l'état gazeux, sont favorisés
dans leur développement par les hydrates de carbone (surtout
l'amidon). C'est ce qui fait que les ferments semblent s'être
développés seuls dans le tube G.

Il y a donc ici une concurrence vitale. Deux sortes d'organismes se trouvent en présence : les ferments *nitrifiants*,

[1] Dehérain, *Annales agronomiques*, 1897, page 49.

transformant presque intégralement l'ammoniaque en acide nitrique, sont peu à peu gênés dans leur action par le glucose ; ce dernier favorise, au contraire, de plus en plus l'action des ferments *dénitrifiants*. Pour le tube F ces deux actions semblent se neutraliser, c'est-à-dire que les ferments dénitrifiants décomposent, au fur et à mesure de leur production, les nitrates formés par les ferments nitrifiants : c'est ce qui explique cette perte de 5 milligrammes d'ammoniaque et cette formation de $2^{mgr},4$ d'azote nitreux au 6e jour. Pour le tube G, il en est de même le 3e jour ; mais à partir du 4e jour l'action des microbes dénitrifiants est prépondérante et ils s'attaquent même aux nitrates préexistant dans la solution. Néanmoins, il y a aussi une perte d'ammoniaque et, de plus, les ferments nitrifiants ne sont pas tués, puisque dès que l'on revient aux solutions ne contenant plus que du sulfate d'ammoniaque, l'oxydation reprend aussitôt.

On peut donc dire avec M. *Dehérain* que ces deux sortes de ferments peuvent très bien vivre côte à côte, et que les ferments dénitrifiants ne deviennent dangereux que si la matière hydrocarbonée est en grande quantité. Aussi, dans l'épuration des eaux résiduaires qui renferment des matières hydrocarbonées en plus ou moins grande abondance, comme dans les eaux de sucreries, il ne faudra jamais s'attendre à une nitrification intégrale de l'ammoniaque contenu dans ces eaux, résultat que nous avons obtenu avec des solutions ne contenant pas de matières organiques ; suivant les cas, on obtiendra la nitrification d'une partie plus ou moins grande de l'ammoniaque ou une disparition de l'azote.

Influence de l'acidité sur la nitrification. — L'action nuisible de l'acidité du milieu sur la nitrification a déjà été démontrée, et *Ewel* et *Wiley* ([1]) ont établi que la nitrification s'arrête lorsque l'acidité correspond à 3 à 4 centimètres cubes de solution normale de soude.

Nous avons obtenu des chiffres un peu plus élevés dans nos lits de scories et nous avons vu que la nitrification se produit encore dans des solutions contenant $0^{gr},5$ d'acide sulfurique

([1]). Compte rendu dans *Annales agronomiques*, 1897.

par litre ; il est vrai de dire qu'une partie de l'acide était
saturée par les scories, de sorte qu'il n'en restait plus que
$0^{gr},54$ après contact. Au delà de cette dose la nitrification
était arrêtée.

Influence de l'alcalinité sur la nitrification. — L'alcalinité a
une action tout autre : d'abord indifférente, elle favorise
ensuite la nitrification pour l'entraver enfin aux doses plus
élevées.

Nous avons, dans notre série de tubes, ajouté à des solutions identiques de sulfate d'ammoniaque des doses croissantes de carbonate de soude.

Nous avons dosé l'alcalinité dans l'eau avant et après contact par la méthode ordinaire employée dans l'analyse des
eaux potables. Dans le tableau suivant, l'alcalinité est représentée en carbonate de chaux et l'acide nitrique en Az^2O^5, le
tout en milligrammes par litre :

	ALCALINITÉ		
	Avant contact.	Après contact.	NITRATES
Solution sans carbonate de soude.	»	»	50
— avec —	560	290	55
— — —	450	510	65
— — —	650	500	75
— — —	870	660	80
— — —	925	716	83
— — —	1510	1158	75
— — —	1752	1568	72
— — —	2147	2022	25
— — —	2618	2596	25

Il semble donc que les eaux ayant une alcalinité voisine de
900 donnent les meilleurs résultats, puis lorsque l'alcalinité
double, la nitrification est arrêtée.

Nous devons aussi signaler la perte constante en alcalinité
tant que celle-ci n'est pas trop grande. Nous l'avions déjà
remarquée dans nos nombreuses analyses d'eaux d'égout
épurées par les procédés biologiques, et cela n'est pas pour
nous surprendre, car il est indispensable que l'acide nitrique
formé puisse être saturé aussitôt par une base qu'il trouve ici
en combinaison à l'état de carbonate facilement décompo-
sable par cet acide.

Nous pouvons donc retenir de ces expériences que l'alcalinité, aux doses où on la rencontre dans les eaux d'égout, n'est nullement nuisible ; au contraire, elle exerce une influence favorable.

Influence des sulfures. — L'hydrogène sulfuré et les sulfures sont des produits constants de la décomposition des matières protéiques; il s'en forme aussi par décomposition des sulfates par certaines bactéries.

Pendant le séjour en fosse septique, les sulfures apparaissent toujours en plus ou moins grandes quantités suivant la pollution des eaux d'égout et suivant la durée de ce séjour. Après passage sur les lits bactériens fonctionnant normalement, ces sulfures disparaissent; ils se transforment en sulfates comme nous allons le voir.

Nous avons recherché, par la méthode que nous avons exposée déjà à plusieurs reprises, si les sulfures exercent une action sur la nitrification.

	SULFURES			
	Avant contact.	Après contact.	NITRATES	ACIDE SULFURIQUE
Solution de sulfate d'ammoniaque.	0	0	60	127
—	10	1	55	»
—	20	1	52	»
—	50	7	55	504
—	90	20	55	424
—	200	31	50	695
—	500	340	52	317

Les sulfures sont exprimés en H^2S, les nitrates en Az^2O^5 et l'acide sulfurique en SO^4H^2.

Nous voyons que, jusqu'à 200 milligrammes par litre, les sulfures ne nuisent pas à la nitrification ; à 500 milligrammes, la nitrification est arrêtée, car l'eau qui servait aux solutions contenait 30 milligrammes de nitrates.

Ces résultats montrent très nettement l'oxydation des sulfures en sulfates et on peut attribuer cette oxydation à une action microbienne, si on remarque qu'elle diminue en même temps que la nitrification. Nous n'avons pas fait d'expériences pour établir plus nettement cette action.

Influence des antiseptiques. — Nous n'avons étudié que quelques antiseptiques et nous avons choisi ceux qui peuvent passer intacts dans la fosse septique. Cela nous a fait rejeter les sels métalliques comme le bichlorure de mercure qui se combinent à l'hydrogène sulfuré pour donner des sulfures insolubles.

L'*acide phénique* est un des antiseptiques les plus employés. Il a peu d'action sur la nitrification, il faut une dose supérieure à 2 grammes par litre pour qu'il commence à l'entraver.

Le *lysol*, solution alcaline de phénols, est souvent utilisé en raison de l'action dissolvante de l'alcali qu'il contient sur les mucosités, ce qui permet à cet antiseptique d'agir sur les microbes infectieux. Jusqu'à la dose de $0^{gr},50$ par litre, la nitrification s'effectue normalement. A la dose de $0^{gr},75$ la nitrification se ralentit d'abord, puis cesse.

Les *fluorures* sont employés dans les industries de fermentation pour mettre les moûts à l'abri des fermentations nuisibles. Nous avons été incités à étudier l'action de ces composés sur la nitrification à propos de nos essais d'épuration biologique de vinasses de distillerie de betteraves, car les vinasses avec lesquelles nous avons expérimenté contenaient des fluorures.

La dose d'acide fluorhydrique employée dans l'industrie est de 4 grammes par hectolitre, soit $0^{gr},04$ par litre. Il ne faut pas oublier que, en distillerie, l'action antiseptique de l'acide fluorhydrique est renforcée par ce fait que les moûts sont toujours plus ou moins acides; le contraire doit avoir lieu pour l'épuration biologique qui ne peut, nous l'avons vu, s'effectuer convenablement qu'en milieu neutre ou mieux alcalin.

Les petites quantités de fluorure se sont montrées favorables à la nitrification et c'est la dose de $0^{gr},150$ par litre qui a constamment donné les meilleurs résultats. La nitrification reste constante jusqu'à la dose de $0^{gr},480$ par litre : mais à celle de $0^{gr},600$ l'action antiseptique devient manifeste.

Influence du sulfocyanate de potassium. — On sait que les sulfocyanates sont des produits constants des eaux de lavage de gaz d'éclairage et peuvent se rencontrer dans les eaux d'égout. Il était intéressant de voir, non seulement si ces composés avaient une influence sur la nitrification, mais aussi s'ils se décomposaient comme on l'avait annoncé.

Nous donnons les moyennes d'un certain nombre de contacts dans nos lits de scories au laboratoire.

	SULFOCYANATES EN C Az H		
	Avant contact.	Après contact.	NITRATES.
Eau de distribution	»	»	27
Solution de sulfate d'ammoniaque.	»	»	61
— —	22	20	55
— —	44	40	55
— —	100	100	42
— —	200	200	29

Nous voyons que les sulfocyanates peuvent entraver la nitrification. Mais nous constatons aussi qu'ils échappent à toute oxydation dans les lits bactériens aérobies.

Conclusions. — De ces expériences nous pouvons tirer un certain nombre d'indications pour la pratique de l'épuration biologique des eaux d'égout :

1° Les sels ammoniacaux, même ceux ayant une réaction alcaline, peuvent être nitrifiés intégralement dans les lits bactériens. L'ammoniaque libre, en proportion assez forte, gêne la nitrification.

2° La plupart des composés organiques azotés et surtout ceux qui dérivent, soit d'une digestion diastasique seule, soit d'une décomposition microbienne, peuvent fournir des nitrates par l'action des ferments nitrifiants. Cependant, certains de ces composés étant très nutritifs, les ferments dénitrifiants y pullulent facilement et détruisent le travail des ferments nitrifiants : il en résulte un dégagement d'azote.

3° La décomposition des matières organiques azotées peut se produire simultanément avec la nitrification ; les deux fermentations semblent ne pas se gêner.

4° Le phénomène que nous avons signalé au paragraphe 2 se produit aussi avec le glucose. Pour une eau très chargée en matières hydrocarbonées, le séjour dans les lits bactériens aérobies peut faire disparaître l'azote sans formation d'ac de nitrique. Les eaux d'égout étant de composition très complexe,

il n'y a donc pas lieu d'attacher une trop grande importance
à la formation de quantités notables de nitrates : il est préférable de se contenter de voir si l'azote ammoniacal et surtout
l'azote organique ont disparu.

5° L'acidité même faible est nuisible à la nitrification.

6° L'alcalinité, même assez forte, ne nuit pas à la nitrification; au contraire, lorsqu'elle est faible, elle lui est favorable.

7° Les sulfures n'ont une action nuisible sur la nitrification
que si leur proportion est assez forte. Ces sulfures sont
facilement oxydés pendant le séjour dans les lits bactériens
aérobies.

8° Les antiseptiques (acide phénique, lysol, acide fluorhydrique) n'empêchent la nitrification que s'ils se trouvent dans
les eaux en proportion élevée.

9° Les sulfocyanates ne sont pas décomposés par les
actions microbiennes des lits bactériens aérobies.

CHAPITRE X

NOUVEAUX LITS BACTÉRIENS DE *DIBDIN*, EN ARDOISES
(*SLATE BEDS*)

Les matériaux employés pour le remplissage des lits bactériens de contact (coke, scories, etc...) réduisent toujours considérablement — environ des deux tiers — la capacité volumétrique utile de ces lits, puisque l'eau ne peut pénétrer que

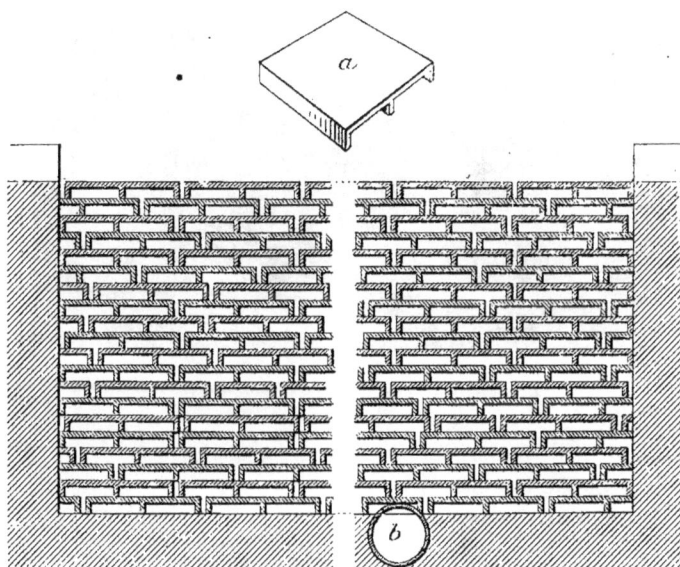

Fig. 2. — Lit bactérien de contact, d'après Dibdin, en tuiles plates (tiles bed).

dans les pores et dans les interstices que laissent entre eux
les fragments.

Cette considération a conduit *W. J. Dibdin* (¹) à remplacer

(¹) *Recents improvements in methods for the biological Treatment of sewage*
Londres, 1907.

les matériaux usuels par des plaques d'ardoise de 0^m,50 à 0^m,90 carrés de surface, sur 0^m,08 environ d'épaisseur, posées à plat et séparées les unes des autres par de petits fragments de la même substance ; ou bien, à défaut d'ardoises, par des tuiles spéciales rectangulaires, munies de talons (*fig. 2*).

Avec un arrangement convenable de ces tuiles ou de ces ardoises, on réussit à construire des lits de contact dont la

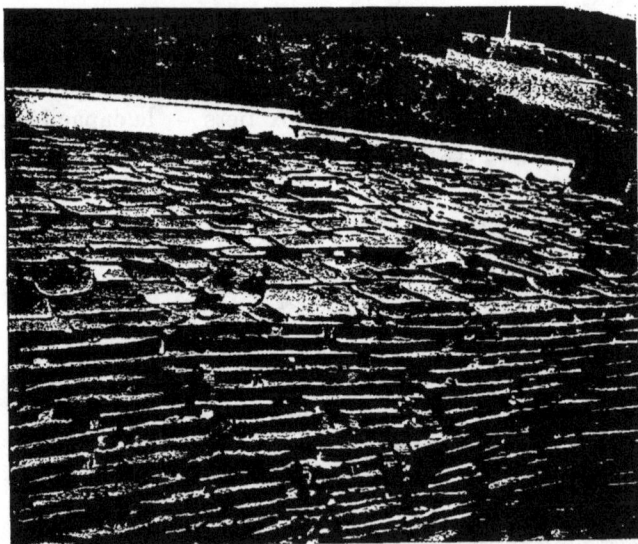

Fig. 3. — Lit bactérien en ardoises, de *Dibdin*, à *Devizes* (*slate bed*).

capacité utile occupée par l'eau peut s'élever à 87 pour 100 de leur capacité géométrique.

Pendant dix-huit mois consécutifs, à partir de septembre 1905, *Dibdin* a expérimenté un de ces lits à *Devizes* (*fig.* 3 et 4) en y admettant de l'eau d'égout brute, non criblée et non fermentée préalablement en fosse septique.

Le même dispositif a été appliqué sur une plus grande échelle à *Trowbridge*, puis à *High Wicombe* et à *Malden* (Surrey) (*fig.* 5).

Les résultats obtenus ont été très satisfaisants.

A *Trowbridge* on étudia comparativement la marche de

l'épuration d'un effluent de fosse septique sur les lits formés d'ardoise, de calcaire concassé, de briques et de scories. Le pourcentage de l'épuration avec un seul contact sur les différents matériaux fut :

Ardoises	52 0,0
Calcaire concassé.	47 0/0
Briques.	55 0/0
Scories.	45 0/0

A *High Wicombe*, les expériences conduisirent le Comité des travaux publics à adopter les lits d'ardoises comme lits de

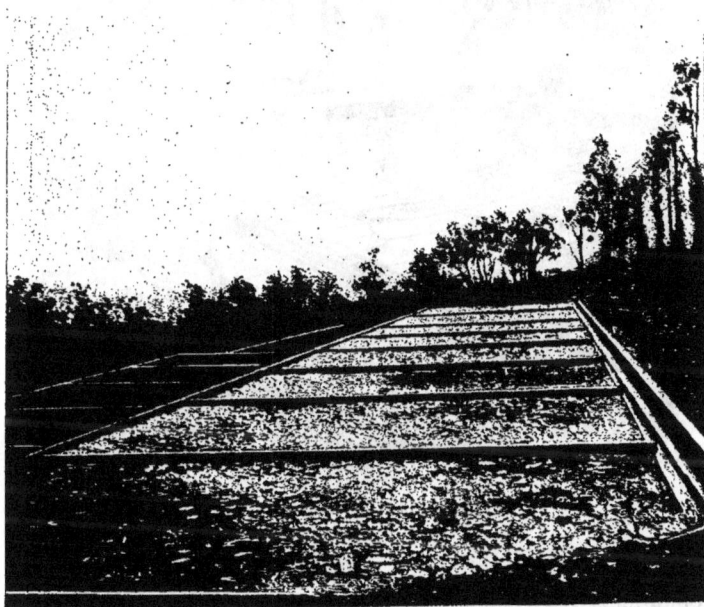

Fig. 4. — Vue générale des lits bactériens en ardoise, de *Dibdin*, à *Devizes*.

contact primaires en supprimant la fermentation préalable en fosse septique et en remplaçant celle-ci par une simple décantation. On constata en effet que les matières en suspension sont très bien retenues par les ardoises et qu'il est facile de nettoyer celles-ci, lorsqu'elles en sont trop encombrées, à l'aide d'un simple courant d'eau, sans qu'il en résulte, comme avec les scories, une perte importante de matériel qu'il faut remplacer.

L'effluent de ces lits de contact primaires en ardoise est alors très apte à se purifier, soit par irrigation sur le sol, soit par des lits bactériens à percolation.

L'idée que *Dibdin* a mise en pratique est évidemment excellente en ce sens que, lorsqu'on a affaire à une eau d'égout peu concentrée et bien décantée, il est possible, avec un lit de contact en ardoises, de supprimer la fosse septique, par con-

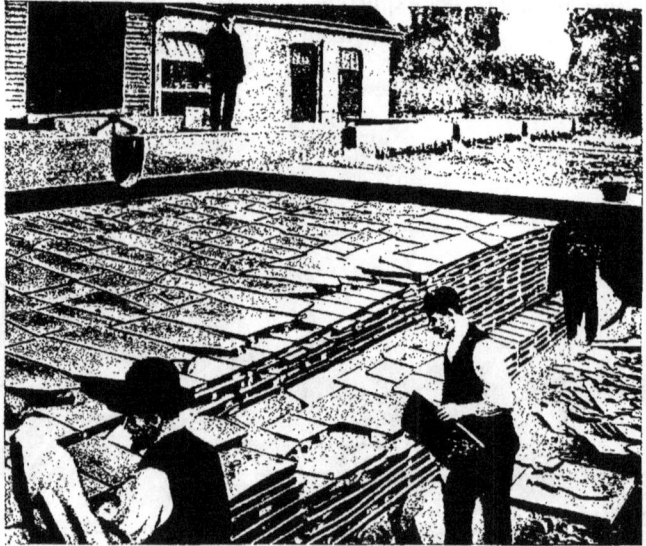

Fig. 5. — Construction d'un lit d'ardoises à *Malden* (Surrey).

séquent les fermentations putrides et les odeurs qu'elles répandent. On a, en outre, l'avantage de disposer ainsi d'un matériel presque inusable, facile à nettoyer et à remettre en place. Mais ce système ingénieux présente l'inconvénient de nécessiter des dépenses énormes comme frais de première installation, alors même qu'on tient compte de l'augmentation de capacité des lits, qui est à peu près doublée. Aussi pensons-nous que, pour les lits de contact, les scories, choisies *aussi dures que possible*, — celles des hauts fourneaux par exemple, — seront toujours préférables.

CHAPITRE XI

LITS BACTÉRIENS A TOURBE

Dans une communication à l'Académie des Sciences [1] MM. *A. Müntz* et *E. Lainé* indiquaient récemment que la tourbe, résidu de la décomposition des végétaux au sein de l'eau, formait un support très favorable à l'activité des microbes nitrifiants.

Des tourbes, à des états de décomposition différente (tourbe mousseuse de Hollande, employée comme litière, tourbes spongieuses de surface ou tourbes compactes de fond, prises dans les tourbières de l'Yonne et de la Somme), avaient été expérimentées par ces savants. Divisées en fragments, mélangées de calcaire et ensemencées d'organismes vivaces, puis additionnées de sulfate d'ammoniaque, elles devenaient le siège d'une nitrification extraordinairement active, dépassant de beaucoup celle que peuvent fournir les terres riches en matières organiques.

Cette intensité dans les phénomènes d'oxydation suggéra à MM. *Müntz* et *Lainé* l'idée que la tourbe pouvait être également utilisée pour l'épuration des eaux d'égout.

En 1896, le Dr *Franck*, de *Wiesbaden* [2], avait déjà publié une étude sur le même sujet. Il avait construit des filtres d'expériences composés de 0^m,10 de gros gravier, de 0^m,10 de gravier fin et de 0^m,10 de tourbe broyée sous l'eau. Mais au lieu de distribuer l'eau par intermittences à la surface de ces filtres, comme le font MM. *Müntz* et *Lainé*, il laissait celle-ci en charge continue sur le support sous une épaisseur de 0^m,60. Il en résulta un colmatage rapide nécessitant des remanie-

[1] Comptes rendus. 5 juin 1906.
[2] *Hygienische Rundschau*, 1896, n° 8, et *Gesundheits Ingenieur*, 1906, n°s 21 et 22.

ments fréquents de la tourbe et qui détermina à abandonner les essais.

Nous les avons repris à la Station expérimentale de la Madeleine et nous avons construit, à cet effet, un lit bactérien de 14 mètres carrés de surface disposé comme suit :

Sur une sole bétonnée, on a posé une couche de grosses scories de 10 centimètres, puis des scories tout venant bien criblées, sur 0ᵐ,40. Sur celles-ci fut étendue une couche de 10 centimètres de tourbe mousseuse de Hollande, préalablement bien divisée, puis une nouvelle couche de 40 centimètres de scories tout venant, débarrassées de poussières, une autre couche de 10 centimètres de tourbe et enfin une dernière couche de mâchefer de 10 centimètres, destinée à préserver la tourbe contre le colmatage de surface.

Le lit avait donc, au total, 1ᵐ,20 de hauteur. L'eau y fut distribuée par une série de gouttières longitudinales en bois, en forme de V portant une fente à leur angle, tous les 20 centimètres. Ces gouttières étaient alimentées par intermittence environ 4 fois par heure à l'aide d'une nochère commune et d'un siphon *Parenty*.

La comparaison entre les résultats obtenus avec ce lit à tourbe et notre grand lit percolateur de 400 mètres carrés était rendue aussi exacte que possible, l'eau distribuée aux deux appareils étant la même et en même volume proportionnellement à la surface.

La mise en service commença en avril 1907 et on fit en mai et en juin deux séries d'analyses parallèles, pendant 6 jours chaque fois, du 6 au 11 mai et du 17 au 22 juin.

Au début, les eaux épurées par l'un et par l'autre lit présentèrent des caractères chimiques très voisins. Pourtant l'effluent du lit à tourbe était de couleur plus jaune que celui du grand lit à scories seules : l'épreuve de l'oxydabilité au permanganate montrait d'ailleurs qu'il y avait entraînement d'une partie des matières organiques provenant de la tourbe.

Au bout d'un mois, on constatait déjà qu'entre deux périodes de déversement intermittent l'eau s'infiltrait difficilement dans le lit à tourbe. Cette dernière se colmatait malgré la protection des scories dont on avait pris soin de la recouvrir, et l'eau non épurée cherchait latéralement une

issue à travers les parois du lit, comme le font les eaux souterraines retenues par une couche imperméable.

Des communications ne tardèrent pas à s'établir entre la
surface et le fond par les bords du lit, de sorte qu'une portion
plus ou moins grande d'eau non épurée parvenait au drainage
sans subir d'oxydation.

Le tableau ci-après résume les résultats moyens de nos
analyses pour les deux périodes indiquées plus haut.

**Influence de la tourbe sur l'épuration des eaux d'égout
par lits bactériens percolateurs.**

1907	OXYGÈNE ABSORBÉ EN 3 MINUTES			OXY-DABILITÉ EN OXYGÈNE		AZOTE		Nitrates	Nitrites	APRÈS INCUBATION		
	Avant incubation	Après incubation	En 4 heures	Solution acide	Solution alcaline	Ammoniacal	Organique			Ammoniaque	Nitrates	Nitrites
6 au 11 mai												
Scories et tourbe	3,4	2,5	7,1	17,0	13,8	0,4	3,4	46,2	1,9	0,	50,5	5,5
Scories seules.	1,8	1,5	4,5	9,9	8,7	0,7	2,5	48.8	0,9	0.5	46,8	2,8
17 au 22 juin												
Scories et tourbe	2,2	2,1	7,2	14,5	12,9	1.1	4,8	51,5	1,2	1.0	50,5	1,7
Scories seules.	1,6	1,8	5,5	10,7	9,5	0,4	4,8	55,8	0,4	tr.	10,3	0,7

D'après ces expériences, que nous poursuivons d'ailleurs
en modifiant leurs conditions, il paraît résulter que, si la
tourbe est, comme l'ont montré *MM. Müntz* et *Lainé*, un milieu
très favorable à la multiplication des microbes nitrificateurs,
lorsqu'il s'agit de faire nitrifier à ces derniers du sulfate d'ammoniaque en vue de l'obtention de solutions riches en nitrates,
ou des eaux d'égout pauvres en matières colloïdales, elle ne
peut pas être employée comme support bactérien dans les lits
destinés à l'épuration de toutes les eaux d'égout. Du moins
celles de la Madeleine contiennent trop de matières colloïdales retenues par la tourbe qui ne tarde pas à se colmater et
à devenir imperméable. La facilité même avec laquelle elle

favorise le développement des microbes augmente son imperméabilité en la transformant en une véritable membrane dialysante : l'épaississement rapide de celle-ci empêche l'accès de l'air d'abord, puis celui de l'eau aux couches de scories sous-jacentes.

Pour que la tourbe puisse être utilisée avec avantage, nous pensons qu'il faudrait éviter de la placer en couches horizontales continues, et en mélanger seulement une petite proportion aux matériaux de construction des lits avant la mise en place de ces matériaux. Ainsi disséminée, elle favoriserait vraisemblablement la multiplication des microbes nitrificateurs sous forme de *colonies d'entretien*, sans gêner sensiblement la perméabilité de la masse filtrante. Nos recherches actuelles sont orientées dans cette direction[1].

---

[1] Au moment où nous achevons la correction des épreuves de ce volume. *MM. Müntz* et *Laîné* font connaître, dans une nouvelle communication à l'Académie des Sciences (13 janvier 1908), les résultats de leurs essais d'épuration des eaux d'égout de Paris avec des fragments de tourbe de la Somme dont l'acidité a été saturée par du carbonate de chaux. Ces résultats, très intéressants, montrent que, dans les conditions précisées par ces savants, la tourbe peut constituer un excellent matériel pour la construction de lits bactériens percolateurs à grand débit.

CHAPITRE XII

QUANTITÉS DE MATÉRIAUX NÉCESSAIRES POUR L'ÉTABLISSEMENT DES LITS BACTÉRIENS DE CONTACT OU PERCOLATEURS

Le graphique n° 12 indique, d'après *Imhoff* ([1]), la quantité de matériaux nécessaires, évalués en litres par tête d'habitant,

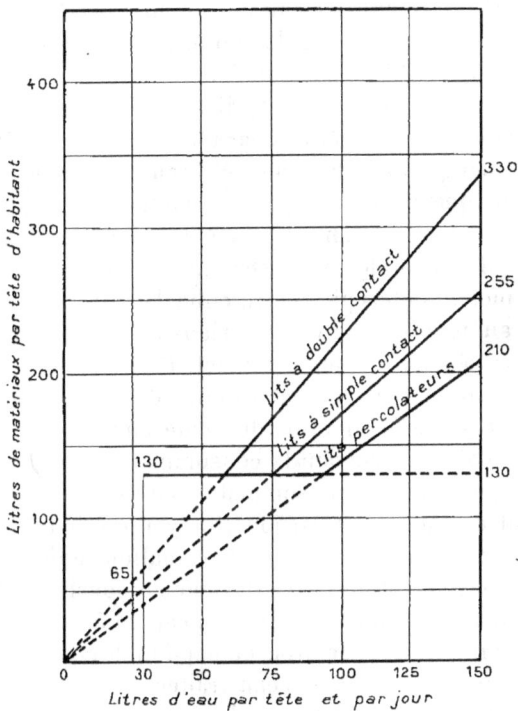

Graphique n° 12. — Quantités de matériaux (en litres par tête d'habitant) suivant la quantité d'eau consommée par tête et par jour. (D'après Imhoff.)

suivant le nombre d'habitants et suivant la quantité d'eau consommée par habitant et par jour. Les lignes obliques cor-

([1]) *Die biologische Abwässer-Reinigung in Deutschland*, Berlin 1906.

respondent à l'évaluation des matériaux d'après la quantité
d'eau consommée par habitant et par jour. La ligne horizontale correspond à l'évaluation des matériaux par tête. Cette
quantité doit être au moins de 130 litres par habitant. On voit
que, pour les consommations d'eau comprises entre 60 et
90 litres par tête et par jour, il n'y a pas de très grandes
différences entre les deux modes d'évaluation, mais, au-dessous et au-dessus de ces chiffres, les différences deviennent
sensibles. Par exemple, pour une consommation de 30 litres
par tête et par jour, il faudrait, par le procédé par double
contact, 65 litres de matériaux par tête en évaluant les matériaux d'après la quantité d'eau consommée, et 130 litres par
tête en les évaluant par tête d'habitant. Pour une consommation en eau de 150 litres par tête, il faudrait au contraire, pour
le procédé par double contact, 130 litres de matériaux par
tête en évaluant ces matériaux par tête d'habitant et 330 litres
en les évaluant d'après la quantité d'eau consommée.

Le graphique n° 13 indique la quantité de matériaux en
mètres cubes par habitant et par mètre cube d'eau traitée. Ici
les lignes horizontales représentent l'évaluation des matériaux en mètres cubes par mètre cube d'eau : il faut toujours
compter au moins $2^{mc},2$ de matériaux par mètre cube d'eau
avec les procédés par double contact, $1^{mc},7$ avec les procédés
par simple contact, $1^{mc},4$ avec les procédés à percolation. La
courbe représente l'évaluation des matériaux en mètres cubes
par tête d'habitant, suivant la consommation journalière. On
voit aussi que, pour les consommations d'eau comprises entre
60 et 90 litres par tête et par jour, il n'y a pas de très grandes
différences entre les deux modes d'évaluation. Mais, au-dessus
et au-dessous, les différences deviennent considérables. Par
exemple, pour une consommation en eau de 30 litres par tête
et par jour il faut, avec le procédé par double contact, $2^{mc},2$ de
matériaux par mètre cube d'eau traitée, ou $4^{mc},5$ si l'évaluation est faite par tête d'habitant. De même, pour une consommation de 150 litres, il faut $2^{mc},2$ de matériaux par mètre cube
d'eau traitée, et $0^{mc},87$ si l'évaluation est faite par tête d'habitant.

Pratiquement, on emploiera pour les lits à percolation l'évaluation par tête d'habitant pour les consommations comprises

entre 50 et 90 litres, et l'évaluation d'après la quantité d'eau consommée par jour pour les consommations supérieures à 90 litres. On comptera de même par tête d'habitant avec les lits à simple contact pour les consommations comprises entre

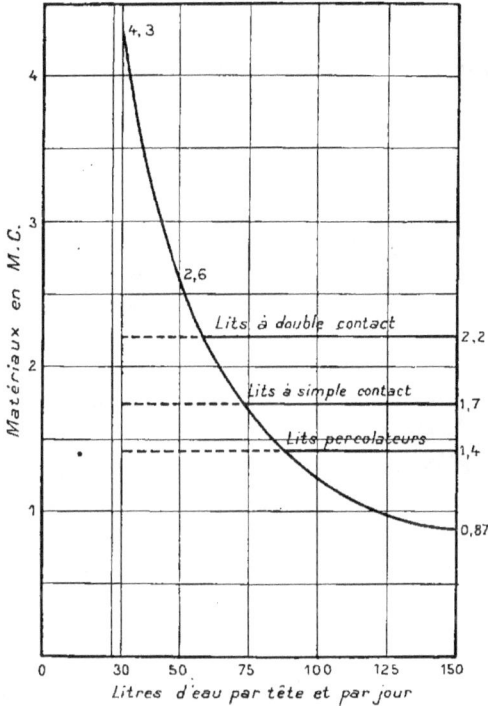

Graphique n° 13. — Quantités de matériaux en mètres cubes par mètre cube d'eau d'égout à traiter par jour suivant la consommation journalière. (D'après Imhoff.)

50 et 80 litres; avec les lits à double contact, pour les consommations comprises entre 50 et 60 litres. On comptera au contraire d'après la quantité d'eau consommée par jour pour les chiffres supérieurs à 80 litres avec les procédés à simple contact, et à 60 litres avec les procédés à double contact.

D'après les calculs que nous avons effectués nous-mêmes, ces évaluations dressées par *Imhoff* doivent être considérées comme représentant des moyennes généralement exactes.

CHAPITRE XIII

DÉCANTATION ET DÉSINFECTION DE L'EAU ÉPURÉE AU SORTIR DES LITS BACTÉRIENS PERCOLATEURS

1° Décantation de l'eau épurée. — Dans l'effluent des lits bactériens percolateurs, on constate toujours l'existence de particules en suspension plus ou moins colorées et qui sont constituées par des zooglées de microbes et par des parcelles d'humus ou de fins précipités d'oxyde de fer. Ces matières donnent à l'eau un aspect légèrement louche et, bien que leur présence ne soit aucunement l'indice d'un mauvais fonctionnement des lits, — tout au contraire, — on peut dans certains cas trouver préférable de les séparer, s'il s'agit par exemple de rejeter l'effluent dans un cours d'eau très limpide et à faible débit.

Pour y parvenir, nous avons proposé et expérimenté l'emploi d'un filtre à sable de faible épaisseur ; mais c'est un moyen coûteux parce qu'il nécessite beaucoup de main-d'œuvre pour l'entretien de la surface du filtre en bon état de perméabilité, et aussi parce qu'il exige une étendue de terrain au moins égale à celle occupée par les lits bactériens eux-mêmes.

John D. Watson, à *Birmingham*, a obtenu des résultats presque aussi satisfaisants dans des conditions beaucoup plus économiques : il dispose tout simplement, sur le trajet du canal qui collecte l'effluent des divers lits bactériens, un ou plusieurs bassins en forme de pyramide renversée à base rectangulaire. Les eaux s'y déversent sans remous en large nappe sur l'un des bords, cheminent dans le bassin à une vitesse telle que chaque molécule de liquide met environ 50 minutes à le traverser, et ressortent également en large nappe par le bord opposé.

Les particules en suspension se déposent dans une cuvette au fond de la pyramide. Elles peuvent en être expulsées de temps en temps par la simple pression du liquide sus-jacent au moyen d'une valve et d'un tuyau qui permet de les déverser, soit sur le sol voisin, soit dans une tranchée, soit dans des wagonnets. Ces boues, complètement inodores et inoffensives, représentent d'ailleurs un volume presque insignifian et le coût de leur séparation, à *Birmingham*, n'atteint pas 1 centime pour 20 000 mètres cubes.

Ces bassins de décantation pour l'eau épurée ou *separators* présentent en outre l'avantage de faciliter l'achèvement du processus d'épuration avant le rejet de l'effluent à la rivière. Il est donc recommandable, au moins pour les grandes installations urbaines, d'en prévoir un ou plusieurs d'une capacité totale correspondant au quarantième environ du volume d'eau d'égout épurée en 24 heures.

2° **Désinfection de l'eau épurée.** — Nous avons vu précédemment (vol. II, p. 55) que les eaux épurées, soit par lits de contact, soit par lits percolateurs, renferment toujours un nombre de germes microbiens relativement considérable (de 800 000 à 3 000 000). L'immense majorité de ces germes est constituée par des espèces qui jouent un rôle utile dans la minéralisation de la matière organique. Il ne saurait donc être question de chercher à les supprimer, car, si les lits bactériens en étaient privés, leur fonction épuratrice serait abolie.

Mais comme, parmi ces germes, quelques espèces pathogènes peuvent survivre, traverser les matériaux poreux du lit et se retrouver dans l'effluent, il y a des circonstances où il devient nécessaire d'assurer leur destruction avant le rejet de cet effluent dans un cours d'eau.

Tel est le cas, par exemple, où l'on serait obligé de déverser des eaux biologiquement épurées dans une rivière, en amont d'une prise d'eau servant à l'alimentation d'une ville, ou dans la mer au voisinage de parcs à huîtres.

Il faut alors faire en sorte que l'effluent final soit *désinfecté* et rendu complètement *inoffensif*.

On peut atteindre ce résultat sans grands frais en aménageant, après le bassin de décantation dont nous avons parlé ci-dessus, un second bassin plus vaste, permettant de retenir les eaux épurées pendant environ deux heures et de mélanger à celles-ci, à leur entrée dans ce second bassin, une substance

énergiquement bactéricide à une dose qui ne soit pas susceptible d'intoxiquer ensuite les êtres vivants supérieurs.

L'antiseptique de choix est celui qui, après avoir produit
ses effets, se décompose et disparaît sans laisser de traces
dans l'effluent.

Les moins coûteux et les plus efficaces sont le chlorure de
chaux que nous avons plus particulièrement étudié et le permanganate de soude ou de chaux, indiqué par *Bordas*.

Le mélange doit être fait dès l'entrée dans le bassin, de
telle sorte que l'eau soit parfaitement mélangée au réactif.

La dose de permanganate de soude ou de chaux à employer,
d'après *Bordas*, est de $0^{gr},50$ par mètre cube.

Rideal, puis *Phelps et Carpenter* [1] ont établi que de très
petites quantités de chlore seul sont capables de rendre un
effluent pratiquement stérile.

Nous avons fait quelques essais de stérilisation sur
l'effluent de notre lit à percolation de la Madeleine. Nous
avons employé des solutions de chlorure de chaux du commerce que nous avons filtrées et dans lesquelles nous avons
dosé le chlore actif. Les chiffres que nous donnons ci-après
indiquent les quantités de chlore.

	PAR CENTIMÈTRE CUBE	
	Nombre de colonies microbiennes.	Nombre de colonies liquéfiantes.
Effluent du lit à percolation.	105 000	8 000
Chlore 5 milligr. par litre. .	70	120
— 6 — — . .	70	40
Permanganate de chaux :		
20 milligr. par litre. .	400	100
40 — — . .	350	80
Sulfate de cuivre :		
100 milligr. par litre. .	< 10 000	< 1 000
200 — — . .	9 000	100

Nos expériences confirment les conclusions de *Phelps* et
Carpenter qui avaient fixé à 5 milligrammes par litre la quantité de chlore nécessaire pour la stérilisation. Les quelques
colonies qui persistent proviennent de germes sporulés, tels
que le *subtilis*, tout à fait inoffensifs.

On doit donc admettre qu'un effluent traité par 5 milligrammes

[1] *Sanitary Record*, 31 janvier 1907 et suivants.

de chlore actif par litre fournira, après une action de deux heures, une eau débarrassée de tout microbe pathogène.

L'évaluation du coût de cette stérilisation est facile à établir. Le prix du chlorure de chaux, à Lille, est de 18 francs les 100 kilogrammes pris par 300 kilogrammes au minimum. Le chlorure de chaux commercial doit contenir le tiers de son poids en chlore actif, ce qui donne le prix de 54 francs pour 100 kilogrammes de chlore actif.

Si l'on emploie 5 milligrammes de chlore par litre, 1000 mètres cubes d'eau traitée nécessiteront 5 kilogrammes de chlore, soit 2 fr. 70 pour la dépense de réactif. Ce prix peut paraître assez élevé, mais comment peut-on mettre en balance la sécurité que donne un effluent ainsi rendu absolument inoffensif, en regard de la contribution si faible de 0 fr. 10 à 0 fr. 20 par habitant et par an?

Pour une installation très importante, le prix de revient du chlorure de chaux pourrait probablement être abaissé. D'ailleurs, *Phelps* et *Carpenter* ont établi que, lorsque la consommation de chlore est considérable, on peut le produire sur place et l'employer à l'état gazeux, ce qui réduit de moitié le prix du réactif.

Dunbar a comparé le prix des divers désinfectants utilisés pour tuer les microbes dans les eaux après l'épuration biologique artificielle et il est arrivé aux chiffres suivants (¹) :

Désinfectant.	Prix de la désinfection, le chlorure de chaux étant pris comme unité.
Chlorure de chaux.	1
Chaux.	2
Chlorure de cuivre.	4
Permanganate de potasse.	6
Chloros.	6
Eau de Javel.	8
Acide sulfurique brut.	10
Acide phénique brut.	20
Sublimé.	25
Sulfate de fer.	40
Sulfate de cuivre.	150
Lysol.	500
Formaline.	500

Le chlorure de chaux est donc le désinfectant le plus économique : il est plus cher que la chaux, mais il agit à une

(¹) *Leitfaden für die Abwasserreinigungsfrage.* München und Berlin, 1907.

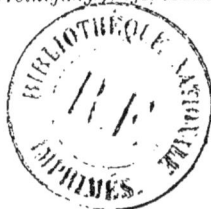

concentration de 1 : 15 000, mieux que la chaux à une concentration de 1 : 500.

En outre, il a l'avantage de ne pas donner de précipitation appréciable.

Les recherches de *Schumacher* et celles de *Schwartz* ont montré qu'il est nécessaire, pour contrôler l'action du chlorure de chaux et des désinfectants en général, d'opérer sur des volumes assez considérables. *Schumacher* a vu qu'en additionnant l'eau de 5 grammes de chlorure de chaux par mètre cube, on trouve encore, après deux heures, du *Bacterium Coli* vivant dans 12 pour 100 des prises d'échantillons d'un litre. Avec une addition de chlorure de chaux de 1 : 5000, le chiffre est monté à 38 pour 100. En prolongeant la durée de contact jusqu'à 5 heures et demie, la destruction du *bact. coli* est totale (*Dunbar*). *Schwartz* a montré que les vibrions sont toujours tués par le chlorure de chaux à 1 : 5000, même en prenant pour l'examen des échantillons d'un litre. Les mêmes résultats ont été obtenus avec du chlorure de chaux à 1 : 10 000 et 1 : 20 000. A la dose de 1 : 50 000 on a trouvé des vibrions vivants deux fois sur 10 échantillons de 1 litre, une fois sur 10 échantillons de 50 centimètres cubes, et l'on n'en a pas trouvé dans 10 échantillons de 1 centimètre cube. Avec le *Bacterium Coli*, *Schwartz* a constaté qu'après action du chlorure de chaux à 1 : 2000 pendant 4 heures, on ne retrouvait plus de coli dans 82,5 pour 100 des échantillons de 1 litre, dans 95 pour 100 des échantillons de 50 centimètres cubes, et dans 100 pour 100 des échantillons de 1 centimètre cube. Il a obtenu d'aussi bons résultats avec le chlorure de chaux à 1 : 10 000 et 1 : 20 000, en faisant des prises d'échantillons de 1 centimètre cube.

Le tableau suivant indique la diminution du nombre de germes d'eau d'égout renfermant 1 350 000 microbes par centimètre cube, après action du chlorure de chaux pendant 4 heures.

Concentration du chlorure de chaux.	NOMBRE DE GERMES PAR CENTIMÈTRE CUBE	
	dans l'eau brute.	dans l'eau traitée.
1 : 2 000	1 350 000	15
1 : 5 000	»	25
1 : 10 000	»	36
1 : 20 000	»	72
1 : 50 000	»	3 620
1 : 40 000	»	59 000

Tous ces résultats montrent qu'en additionnant l'eau de chlorure de chaux à la concentration de 1 : 5000, on arrive à une désinfection pratiquement satisfaisante.

3º **Désinfection de l'eau avant épuration biologique.** — *Schwartz* a étudié en outre l'épuration des eaux préalablement désinfectées par le chlorure de chaux. Il a constaté que l'eau traitée au préalable, dans les bassins de décantation, par le chlorure de chaux à 1 : 20 000 s'épure parfaitement sur les lits bactériens sans nuire à leur fonctionnement. L'hypochlorite de chaux s'oxyde en effet très rapidement à la surface du lit, de sorte que les parties profondes travaillent sans diminution d'activité.

Il est essentiel de remarquer que la désinfection parfaite de l'eau ne peut s'effectuer que si cette eau ne contient pas de flocons en suspension d'un diamètre supérieur à 1 millimètre, car autrement ces flocons absorbent une partie du désinfectant, et le résultat est alors imparfait.

Dunbar a constaté que les eaux se désinfectent très facilement même au sortir de la fosse septique. Il a vu par exemple qu'une addition de chlorure de chaux à 1 : 10 000 amenait la destruction complète du coli après 3 heures et demie de contact. On peut donc employer après la fosse septique une quantité de chlorure de chaux plus faible que pour le traitement de l'eau brute avant fermentation anaérobie. L'eau ainsi désinfectée est souvent tout à fait stérile, et pourtant elle s'épure très bien sur les lits bactériens où elle retrouve en abondance une flore microbienne appropriée.

Pour combattre les mauvaises odeurs qui se dégagent des fosses septiques, on a d'abord employé le sulfate de fer avec succès, mais les eaux ainsi traitées restent jaunes et sont difficiles à clarifier. *Dunbar* a obtenu de meilleurs résultats en plaçant au sortir de la fosse septique un filtre de limaille de fer, qui retient l'hydrogène sulfuré, tandis que le sulfure de fer formé reste en grande partie dans la fosse septique. Le chlorure de chaux désodorise aussi parfaitement les eaux, tout en détruisant les microbes.

CHAPITRE XIV

PRIX DE REVIENT DES INSTALLATIONS BIOLOGIQUES

Le graphique n° 14 ci-après indique, d'après *Imhoff*, les frais de construction des installations biologiques récentes en Allemagne, non compris l'achat du terrain et les dispositifs pour le traitement de l'eau après épuration ou pour le traitement des eaux de pluie. Les frais d'achat du terrain n'ont pas entré en ligne de compte, car ils sont trop variables. En moyenne ils s'élèvent à 10 pour 100 des frais de construction. Pour les petites installations, les frais par tête d'habitant sont très élevés et peuvent monter à 175 marks par tête, tandis que pour *Mullheim* (40 000 habitants) les frais se sont élevés à $3^{mk},40$ par tête. Le tableau montre que pour les villes de 10 000 à 60 000 habitants, les frais varient de 4 à 10 marks par tête. On voit en outre que les frais d'installation s'élèvent rapidement quand le nombre des habitants est inférieur à 10 000, et diminue au contraire très lentement entre 10 000 et 50 000 habitants. Quand aux frais d'exploitation, ils s'élèvent, d'après *Imhoff*, de $0^{mk},30$ à $0^{mk},60$ par tête d'habitant et par an, pour les villes de 10 000 à 50 000 habitants. Ils peuvent être beaucoup plus élevés et atteindre 4 marks par tête et par an dans les petites installations. Si l'on rapporte ces frais d'exploitation au mètre cube d'eau traitée, on arrive à un chiffre qui oscille entre $0^{pf}9$ et 23 pfennigs. La valeur moyenne de ce chiffre pour les villes dont la consommation d'eau oscille entre 40 et 80 litres par tête paraît être de 2 à 5 pfennigs par mètre cube.

En ce qui concerne le prix de revient des installations biologiques en Angleterre et en France, nous n'avons rien à changer aux données fournies dans notre deuxième volume (page 61). Mais nous prions le lecteur de se reporter aux données complémentaires que nous fournissons plus loin sur cet important sujet à propos de l'installation toute récente de

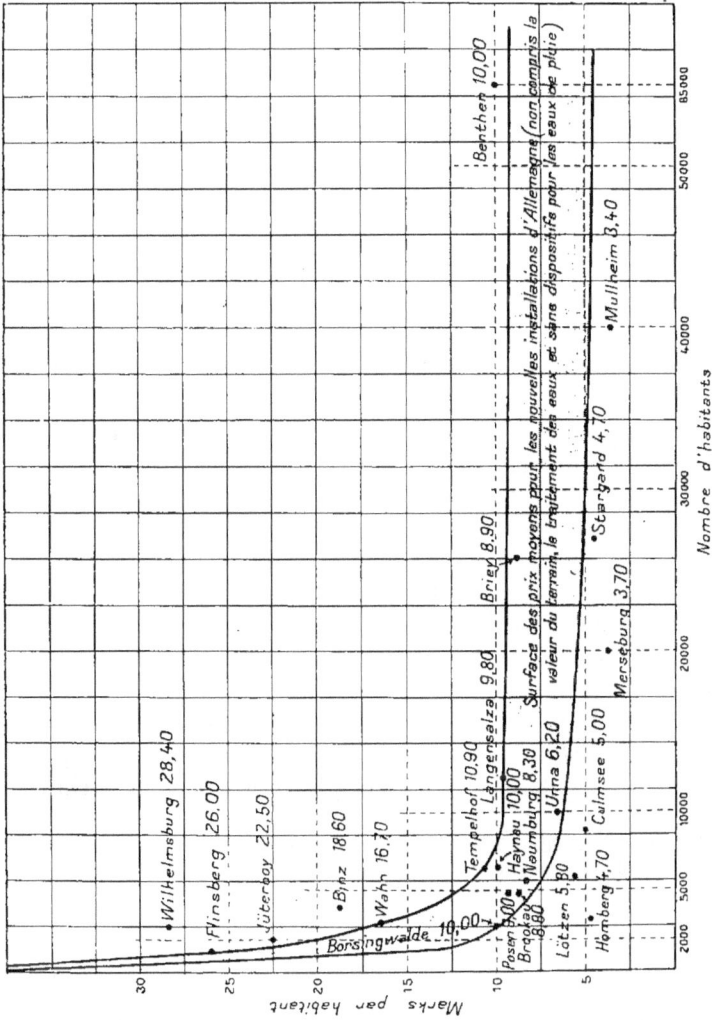

Graphique n° 11. — Frais de construction des installations d'épuration biologique en Allemagne pour les villes de 1000 à 60000 habitants (non compris le terrain). (D'après Imhoff.)

Birmingham, laquelle est la plus parfaite de toutes celles qu'on peut voir fonctionner actuellement en Europe.

CHAPITRE XV

ÉPURATION DES EAUX D'ÉGOUT CHARGÉES D'UN EXCÈS DE MATIÈRES GRASSES
STATION EXPÉRIMENTALE DE ROUBAIX-TOURCOING

Sur la demande de M. le Dr *Dron*, député et maire de *Tourcoing*, nous avons installé, à l'occasion du *Congrès d'hygiène sociale* qui s'est réuni dans cette ville en septembre 1906, une station d'expériences que nous avons décrite dans le volume II de ces Recherches (pages 183 et suivantes).

Cette station était disposée pour étudier parallèlement l'épuration biologique sur les eaux d'égout non mélangées d'eaux de peignage de laines et l'épuration chimique sur les eaux résiduaires des usines de peignage, recueillies à part.

On sait que le problème de l'épuration des eaux d'égout est rendu particulièrement difficile à résoudre lorsque, comme c'est le cas de *Roubaix-Tourcoing*, ces eaux renferment une quantité considérable de graisses provenant du traitement industriel des laines.

La seule solution rationnelle qui s'imposera tôt ou tard aux villes dont il s'agit consiste à recueillir les eaux de peignage dans une canalisation séparée [1], à les conduire à une usine

[1] Voici la composition moyenne des eaux résiduaires de peignages de laines, à Tourcoing, avant et après précipitation par l'eau de chaux :

	EAU DE PEIGNAGE (milligr. par litre).	
	Avant précipitation.	Après précipitation par l'eau de chaux.
Extrait sec.	8,450	4,500
Résidu fixe.	5,225	2.485
Perte par calcination au rouge.	5,225	1,815
Couleur.	brunâtre	jaune pâle
Odeur.	très forte	faible
Réaction.	acide	très alcaline
Ammoniaque.	61	22

d'épuration chimique dont l'effluent, après une séparation des graisses et des dépôts, serait ensuite rejeté dans l'égout collecteur des eaux-vannes urbaines.

Ces dernières, ne contenant dès lors plus que les graisses ménagères, présenteraient une composition à peu près identique à celle des localités de même importance, et l'on n'éprouverait aucune difficulté à les épurer par les procédés biologiques usuels.

Non seulement cette solution est la seule qui, en l'état actuel de nos connaissances, permette d'éviter l'extrême pollution de l'*Espierre*, mais elle est certainement la plus économique, puisque le traitement chimique, toujours très onéreux, ne porterait plus que sur un volume de 15 000 mètres cubes par jour au maximum, alors que le débit total de l'égout unique est de 60 000 mètres cubes en moyenne.

On peut ajouter qu'elle est également la plus équitable, car il est logique d'admettre que les 200 000 habitants des deux villes ne doivent pas payer les frais d'épuration des eaux résiduaires de quelques usines, alors que cette épuration entraîne des frais particulièrement élevés. Il serait juste que la population entière supporte la part de dépenses qui résulte du traitement des eaux-vannes communes, et que les industriels prissent à leur charge celle qu'entraîne la séparation chimique des graisses et des boues de nature spéciale que les usines évacuent actuellement à l'égout unique, interurbain.

Il est, d'ailleurs, très probable que la précipitation chimique ne portant que sur un volume d'eaux résiduaires relativement restreint (15 000 mètres cubes par jour au maximum) et extrêmement riche en suint de mouton, permettrait de récupérer sous forme de graisses commercialement utilisables (au moins comme combustible), une proportion importante de matières

Azote organique	155	82
Matières grasses	1 950	0
— en suspension totale.	5 325	91
— organiques	1 504	32
— minérales	1 819	59

Les matières en suspension contiennent :

Matières grasses	17,6 0/0
Azote	2,0 0/0

grasses. La valeur de celles-ci venant en déduction des frais
de traitement rendrait l'épuration moins onéreuse.

Au cours d'un récent voyage d'études en Allemagne, nous
avons eu l'occasion de voir appliquer à *Koepenick*, près de
Berlin, un procédé mécanique et chimique de séparation et
d'utilisation des boues qui nous a paru susceptible de rendre
de grands services dans le cas dont il s'agit. Nous estimons
qu'il y aurait lieu d'en faire l'essai en variant au besoin la
nature des réactifs employés.

Nous reproduisons ci-après les notes que nous avons rapportées à son sujet.

I. — Traitement des eaux d'égout à Koepenick, près Berlin. Utilisation des boues, non desséchées, à la production d'énergie électrique.

— La ville de *Kœpenick*, pour une population de
50000 habitants, doit rejeter en moyenne par jour à la Sprée
environ 4000 mètres cubes d'eaux d'égout, composées en
majeure partie d'eaux ménagères contenant une proportion
notable de matières grasses.

L'épuration de ces eaux est obtenue par traitement chimique, au moyen de lignite et de sulfate d'alumine. Les eaux
sont d'abord additionnées de 900 grammes de lignite en
poudre grossière par mètre cube, puis d'une solution concentrée de sulfate d'alumine à la dose de 200 grammes de sel par
mètre cube. Le mélange est rendu intime par un courant
rapide au travers d'un grand nombre de chicanes.

Les eaux traitées se rendent dans un bassin simplement
creusé dans le sol, sans maçonnerie ni bétonnage, de
190 mètres de long sur 65 mètres de large et d'une profondeur
de 0m,80 à 0m,90, ayant ainsi une superficie de 12350 mètres
carrés et une capacité de 10 à 11 000 mètres cubes. Il faut environ 3 jours pour remplir un bassin qui reste en fonctionnement pendant un mois. Au bout de ce temps, la capacité
volumétrique du bassin étant trop réduite par suite de l'accumulation des boues qui s'y est effectuée, l'eau traitée est
dirigée dans un autre bassin, puis après un mois dans un
troisième bassin. Pendant les intervalles de fonctionnement,
les boues sont égouttées puis transportées dans un hangar
où elles se dessèchent en partie. Au bout de 3 semaines envi-

ron, elles ne contiennent plus que 60 pour 100 d'eau. On y ajoute alors un cinquième de leur poids en charbon. En cet état, elles servent de combustible à une usine électrique qui fournit l'élairage et la force motrice aux tramways et aux industries.

On peut admettre qu'un mètre cube d'eau d'égout donne environ 3 kilogrammes de boues à 60 pour 100 d'eau, soit environ 400 tonnes par mois.

Bien que les prix de vente de l'électricité soient assez réduits (0 fr. 50 le kilowatt-heure pour l'éclairage et 0 fr. 175 le kilowatt-heure pour la force motrice), l'exploitation semble devoir donner de bons résultats financiers.

Nous ne pensons pas qu'on puisse s'attendre à obtenir des bénéfices, car la quantité de matières combustibles retirées des eaux d'égout est relativement très faible et il semble que c'est seulement la proportion considérable de charbon ajoutée qui permet le fonctionnement de l'exploitation.

Cependant nous croyons que cette méthode de traitement serait à retenir pour l'employer dans certains cas où elle pourrait être avantageuse.

* * *

Certaines villes industrielles, dans lesquelles le travail de la laine est très développé, doivent évacuer des volumes parfois énormes d'eaux contenant une si forte proportion de matières grasses qu'elles ne peuvent être traitées par les procédés biologiques. Ainsi les eaux d'égout de *Bradford (Angleterre)* contiennent 630 grammes de matières grasses par mètre cube ; les eaux de l'*Espierre (Roubaix-Tourcoing)* de 500 à 1000 grammes ; il en est de même pour les eaux de *Verviers (Belgique)*.

De très nombreux procédés ont été proposés pour l'épuration de ces eaux grasses (procédés chimiques basés sur l'emploi de réactifs précipitants), mais ils produisent des quantités considérables de boues inutilisables comme engrais. On a bien essayé d'en retirer les graisses, mais les modes opératoires proposés n'ont jamais donné les résultats qu'on en espérait.

La méthode la plus rationnelle d'utilisation de ces boues semble être la combustion. En effet, desséchées convenablement, elles peuvent contenir près de la moitié de leur poids en matières grasses éminemment combustibles. Des essais entrepris pour l'*Espierre*, dans ce sens, par M. *Bienvaux*. ingénieur des Ponts et Chaussées, et continuées par son successeur, M. *Grimprez*, à l'usine de *Grimonpont* et à la station expérimentale de *Tourcoing*, ont donné d'excellents résultats.

La précipitation des eaux de l'*Espierre*, et même des eaux de peignage seules, par l'eau de chaux, permet d'obtenir un effluent limpide ne contenant pas de matières en suspension, pourvu que l'eau de chaux ajoutée soit en proportion convenable et que le mélange soit intime, ce qui est obtenu à *Tourcoing* par un cheminement très long de l'eau avant son entrée dans le bassin de décantation. Nous croyons que l'addition d'une certaine quantité de tourbe ou de lignite comme à *Koepenick*, ou encore de charbon maigre en poussière, favoriserait la décantation et produirait une rapide décoloration de l'eau. Pour rendre transportables les boues obtenues par précipitation par la chaux seule, on a généralement fait usage de filtres-presses dont l'emploi est très coûteux par suite de l'usure rapide des toiles; la précipitation avec addition de charbon a l'avantage de donner des boues qui s'égouttent plus facilement et n'exigent pas d'être filtrées. Des essais sur de grands volumes pourraient seuls fixer les avantages de cette technique sur laquelle nous croyons devoir appeler l'attention des ingénieurs et des municipalités des villes intéressées.

II. **Séparation des graisses**. — A *Yorkshire* (*Angleterre*), les eaux de lavage des laines sont d'abord concentrées par évaporation, puis traitées par des appareils centrifuges qui agissent comme les écrémeuses sur le lait. On obtient ainsi trois couches : une de boues, qui n'est pas utilisée; une solution concentrée de savon de potasse qui est calcinée et transformée en carbonate de potasse; enfin une couche de *lanoline* brute, marchande.

Ces méthodes ne sont évidemment pas applicables aux villes dont les eaux ne renferment qu'une quantité faible de matières grasses, mais elles présentent un grand intérêt pour celles, comme *Roubaix-Tourcoing*, *Fourmies* en *France*, *Ver-riers* en *Belgique*, *Bradford* en *Angleterre*, etc..., où il existe un grand nombre d'usines où l'on traite les laines.

La Société pour l'utilisation des résidus des villes à *Francfort-sur-le-Mein* (*Frankfürter Gesellschaft für Verwertung städtischer Abfälle*) a imaginé pour la séparation des graisses un appareil absolument analogue à l'appareil *Kremer* que nous avons décrit en détail dans notre volume II, page 199, et qui est aujourd'hui employé avec avantage par plusieurs stations d'épuration urbaines (*Manchester* entre autres), ainsi que par beaucoup de blanchisseries privées.

III. Transformation des graisses contenues dans les eaux-vannes traitées par l'épuration biologique. — Nous avons vu précédemment que, à la *Madeleine*, la plus grande partie des graisses provenant des eaux ménagères vient flotter à la surface des fosses septiques où elle forme, avec d'autres corps légers en suspension (liège, crottins, etc...) une sorte de chapeau feutré plus ou moins épais. La proportion de graisses solubles dans l'éther oscille dans cette couche flottante de 16,12 à 27,38 pour 100 (poids à l'état sec). Dans les boues déposées au fond de ces mêmes fosses septiques on en retrouve de 5,18 à 7,33 pour 100.

Ces graisses, pour la plupart d'origine animale, ne sont pas un obstacle à l'épuration biologique lorsque leur proportion n'est pas exagérée, ce qui est le cas général dans les villes. L'eau d'égout de *Berlin* par exemple n'en véhicule guère que 55^{mgr},7 par litre, d'après *Rubner*, et l'on admet que chaque habitant en évacue en moyenne 20 grammes par tête et par jour. Elles sont émulsionnées en fines particules dans le liquide qui renferme en outre des savons et des acides gras.

On ne connaît pas encore bien les transformations qu'elles subissent sous l'influence des fermentations anaérobies et aérobies. D'après *Rideal*, l'ammoniaque qui se forme en abondance dans les fosses septiques favoriserait leur émulsion, et *Bechhold*[1] a constaté que les microorganismes les détrui-

---

[1] *Zeitsch. f. Angew. Chemie*, 1899, p. 1849.

sent dans les boues de sédimentation putréfiées, surtout à
l'abri de la lumière. Les moisissures qui se développent très
activement sur le chapeau des fosses contribuent aussi dans
une large mesure à les décomposer.

Aux dépens de la graisse, il se forme de la glycérine et des
acides gras. La glycérine, soluble dans l'eau, sert d'aliment
aux microbes et les acides gras se combinent en partie aux
alcalis libres pour former des savons qui sont décomposés à
leur tour.

J. Lacomble([1]) a cherché à déterminer le sort des graisses
sur les supports d'oxydation. Il est arrivé à conclure que leur
désintégration s'effectue à peu près complètement sous l'influence des actions microbiennes, à moins qu'elles ne soient
trop abondantes, auquel cas leur arrêt mécanique dans les
pores des matériaux amène un rapide colmatage des lits bactériens. D'où la nécessité de les séparer autant que possible
avant l'entrée des eaux d'égout en fosses septiques par des
procédés mécaniques ou par l'emploi de l'appareil *Kremer*.

IV. **Essais d'épuration biologique des eaux d'égout de Roubaix-Tourcoing, non mélangées d'eaux de peignage des laines.**
— Depuis le mois de septembre 1906, nos essais d'épuration
biologique des eaux d'égout de *Roubaix-Tourcoing*, non
mélangées d'eaux de peignage de laines, ont été poursuivis
sans interruption, sauf pendant quelques arrêts nécessités
par le remplacement des briques creuses employées à la
répartition de l'eau à la surface du lit bactérien percolateur.
A ces briques creuses nous avons substitué des drains en
terre cuite pour les raisons que nous avons exposées plus
haut à propos de nos expériences de la *Madeleine*.

Pour suivre les résultats de l'épuration, nous avons fait
prélever, à des périodes variables, des échantillons moyens
d'eau brute, d'eau sortant de la fosse septique et d'eau épurée.

L'égout qui dessert notre station expérimentale, et qui a été
dérivé spécialement pour nos essais, reçoit à la fois les eaux
ménagères et industrielles d'un quartier de *Tourcoing*. Les
eaux industrielles y prédominent et leur débit est extrême-

([1]) *Revue d'hygiène et de police sanitaire*, 1906, p. 817.

VILLES DE ROUBAIX-TOURCOING

Essais d'épuration biologique d'eaux d'égout non mélangées d'eaux de peignage de laines

(Résultats en milligrammes par litre)

DATES DES PÉRIODES D'ANALYSES	NATURE DE L'ÉCHANTILLON	OXYGÈNE ABSORBÉ En 3 minutes	OXYGÈNE ABSORBÉ En 3 minutes après incubation	OXYGÈNE ABSORBÉ En 4 heures	MATIÈRES ORGANIQUES DOSAGE AU PERMANGANATE EN OXYGÈNE EN SOLUTION ACIDE	MATIÈRES ORGANIQUES DOSAGE AU PERMANGANATE EN OXYGÈNE EN SOLUTION ALCALINE	AMMONIAQUE EN AzH^3	AZOTE ORGANIQUE EN Az	NITRATES EN Az^2O^5	NITRITES EN Az^2O^3
1905 Novembre-décembre	Eau brute	"	47,9	"	95	158	8,5	15,9	traces	0
	Effluent de la fosse septique	"	48,5	"	91	88	9,5	9,6	0	0
	Effluent du lit à percolation	2,4	8,4	5,5	25,6	27	5,2	5,8	8	1,6
1907 Juin	Eau brute	"	25,6	"	96	82,6	7,5	7,6	0	0
	Effluent de la fosse septique	"	29,8	"	84	60	15,5	4,5	0	0
	Effluent du lit à percolation	2,0	6	1,4	16,4	15,2	4,2	5,1	9	2,1
Juillet	Eau brute	"	54,9	"	118	89,1	8,2	8,2	0	0
	Effluent de la fosse septique	"	52,7	"	67	52	10,4	6,8	0	0
	Effluent du lit à percolation	2,4	6,8	2,5	16,4	15,6	0,6	4,4	9,5	0,9
Avril	Eau brute	"	45,1	"	104	73,5	11,8	8,4	0	0
	Effluent de la fosse septique	"	58,2	"	63,5	56,5	17,5	6,5	0	0
	Effluent du lit à percolation	2,4	6,5	2,5	15,5	15,9	1,0	5,9	19,0	1,8

ment variable, presque nul le dimanche et le lundi, souvent excessif les autres jours. Aussi avons-nous choisi pour les périodes d'analyses les échantillons prélevés les mardi, mercredi et jeudi, de façon à connaître les résultats obtenus pendant le régime le plus chargé. Ces analyses en série ont été répétées deux fois par mois en novembre et décembre 1906 et en juin, juillet et août 1907.

Le tableau ci-après indique les moyennes de nos analyses pour chacun de ces mois.

Les résultats sont satisfaisants. L'eau épurée est incolore, inodore et imputrescible. L'ammoniaque disparaît presque complètement et les nitrates se forment en quantité suffisante, mais pourtant plus faible qu'à la *Madeleine*. Cela tient à la grande proportion de matières organiques *non azotées* (provenant de diverses industries) que ces eaux contiennent. Or nous savons que ces composés favorisent la multiplication des ferments dénitrifiants qui détruisent une partie des nitrates formés.

On peut conclure de ces expériences que le procédé d'épuration par fosse septique et lits bactériens percolateurs est parfaitement applicable au traitement des eaux d'égout de *Tourcoing, non mélangées d'eaux de peignage des laines.*

CHAPITRE XVI

ÉPURATION DES EAUX-VANNES DES HABITATIONS ISOLÉES. — FOSSES SEPTIQUES DE DIVERS SYSTÈMES. — TRANSFORMATEURS. — PUITS PERDUS.

La question de l'épuration des eaux-vannes ménagères et des matières de vidange pour les habitations privées ou pour les établissements collectifs (collèges, casernes, prisons, hôpitaux), isolés ou trop éloignés d'un réseau d'égout, continue à préoccuper avec juste raison les architectes et les ingénieurs sanitaires.

Les solutions qui ont été proposées jusqu'à ces derniers temps étaient pour la plupart défectueuses. Plusieurs constructeurs ont imaginé des appareils soi-disant *épurateurs* et qui n'étaient que des fosses septiques plus ou moins compliquées, réalisant généralement assez bien la première phase de l'épuration biologique, c'est-à-dire la dissolution des matières solides entraînées par les eaux-vannes, mais n'effectuant à aucun degré l'oxydation ou la minéralisation de ces matières dissoutes, c'est-à-dire l'épuration proprement dite.

Un trop grand nombre de municipalités et de particuliers ont été trompés par les annonces de ces constructeurs. Les propriétaires d'immeubles, dans certaines grandes villes, grâce aux appareils dont il s'agit et aux promesses qu'on leur faisait, ont cru pouvoir s'affranchir de l'obligation d'installer chez eux le tout-à-l'égout. L'adoption des fosses septiques est devenue pour eux un moyen de résister aux injonctions de la loi ou des arrêtés municipaux. Il en est résulté de sérieux dommages pour la santé publique, et beaucoup de gens, mal informés, ont attribué au système d'épuration biologique en général l'échec que sa mauvaise application réalisée chez eux leur avait fait éprouver.

C'est ainsi que l'on compte actuellement en France plus de
deux mille installations de fosses septiques assurément inca-
pables de donner satisfaction à ceux qui les ont fait construire. On les a adaptées inconsidérément à l'épuration des
eaux-vannes ménagères, à celles des eaux résiduaires d'abattoirs, quelquefois même au traitement des matières de vidange
brutes, transportées en tonneaux! C'était méconnaître les
conditions mêmes du travail biologique des microbes nitrificateurs. C'était compromettre en outre gravement la bonne
renommée d'un système qui repose sur des principes scientifiques parfaitement établis et qui a fait ses preuves d'efficacité partout où ces principes sont rigoureusement appliqués.

Les administrations sanitaires et les conseils d'hygiène se
sont émus d'un tel état de choses. Il a fallu reconnaître la
nécessité de réglementer l'emploi et de surveiller le fonctionnement des fosses septiques, ainsi que celui des appareils
qui en dérivent. Le département de la Seine a donné
l'exemple, et nous verrons tout à l'heure qu'il a dû interdire
le déversement dans les égouts de tous les effluents de fosses
septiques *non préalablement épurés, soit sur des lits bactériens,
soit sur des champs d'épandage.*

Il importe donc que chacun soit éclairé sur les résultats que
l'on peut attendre des principaux types d'appareils épurateurs
domestiques actuellement connus. Les pages qui suivent
fourniront à cet égard les indications indispensables et permettront aux intéressés soit de corriger les défectuosités des
systèmes qu'ils préconisent, soit d'adopter, suivant les circonstances locales, celui de ces systèmes qui leur paraîtra
correspondre le mieux à leurs besoins.

Disons tout de suite qu'en aucun cas on ne devra compter
sur l'épuration biologique pour *stériliser* les eaux d'égout.
Celles-ci, après épuration, contiennent toujours un grand
nombre de microbes qui appartiennent à des espèces inoffensives, lesquelles remplissent précisément un rôle capital
dans la désintégration des matières organiques. Parmi ces
microbes, si les matières à épurer proviennent d'hôpitaux
pour contagieux par exemple, il peut s'en trouver de *pathogènes*, dont il est alors indispensable d'éviter la dissémination.

Il faudra les supprimer dans l'effluent des appareils d'épuration. On y parviendra sans difficultés en retenant cet effluent pendant environ deux heures dans un bassin où l'eau sera mélangée à une petite quantité de réactifs antiseptiques. Le meilleur réactif à employer, ainsi que nous l'avons déjà dit, est le chlorure de chaux du commerce (voir *chap.* XIII) ou encore les permanganates de chaux ou de soude. On peut utiliser aussi l'eau de Javel, suivant les indications fournies par M. *Grimbert*, qui a fait appliquer en grand ce procédé à la désinfection des matières de vidange liquides de *l'hôpital Claude-Bernard*, à *Paris*.

L'eau de Javel concentrée à 50° chlorométriques, c'est-à-dire dégageant 50 litres de chlore par kilogramme, à la dose de 1 millième en milieu légèrement acidulé par une petite quantité d'acide chlorhydrique (1 demi-millième), suffit à détruire en 6 heures les microbes pathogènes, non sporulés, en particulier le *bacille typhique*, dans les déjections convenablement brassées.

Le prix moyen de l'eau de Javel étant de 0 fr. 40 le litre et celui de l'acide chlorhydrique de 0 fr. 10, la stérilisation d'un mètre cube de liquide revient donc à 0 fr. 50.

C'est une dépense beaucoup trop élevée pour qu'on puisse songer à réaliser la destruction totale et d'ailleurs inutile des germes qui se trouvent dans l'effluent des installations d'épuration biologique urbaines ; mais elle n'a rien d'exagéré lorsqu'il s'agit de rendre inoffensives les eaux résiduaires d'un hôpital ou d'un établissement d'équarrissage, auquel il doit être strictement interdit d'épandre sur le sol ou de déverser dans des cours d'eau aucun liquide susceptible de disséminer des germes infectieux.

1. — **Fosse septique de Bezault** (Société française d'épuration et d'assainissement, 28, rue de Châteaudun, Paris). — La *Fosse septique* de Bezault, déjà décrite dans notre deuxième volume, p. 67 et *fig.* 12, n'est autre chose que l'exacte reproduction de l'ancienne fosse *Mouras*, avec la simple addition d'une chicane ou cloison incomplète, ayant pour but de briser le courant et d'empêcher l'évacuation au dehors des matières solides ayant plus de 25 millimètres de diamètre. Elle a été

récemment soumise à l'examen du Conseil d'hygiène publique et de salubrité du département de la Seine.

Le 8 mars 1907, la commission nommée par ce Conseil a visité à l'hospice *du Cayla*, à *Bécon-les-Bruyères*, une fosse de ce système. L'odeur qu'elle dégageait lorsqu'on l'eut ouverte était assez forte. Des prélèvements de son contenu furent effectués les 8 mars et 18 avril. Les résultats des analyses chimiques et bactériologiques sont résumés dans le tableau suivant. Le liquide prélevé dans le deuxième compartiment, à 60 centimètres au-dessous de la surface, était noirâtre, très trouble, et exhalait l'odeur de l'hydrogène sulfuré.

	ANALYSE DES PRÉLÈVEMENTS (milligr. par litre)	
	du 8 mars 1907.	du 18 avril 1907.
Azote total	171,4	143,4
— ammoniacal	155,0	159,0
— nitrique	»	1,1
Matière organique (en oxygène emprunté au permanganate, en solution alcaline).	57,0	61,0
Chlore	95,0	103,0
Résidu sec à 180°.	602,0	551,0
Résidu fixe après calcination au rouge sombre.	420,0	586,0
Bactéries par cent. cube	9 100 000	27 900 000
Bacterium coli, par cent. cube .	1 000 .	1 000

Il n'y a donc, dans la fosse dont il s'agit, aucune destruction de la matière organique, contrairement à ce qu'indiquent les prospectus du constructeur. Aussi, le Conseil d'hygiène publique du département de la Seine, sur le rapport présenté par le Dr *Laveran*, au nom de la Commission, a-t-il conclu que le déversement des liquides sortis de ces fosses, soit dans des puisards absorbants, soit dans des égouts, devait être *interdit*, et que, dans le périmètre du département de la Seine, jusqu'à l'installation du tout à l'égout, on pouvait tolérer les appareils de ce genre *à la condition que les liquides en provenant soient conduits par des tuyaux étanches sur des terrains d'épandage ou sur des lits bactériens d'oxydation acceptés par l'administration et placés sous sa surveillance* ([1]).

[1] Compte-rendu des séances du Conseil d'hygiène publique et de salubrité du département de la Seine, 2 août 1907.

II. — **Fosse septique à caisse siphoïde de V. Devrez.** —
M. *V. Devrez*, ingénieur à *Seignelay* (*Yonne*), s'est proposé de
supprimer les cloisons qui, dans les fosses septiques, sont
destinées à faciliter les dépôts de matières en suspension et
les fermentations microbiennes. Ces cloisons perforées ont
l'inconvénient de nécessiter trop souvent le dragage ou le
curage des fosses. Il les remplace par l'adjonction d'une *caisse
siphoïde* en ciment armé et qui représente une cloison reportée
à l'extérieur (*fig.* 6). On peut ainsi, en cas d'engorgement,

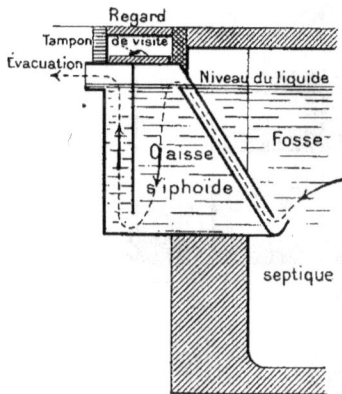

Coupe schématique.

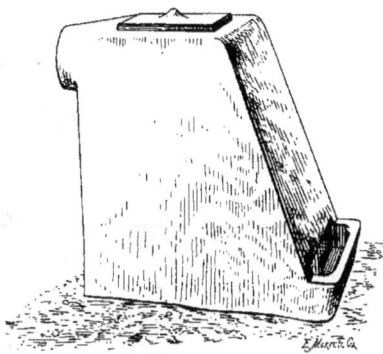

Vue de la caisse siphoïde en ciment armé de
Métal déployé.

Fig. 6. — Caisse siphoïde de V. Devrez.

désobstruer la sortie de la fosse à l'aide d'un simple crochet
flexible. D'autre part, le double siphon d'entrée et de sortie
de ladite caisse assure complètement le maintien dans la fosse
des matières qui doivent y séjourner vingt-quatre heures, pour
subir la transformation septique. Les dimensions de cette
caisse varient suivant l'importance de la fosse.

III. — **Transformateur intégral.** — L'appareil dit *Transformateur intégral*, imaginé par M. *Bordigoni*, comprend trois
parties :

1° Une fosse septique B (*fig.* 7) où arrivent les matières
excrémentitielles et les eaux ménagères par les tuyaux de
chute A plongeant dans la masse. Cette fosse, pourvue d'une
chicane de surface destinée à retenir les corps flottants, est

reliée avec le compartiment D par un conduit C muni d'un

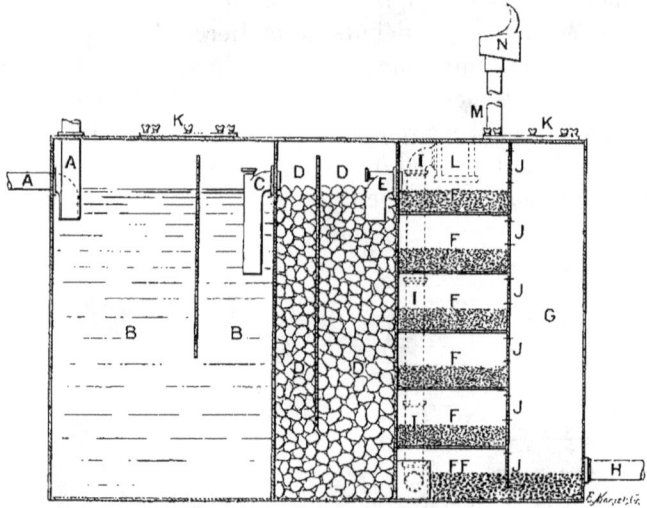

Coupe longitudinale.

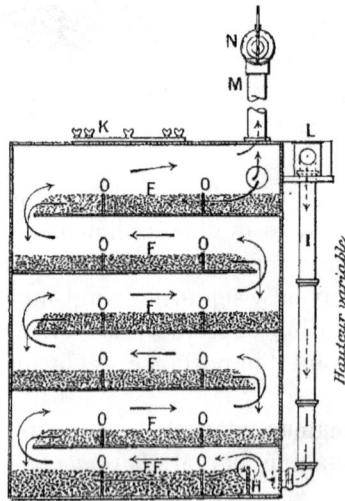

Coupe transversale du lit bactérien.

Fig. 7. — Transformateur intégral.

orifice destiné à empêcher les mouvements que pourrait déterminer la pression des gaz. Ce conduit plonge également dans le liquide, d'environ 0ᵐ,60, pour empêcher le passage des matières solides en D.

Un trou d'homme est ménagé sur le plafond de la fosse septique pour permettre les nettoyages.

2° La fosse médiane D, divisée comme la première par une cloison incomplète, est entièrement garnie de morceaux de calcaire de la grosseur d'un œuf de pigeon. Le liquide que déverse C la remplit complètement, chemine à travers le calcaire jusque sous la cloison et ressort en E, pour se répandre en cascade sur les lits bactériens.

3° Ceux-ci sont au nombre de 3 à 6 dans le dernier compartiment G. Ils sont formés par une série de lames de ciment armé, disposées en chicanes et recouvertes de quelques centimètres d'un mélange de calcaire avec des scories et un peu de terreau (F,F,F).

Ces lits sont en pente légère, de telle sorte que l'eau, arrivant par E sur le premier, s'écoule lentement sur le second, puis sur le troisième, etc..., à travers les matériaux, sans que ceux-ci soient submergés. Au sortir du dernier lit elle s'échappe en H.

L'alimentation des lits se fait au fur et à mesure que surviennent en A de nouvelles chasses. Leur aération est assurée par une ventouse L munie d'un tuyau de communication l qui débouche sur le dernier lit. On lui donne une hauteur convenable pour qu'il y ait appel d'air extérieur en sens inverse du cheminement du liquide.

Les appareils étant généralement enchâssés dans le sol, on ménage une chambre de visite G fermée par un tampon, qui permet l'accès à chaque lit.

Une Commission spéciale du Conseil d'hygiène du département de la Seine a visité, le 13 décembre 1906, un *Transformateur intégral* installé depuis un an à l'hôpital de *Saint-Germain-en-Laye* et dont la fosse septique, de la contenance de 42 mètres cubes, était alimentée par trois cabinets d'aisances fréquentés par quarante malades environ. Cette fosse recevait en outre des eaux de lavage, mais pas d'eaux pluviales.

Une prise de liquide fut effectuée à l'effluent des lits bacté-

riens. Le 27 décembre on fit d'autres prélèvements de ce
même effluent et du liquide de la fosse septique.

Le tableau suivant résume les résultats des analyses,
d'après le rapport de M. le D^r .1. *Laveran* :

	ANALYSE DES LIQUIDES (milligr. par litre)		
	13 déc. 1906 à la sortie des lits bactériens	27 déc. 1906 à la sortie de la fosse septique	27 déc. 1906 à la sortie des lits bactériens
Azote total . . . . :	480,3	226,1	250,2
— ammoniacal . . .	470,0	218,5	225,6
— organique (Kjel-dahl).	14,1	4,7	2,4
— nitrique	»	4,4	1,9
Matière organique (oxy-gène emprunté au per-manganate en solution alcaline).	17,0	98,0	55,0
Résidu sec à 180°. . . .	1 343,0	850,0	857,0
Résidu fixe après calci-nation au rouge. . . .	790,0	595,0	690,0
Bactéries par c. cube. .	450 000	8 000 000	15 500 000
Bacterium coli par c. c.	10 000	1 000	1 00.1

Ces résultats montrent qu'il n'y a aucune épuration réalisée
dans l'appareil. L'azote albuminoïde s'y transforme en grande
partie, comme dans toutes les fosses septiques, en azote
ammoniacal, mais celui-ci ne se minéralise pas. Donc l'oxydation est à peu près nulle.

D'autres appareils du même système ont été étudiés en
Belgique par le Dr *M. Henseval*, directeur du laboratoire d'hygiène du Ministère de l'Agriculture. Leurs effluents analysés
étaient aussi défectueux. On n'y trouvait ni nitrites, ni nitrates
et, par contre, ils renfermaient en abondance des matières en
suspension.

Aussi la conclusion du Conseil supérieur d'hygiène de
Bruxelles fût-elle que « le *Transformateur intégral* ne fonctionne
pas avec la régularité nécessaire et que les processus d'oxydation sont loin d'atteindre le degré voulu. » Et son rappor-
teur (**M. F. Putzeys**) ajoute :

« Il serait regrettable d'encourager, et même d'autoriser
l'emploi, dans les établissements publics, d'un système d'épuration qui ne procure nullement les avantages que son titre

promet. Cette tolérance aurait certainement pour effet de dis-
créditer une méthode qui, dans d'autres mains, a donné d'excellents résultats » ([1]).

Cet insuccès du *Transformateur intégral* tient d'abord à ce
que le dispositif adopté pour
les lits bactériens empêche
que les matériaux de ces lits
soient régulièrement mouillés
et aérés dans toute leur masse.
Ensuite, les intermittences de
mouillage et d'aération n'y
étant réglées en aucune manière, la circulation de l'eau
s'effectue beaucoup trop vite
lorsque les chasses sont fréquentes, de sorte que les phénomènes d'oxydation, alors
même que les matériaux seraient convenablement disposés, n'ont pas le temps de
s'accomplir.

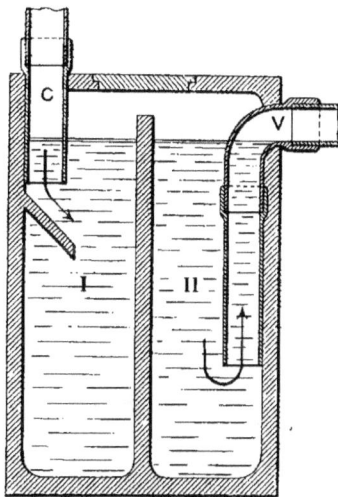

IV. — Fosse « Simplex ».

— M. *L. Gaultier*, architecte
(67, rue d'Amsterdam, Paris)
a construit, sous le nom de
Simplex, un appareil d'épuration domestique en béton
armé, parfaitement étanche et
qui mérite d'être signalé.

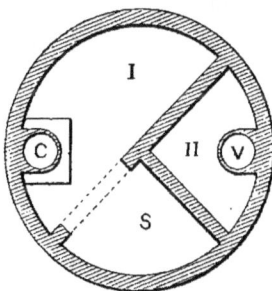

Cet appareil se compose
d'une fosse septique cylin-

Fig. 8. — Fosse « simplex » de L. Gaultier.

drique munie de deux cloisons intérieures de différentes hauteurs, l'une suivant le diamètre, l'autre suivant le rayon (*fig.* 8).
L'une de ces cloisons est percée à sa partie inférieure et leur
hauteur est calculée d'après le débit. Tout le système peut
être placé dans la cave des habitations ou enterré complète-

([1]) *Bulletin du service de santé et de l'hygiène*, Bruxelles, juillet-août 1907,
p. 375.

ment comme une fosse ordinaire. Un tampon avec joint spécial existe sur le dessus et permet la visite intérieure de la
fosse.

Le compartiment I fonctionne comme toutes les fosses septiques et reçoit le tuyau de chute C. Les eaux-vannes débarrassées par fermentation anaérobie de la plus grande partie
des matières en suspension passent en S par une ouverture
grillagée en bas. De là, lorsque l'appareil étant plein, une
chasse se produit, une égale quantité d'eau s'écoule par dessus
la cloison dans le compartiment II, et une autre, de même
volume, est éva-
cuée par le trop-
plein de vidange
V sur un puisard
de nitrification ou
puits bactérien.

Voici la des-
cription de ce
puisard telle que
l'auteur l'a pu-
bliée dans une
note au Congrès
national d'hygiè-
ne et de salubrité
de *Marseille* (octo-
bre 1905) :

On creuse un
puits en terre jusqu'à la couche absorbante en y pénétrant
comme pour faire un puisard ordinaire, mais au lieu de
monter un tube en maçonnerie sèche, nous remplissons ce
puits avec du gros mâchefer ou des débris de briques, pote-
ries, meulières, etc., jusqu'à environ 2 mètres du sol.

Dans les deux derniers mètres jusqu'au sol, sur 1 mètre de
diamètre, on construit un tube en maçonnerie ou en béton
aggloméré. On descend dans ce trou une cuve en ciment armé
(ABCD, *fig.* 9) qui n'a qu'une faible épaisseur et $0^m,80$ de diamètre extérieur sur 1 mètre à $1^m,50$ de hauteur. Cette cuve a
son fond et toute sa partie inférieure percés de trous. Pour
éviter qu'elle repose directement sur la couche de mâchefer,

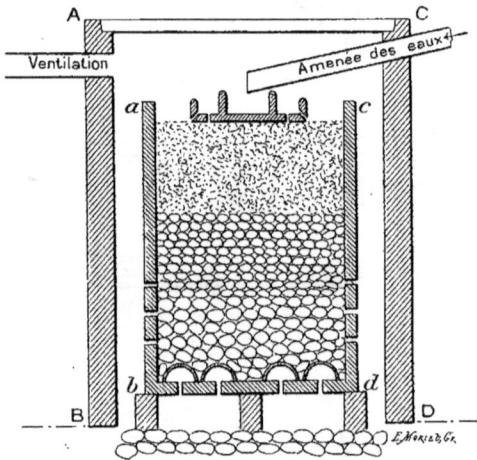

Fig. 9. — Puisard bactérien « simplex » de L. Gaultier.

et afin de permettre à l'air de circuler aussi bien en dessous qu'autour, on la fait reposer sur trois dés en pierre ou en brique (*a*, *b*, *fig.* 9).

On remplit cette cuve de trois couches superposées de mâchefer dont les morceaux vont en diminuant de grosseur de bas en haut; les premiers ayant environ 5 à 6 millimètres de diamètre, les seconds 3 millimètres et ceux du haut de la grosseur du gravier fin. Ces trois couches sont pilonnées légèrement pour rendre la masse plus homogène et pour éviter que l'eau la traverse trop rapidement. A sa surface on pose un petit appareil très simple en fonte, poterie ou ciment, qui a pour but de distribuer d'une façon régulière l'eau sortant de la fosse septique.

Lorsque cette sorte de puisard peut être établi assez loin de l'habitation et entouré de massifs de verdure, on le laisse à l'air libre. Quand le jardin est trop petit, et c'est la majorité des cas dans les banlieues des villes, on le couvre d'un plancher quelconque en ayant soin de le ventiler le mieux possible.

Les liquides fermentés anaérobiquement subissent dans ce puisard bactérien une nitrification qui peut ne pas être complète mais qui s'achèvera ensuite dans le sol perméable sous-jacent. On réduira par suite dans une large mesure les chances de contamination des nappes souterraines.

Aucun hygiéniste ne saurait évidemment souhaiter l'emploi généralisé d'un tel système dans les villes et encore moins dans les agglomérations rurales qui sont obligées d'extraire de leur sous-sol, par des forages ou par des puits, leurs eaux d'alimentation. Mais, dans certains cas, lorsqu'il s'agit de maisons isolées à la campagne, surtout si la nappe aquifère est protégée contre les infiltrations superficielles par une couche imperméable ou par une épaisse couche de sable fin, il peut rendre de réels services en raison de sa simplicité de construction. C'est à ce titre que nous avons cru devoir le faire connaître.

V. — **Puisard absorbant de E.-S. Auscher.** — M. *E.-S. Auscher*, ingénieur sanitaire (24, rue Lafayette, à Versailles) propose d'annexer aux fosses *Mouras* ou autres types de fosses septiques, dans les localités où il n'existe pas d'égout et où l'on est obligé de recourir aux puisards absorbants, un type du puisard représenté dans la figure 10.

Ce dispositif comporte une caisse en tôle perforée MM remplie de scories sur $0^m,50$ environ, de gros sable de rivière ou gravillon sur $0^m,20$; puis encore de scories sur $0^m,80$. Cette caisse, amovible, repose sur un tampon en fonte T qui livre passage par plusieurs ouvertures à l'eau partiellement épurée vers le puisard absorbant creusé en dessous.

La surface du lit bactérien est à découvert en B.

La caisse en tôle n'occupe que la moitié environ du puits P dans lequel l'air circule librement pour permettre aux phénomènes d'oxydation de s'effectuer. Ce puits P est fermé au niveau du sol par des plaques en tôle striée épaisses NN, juxtaposées et laissant entre elles des espaces libres de 0,03.

La distribution de l'effluent de la fosse septique s'effectue, au fur et à mesure que les chasses se produisent, par le canal D, ramifié à son extrémité en trois branches percées de trous et noyées dans la couche de grosses scories à quelques centimètres au-dessous de la surface.

Cet appareil, très simple et peu coûteux, est susceptible de rendre quelques services, surtout pour les habitations isolées à la campagne. Il est assurément loin d'être parfait, mais si l'on veut bien réfléchir à ce fait qu'à l'heure actuelle 85 à 90 pour 100 des détritus ménagers et des matières de vidange, sur l'ensemble du territoire de la France, vont au sous-sol *sans aucune épuration préalable*, la situation sanitaire du pays serait certainement améliorée si l'on ne tolérait les puisards absorbants qu'à la condition qu'ils ne reçoivent que des eaux débarrassées de matières en suspension et au moins partiellement épurées.

VI. — **Appareil sanito-bactérien** (système *G.-A. Lucas*, 15, rue des Frères Herbert, Levallois-Perret). — Cet appareil, construit en un ciment spécial, est divisé en une série de trois compartiments dont la disposition est combinée, d'après l'auteur, de telle sorte que « les deux classes de microbes (anaérobies et aérobies) se trouvent chacune dans les conditions

Coupe verticale

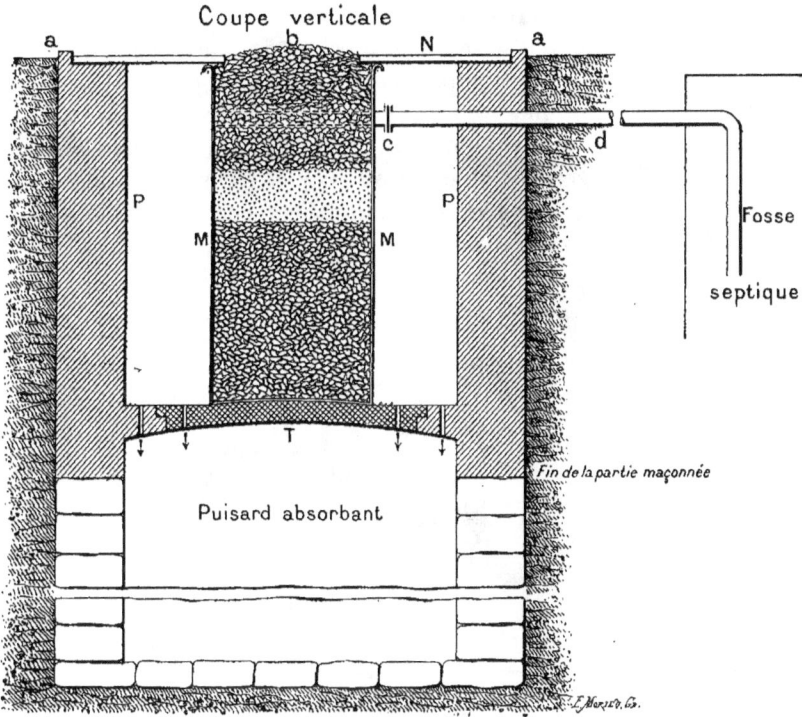

Plan sur cd

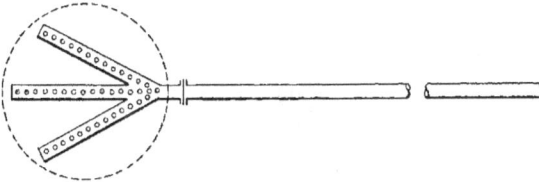

Plan sur ab

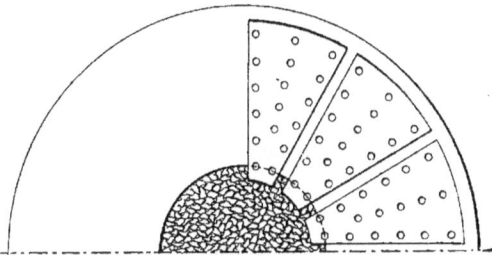

Fig. 10. — Puisard absorbant à aération continue (système E.-S. Auscher).

spéciales les plus favorables à leur activité, aussi bien qu'à
leur reproduction, sans se gêner ou se nuire mutuellement ».

Les deux premiers compartiments représentent en réalité
deux fosses septiques, communiquant l'une avec l'autre ; la
première reçoit le tuyau de chute (C *fig.* 11) ; la seconde est
pourvue d'une série de chicanes ou plaques transversales percées de trous alternants (D), dans le but d'empêcher les matières
solides d'être entraînées par les remous ou par les dégagements

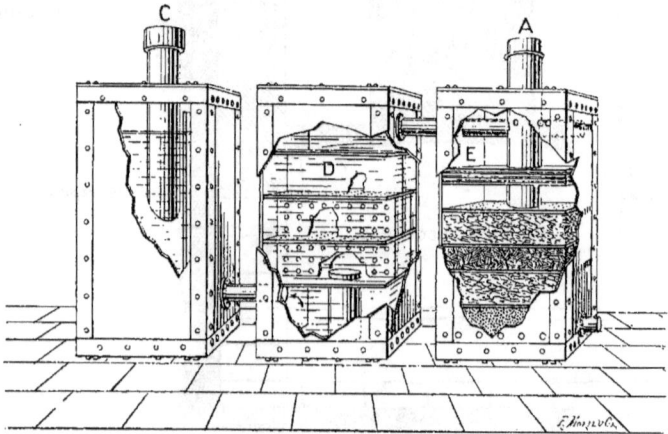

Fig. 11. — Appareil sanito-bactérien (système G.-A. Lucas).

gazeux, sans nuire à la circulation du liquide. Au sortir de la
deuxième fosse, celui-ci s'écoule de haut en bas en cascade
dans un troisième compartiment, dit *aérateur* (E), sur une série
d'étagères perforées qui supportent chacune une couche de
matériaux (scories ou graviers) de différentes grosseurs. L'étage
inférieur de ce troisième compartiment est une chambre à air
dont la communication avec l'air extérieur est assurée par une
large cheminée (A).

Nous ne connaissons aucune application de ce système qui
nous permette de porter un jugement sur sa valeur pratique.
Mais, outre qu'il nous paraît beaucoup trop compliqué, il présente au moins deux défauts qui doivent forcément nuire à
son efficacité et le rendre promptement inutilisable. Le premier est qu'il est impossible d'effectuer, sans démonter et vider
tout l'appareil, le curage de l'un quelconque de ses comparti-

ments. Le second, plus grave encore, réside dans ce fait que
les liquides déversés dans l'*aérateur* y pénètrent au fur et à
mesure que se produisent les chasses en C, sans que soient
assurées des *intermittences convenables*. Supposons par exemple
que deux ou trois chasses arrivent coup sur coup en E, le produit de la seconde et, plus encore, celui de la troisième, traver-
seront l'aérateur avant que celui de la première ait eu le
temps de s'oxyder. Il eût fallu, au moyen d'un dispositif analogue à celui des réservoirs à siphons de chasses automatiques, retenir à la partie supérieure du compartiment E un
volume déterminé du liquide sortant des fosses septiques et
faire en sorte que ce liquide ne puisse se déverser en cascade
que *par intermittences suffisamment espacées* sur les matériaux
nitrificateurs.

VII. — **Fosse septique et lit bactérien pour habitations de
A. Degoix** (Lille, 42, rue Masséna). — Nous ne reviendrons pas
sur la description de cet appareil que nous avons déjà men-
tionné (vol. II, p. 72). Mais nous croyons utile d'indiquer une
modification très avantageuse que l'auteur a cru devoir y apporter et qui consiste, ainsi que l'indique la figure 12, à faire précéder le lit bactérien d'un réservoir de chasse automatique enfermé
en vase clos. Le volume de ce réservoir est calculé, suivant
l'importance de l'installation, de manière à retenir une quantité
d'eau (sortant de la fosse septique) correspondante au produit
de plusieurs chasses. On assure ainsi, d'une manière aussi parfaite que possible, l'intermittence des déversements de liquide
sur le lit bactérien et ces déversements s'effectuent par une
série de jets formant becs pulvérisateurs. Les matériaux du lit
ne se trouvent, par suite, jamais noyés et l'air y circule
constamment, aspiré de bas en haut par la cheminée d'appel,
de telle sorte que l'évacuation de l'acide carbonique provenant des fermentations aérobies d'une part, et l'oxydation des
matières fixées par les matériaux du lit d'autre part, s'effectuent
dans les meilleures conditions.

Des appareils de ce genre fonctionnent dans plusieurs établissements publics, entre autres au Lycée de Lille et au Lycée de
Saint-Omer (*fig.* 13 et 14). Ils donnent toute satisfaction. Les
liquides épurés qui s'en échappent ne sont pas putrescibles

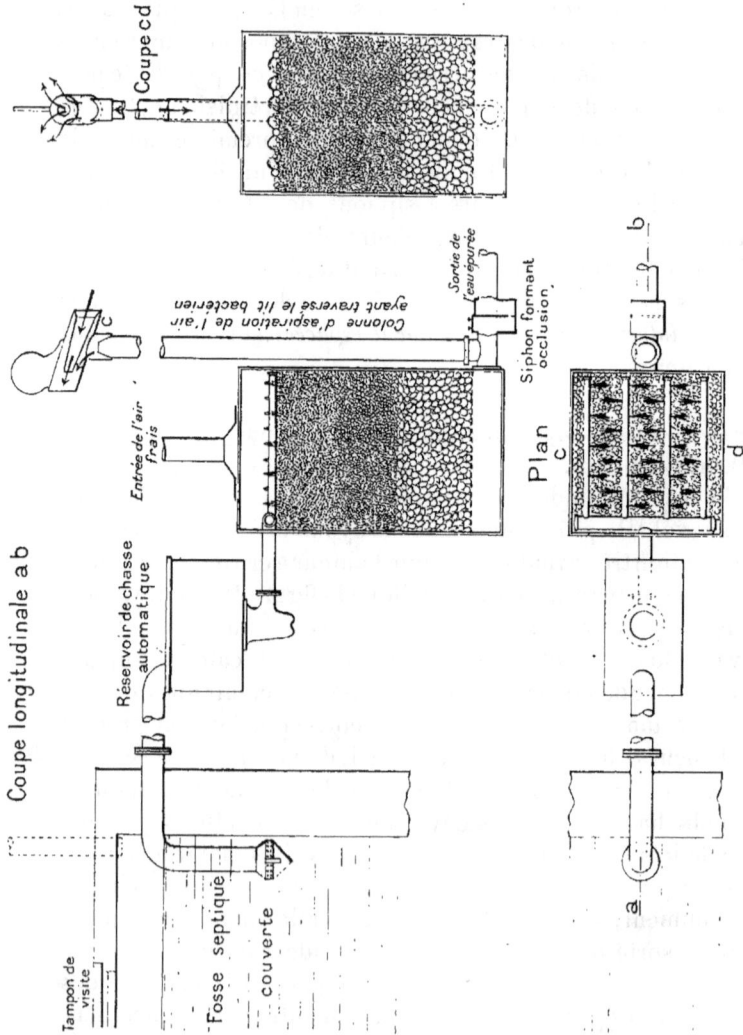

Coupe cd

Coupe longitudinale a b

Réservoir de chasse automatique

Entrée de l'air frais

Colonne d'aspiration de l'air ayant traversé le lit bactérien

Sortie de l'eau épurée

Siphon formant occlusion

Tampon de visite

Fosse septique couverte

Plan

Fig. 12. — Lit bactérien à chasse intermittente et automatique de A. Degroix.
Adaptable aux fosses septiques d'habitations non reliées à un réseau d'égout.

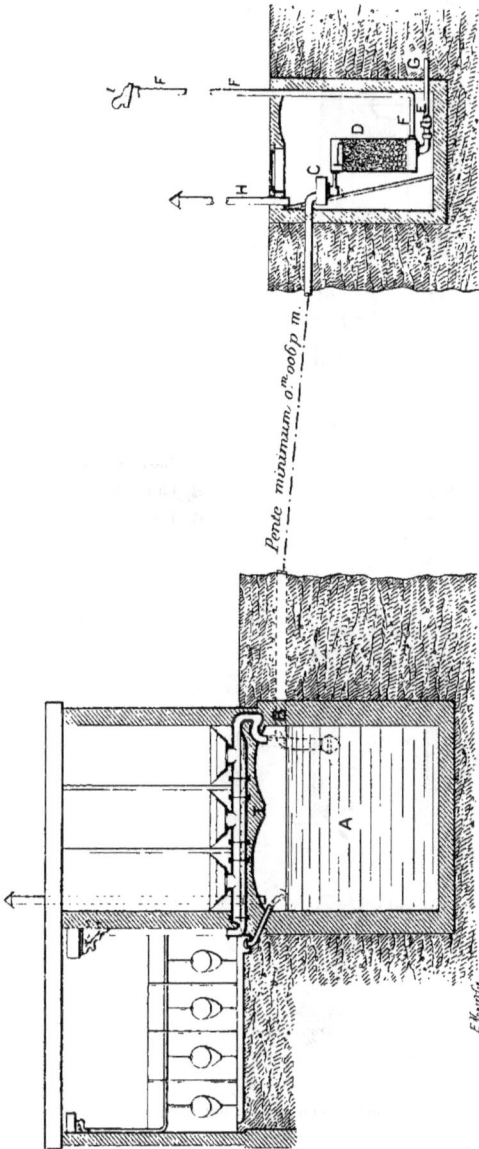

Fig. 13. — Lit bactérien pour habitation.

WC à la turque et urinoirs (Lycée de Saint-Omer). Lit bactérien éloigné de 60 mètres de la fosse septique.

A Fosse septique.
B Siphon anaérobie.
C Réservoir de chasse automatique.
D Lit bactérien.
E Siphon de garde.

F Colonne d'aspiration de l'air ayant traversé le lit bactérien.
G Sortie de l'eau épurée.
H Entrée d'air frais.
I Aspirateur.

Pente minimum. 0ᵐ.0065 p m

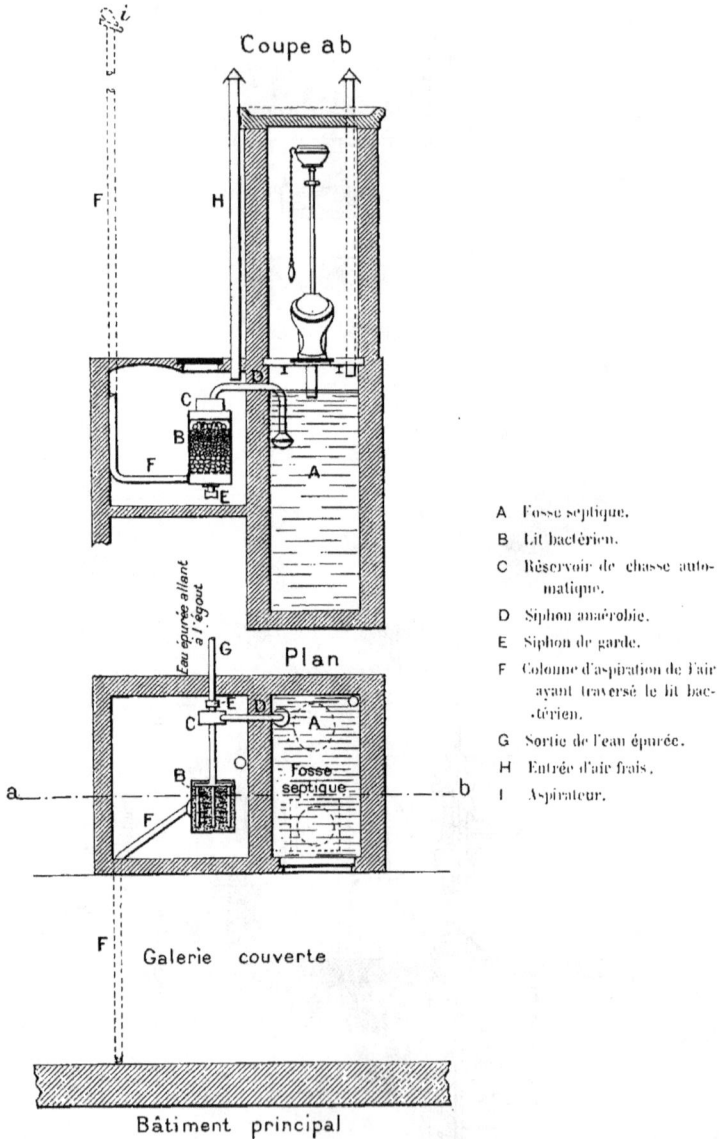

Coupe a b

Plan

A   Fosse septique.
B   Lit bactérien.
C   Réservoir de chasse auto-
       matique.
D   Siphon anaérobie.
E   Siphon de garde.
F   Colonne d'aspiration de l'air
       ayant traversé le lit bac-
       térien.
G   Sortie de l'eau épurée.
H   Entrée d'air frais.
I   Aspirateur.

Galerie   couverte

Bâtiment   principal

Fig. 14. — Lit bactérien pour habitation isolée.

A Citerne d'eau épurée.

B Lit bactérien.

C Réservoir de chasse automatique.

D Tuyau de raccordement du lit bactérien au siphon anaérobie (fosse septique).

E Siphon de garde.

F Colonne d'asration de l'air ayant versé le lit bactérien.

G Pompe.

H Entrée d'air frais.

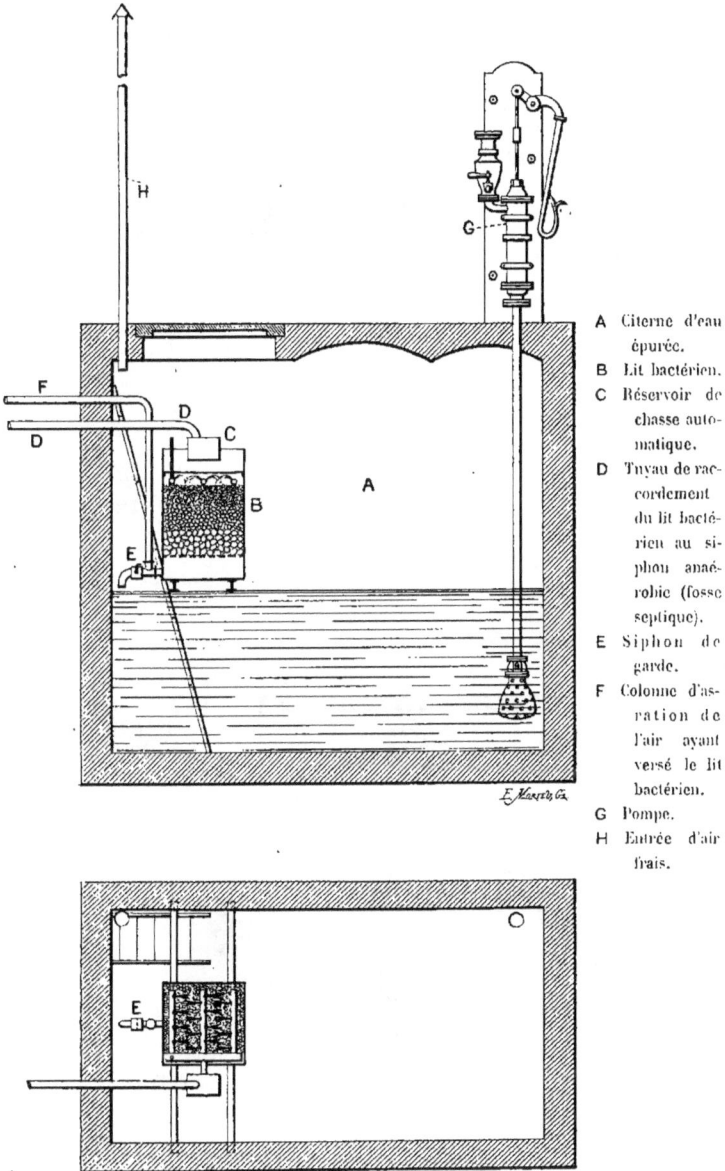

Fig. 15. — Lit bactérien pour habitation avec citerne pour l'eau épurée.

Coupe

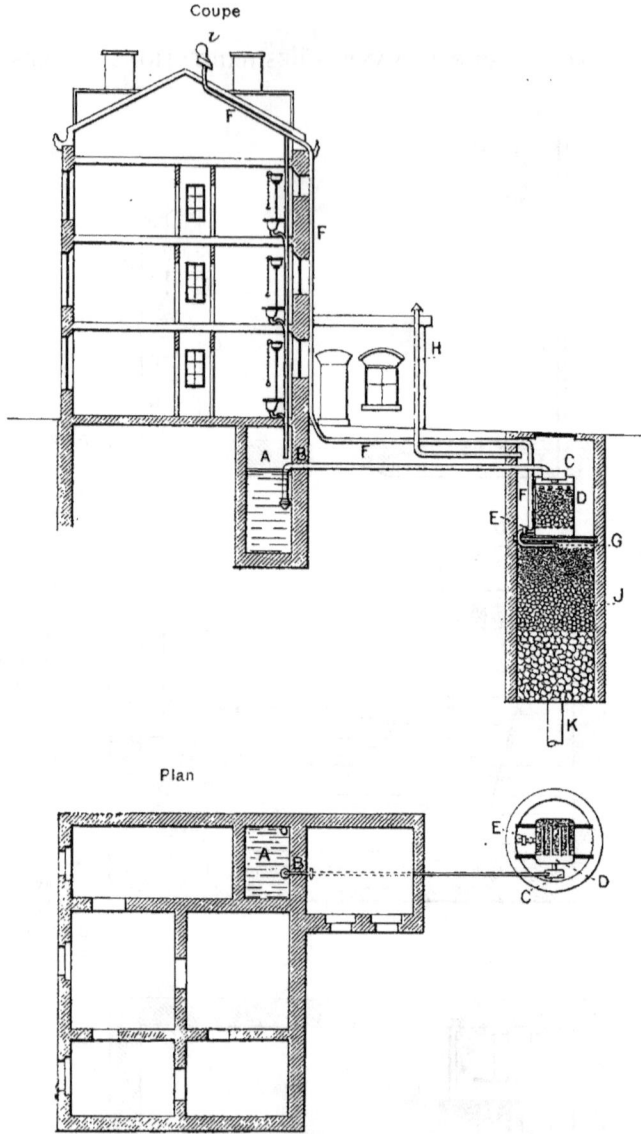

Plan

Fig. 16. — Fosse septique et lit bactérien pour habitation isolée d'un réseau d'égout avec évacuation de l'effluent épuré dans un puits perdu K.

A Fosse septique.
B Siphon d'évacuation de la fosse septique.
C Réservoir de chasse automatique et intermittente.
D Lit bactérien.
E Siphon de garde pour l'évacuation de l'eau épurée.

F Colonne d'aspiration de l'air ayant traversé le lit bactérien.
G Sortie de l'eau épurée.
H Entrée de l'air frais pour l'aération du puits perdu.
I Aspirateur à girouette.
J Puits perdu. — Scories.
K Puits perdu. — Forage.

et contiennent une quantité de nitrates variant de 30 à 125 milligrammes par litre, ce qui indique une excellente épuration.

Pour les installations faites à la campagne, il est évidemment possible de tolérer le déversement de telles eaux soit dans des bassins, pour qu'elles puissent être utilisées à l'arrosage des cultures (*fig.* 15), soit dans des puisards absorbants remplis de scories et pourvus d'un dispositif d'aération, comme l'indique la figure 16, analogue à celui que propose M. *E.-S. Auscher* (de Versailles).

Dans ces conditions, les nappes aquifères souterraines ne risquent guère d'être contaminées. Aucun des appareils actuellement connus et employés pour l'épuration des eaux-vannes et des matières de vidange dans les maisons particulières, ne paraît présenter plus de garanties de bon fonctionnement et de salubrité.

Il est particulièrement intéressant et recommandable pour les pays chauds, car il permet d'éviter complètement la pullulation des moustiques et autres insectes ailés, si l'on prend la simple précaution de garnir de doubles toiles métalliques fines les ouvertures de tuyaux de chute et des cheminées d'aération du lit bactérien.

CHAPITRE XVII

RÈGLES GÉNÉRALES POUR L'ÉTABLISSEMENT DES FOSSES SEPTIQUES ET DES LITS BACTÉRIENS POUR HABITATIONS ISOLÉES

Quel que soit le système auquel on veuille s'adresser pour réaliser l'épuration des eaux d'égout d'une habitation privée ou collective lorsque l'effluent doit être évacué, soit dans un réseau de canalisations urbaines, soit dans un puisard absorbant ou dans un cours d'eau, il est certaines règles que nous croyons nécessaire de préciser et dont on ne devra jamais se départir.

1° **Fosses septiques.** — Elles devront être construites en maçonnerie cimentée à l'intérieur et parfaitement étanches, ou mieux en ciment armé, ou encore en métal pour les appareils de petites dimensions.

La capacité de la fosse sera de 10 fois le volume qu'elle peut être appelée à recevoir journellement.

Si cette fosse ne doit recevoir que le produit des water-closets, il faut, autant que possible, utiliser pour ces derniers des appareils à effets d'eau débitant 10 litres par chasse.

On compte alors, en moyenne, 25 litres par personne et par jour pour les habitations privées ; 15 litres seulement pour les habitations collectives (casernes, collèges, prisons, etc...) et 15 litres de plus dans les deux cas pour les eaux de toilette.

Si l'on veut y joindre les eaux de lavage de cuisine et autres, on ajoutera encore 6 litres par personne et par jour. Toutefois, comme ces eaux renferment beaucoup de graisses, il faut augmenter la capacité de la fosse septique et la porter à 20 fois le volume total journalier.

On se gardera d'admettre en fosse septique les eaux des *bains* et celles des *buanderies*, car l'afflux irrégulier et important, correspondant à la capacité d'une baignoire et arrivant tout d'un coup dans la fosse, apporterait une perturbation dans le travail des bactéries. D'ailleurs ces eaux, comme celles des buanderies, peuvent s'écouler à ciel ouvert sans inconvénients et être simplement filtrées sur gravier avant leur rejet dans les cours d'eau.

A titre d'exemple, une fosse septique correspondant à une famille de six personnes aurait les dimensions ci-après :

1° $6 \times 25 \times 10 = 1^{m3},500$, si elle ne reçoit que les W.-C.

2° $6 \times 40 \times 10 = 2^{m3},400$, si elle reçoit en plus les eaux de toilette.

3° $6 \times 20 \times 46 = 5^{m3}.520$, si elle reçoit en outre les eaux-vannes de cuisine et de lavage.

La fosse septique doit avoir une profondeur de 2 à 3 mètres. Elle doit être munie d'une trappe de visite (ordonnance de police) et d'un tuyau de ventilation de 100 millimètres, en zinc ou en fonte, allant jusqu'au toit (la fonte est indispensable dans la traversée des maçonneries). Ce tuyau a pour objet, contrairement à ce qui a été fait pour les fosses *Mouras*, d'éviter que les gaz provenant de la décomposition des matières organiques se mettent en pression dans la fosse.

Les tuyaux de chute des matières doivent plonger de $0^{m}.050$ millimètres en dessous du niveau du liquide dans la fosse ; une plus grande plongée entraîne des inconvénients dans le fonctionnement des W.-C.

Lorsque les appareils de W.-C. ne sont pas des appareils de chasse donnant environ 10 litres d'eau par chasse, il devient nécessaire d'ajouter un volume d'eau suffisant pour former le débit journalier de 20 litres par personne et par jour. On arrive à ce résultat soit par un écoulement continu, soit par un siphon de chasses automatiques et intermittentes, communiquant avec un réservoir d'eau.

2° **Lit bactérien.** — On doit toujours faire précéder le lit bactérien d'un réservoir de chasse automatique ou de tout autre dispositif permettant d'assurer l'*intermittence des déversements* et la *régularité de l'épuration*.

Tout l'ensemble de l'installation doit être fermé pour éviter le dégagement des odeurs.

La hauteur des scories dans le lit bactérien ne sera pas moindre de 1^m,10 et la différence de niveau entre la sortie de la fosse septique et la surface des scories sera d'environ 0^m,60. Il faut ajouter à ces chiffres 0^m,10 pour l'évacuation de l'effluent, soit au total 1^m,80.

Si la configuration du sol permet d'augmenter la hauteur du lit jusqu'à 1^m,75 ou 2 mètres. on n'hésitera pas à en profiter.

Les dimensions du lit bactérien en surface seront déterminées sur la base d'une épuration de 0^{m3},500 par mètre carré et par jour.

Donc, pour une famille de 6 personnes, le lit aura respectivement, dans chacun des cas prévus ci-dessus au sujet de la fosse septique :

1° $$\frac{0,150}{0,500} = 0^{m2},30.$$

2° $$\frac{0,240}{0,500} = 0^{m2},48.$$

3° $$\frac{0,276}{0,500} = 0^{m2},55.$$

Le tuyau de rentrée d'air frais, amenant l'air à la surface du lit, aura 0^m,150 de diamètre. Il sera, en principe, le moins haut possible s'il s'agit d'habitations isolées ; mais, dans les agglomérations, on l'élèvera à 2^m,50 de hauteur, en l'éloignant de 5 mètres environ de toute fenêtre ouvrante.

Le tuyau d'aspiration, entraînant les gaz pris sous le lit bactérien, aura également 0^m,150 de diamètre, s'élèvera à la hauteur du toit et sera surmonté d'une girouette aspiratrice.

La répartition du liquide à la surface du lit bactérien peut s'effectuer, soit par des rigoles distributrices à trous ou à fentes, soit avec un dispositif de tuyaux perforés à leur partie supérieure tous les 3 ou 5 centimètres et fonctionnant sous la pression du réservoir de chasse automatique.

L'évacuation de l'effluent épuré se fera par une canalisation quelconque en grès ou en fonte. Il sera toujours utile de prévoir, à son départ, l'installation d'un petit réservoir de 2 ou 5 litres de capacité permettant de recueillir des échantillons d'eau épurée et de vérifier de temps en temps, par des analyses, l'efficacité du système.

CHAPITRE XVIII

NOUVEAUX APPAREILS DE DISTRIBUTION AUTOMATIQUE
POUR LITS BACTÉRIENS

1° **Distributeur Farrer**. — Cet appareil, combiné surtout
pour desservir les petites installations particulières isolées,
telles que *hôpitaux*, *collèges*, *maisons de campagne*, consiste en
une gouttière de fer galvanisé en forme de V et divisée longitudinalement en deux moitiés. Cette gouttière, maintenue
horizontale par deux supports, peut basculer alternativement

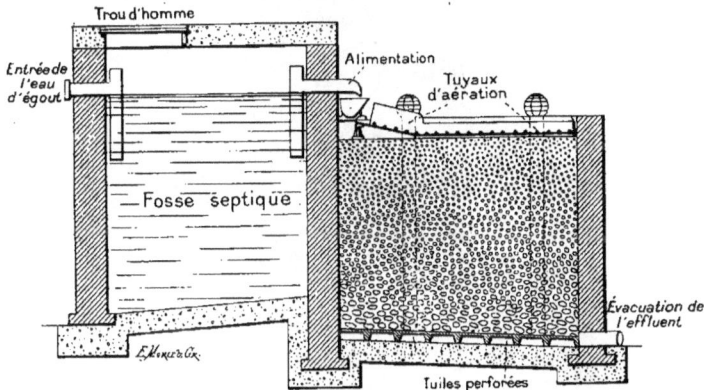

Fig. 17. — Distribution automatique de *Farrer* (coupe longitudinale).

à droite et à gauche. Lorsque le liquide sortant de la fosse
septique a rempli l'une de ses moitiés, le centre de gravité de
celle-ci est déplacé : elle bascule, et l'autre moitié vient alors
se présenter vide au remplissage.

De chaque côté de la gouttière et reposant directement sur
le lit bactérien, est fixé tout un système de canaux de distribution formant *chutes concentriques*. Chaque chute déverse
une partie du flot dans une nochère répartitrice dentelée et

perforée de trous agencés de telle sorte que la surface entière
du lit reçoive le même volume d'eau à épurer.

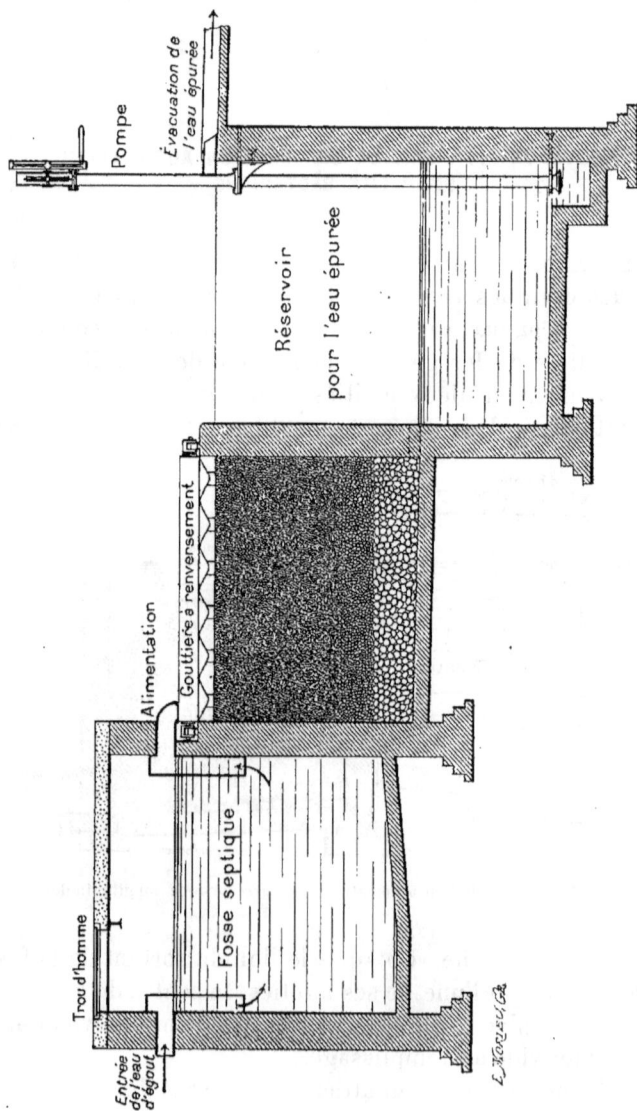

Fig. 48. — Distributeur automatique de *Farrer*, avec réservoir pour l'eau épurée.

Lorsque la distribution s'effectue sur un côté du lit, l'autre
s'aère et inversement.

La figure 17 montre un petit dispositif de ce genre dont les dimensions sont calculées pour traiter 730 litres par jour, soit, largement comptée, la quantité d'eaux-vannes produite par cinq personnes. Le lit bactérien a 2 mètres × 1 mètre et travaille à raison de 370 litres par mètre carré et par jour.

La fosse septique a une capacité d'environ 1.500 litres, représentant le sewage total de 2 jours. Elle est couverte, et

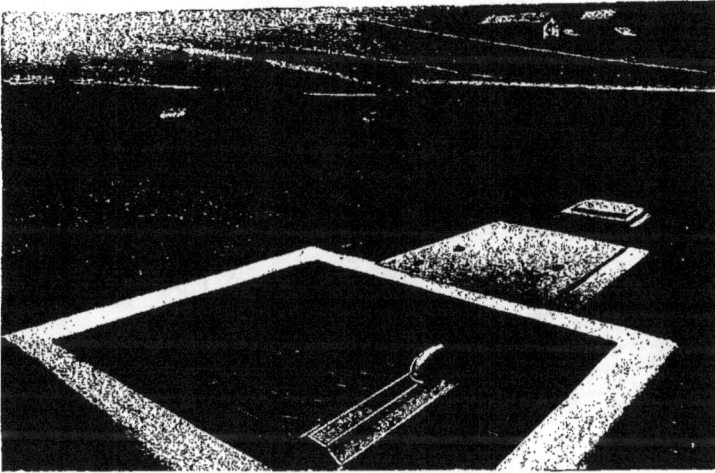

Fig. 19. — Distributeur automatique à renversement de *Farrer*; plan d'installation pour maisons, hôpitaux, etc.

son plafond est muni d'un trou d'homme permettant les dragages éventuellement nécessaires.

La section du lit bactérien montre les détails de sa construction. On voit qu'il repose sur une sole de tuiles perforées, sous lesquelles l'air extérieur parvient aisément grâce à deux tuyaux d'aération en terre cuite. Ceux-ci viennent déboucher à l'extérieur tout auprès de la surface du lit.

Lorsque les circonstances ne permettent pas de disposer d'une chute suffisante, on peut adopter la disposition que représente la figure 18. Les eaux épurées sont alors reçues dans un bassin spécial (réservoir pour l'eau épurée) placé en

contre-bas du lit bactérien et, dès que leur niveau atteint
celui de la sole du lit, on les évacue à l'extérieur à l'aide d'une
pompe.

Les figures 19 et 20 montrent ce système appliqué à des
installations plus importantes. On peut le voir fonctionner

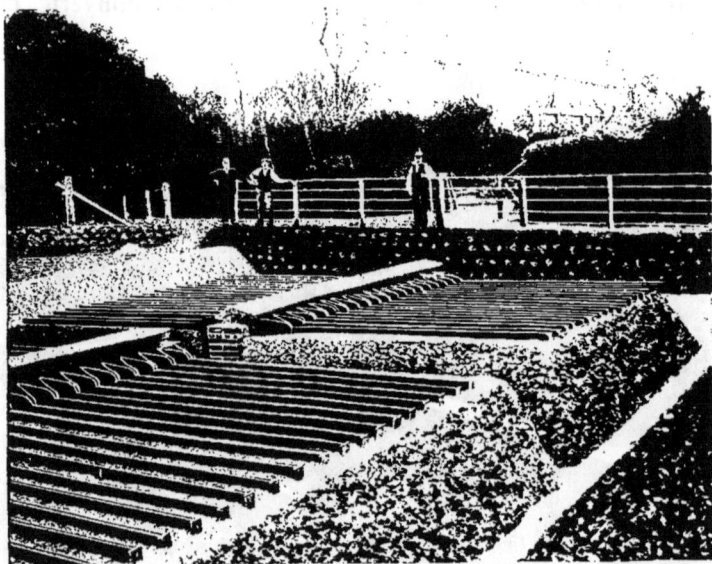

Fig. 20. — Distributeur automatique à renversement de *Farrer*, à *West Stoneham Union*, près Southampton.

près de *Southampton*, à *West Stoneham Union*, ou encore à
Thornbridge Hall, près de *Bakewell* (Derbyshire).

Le distributeur *Farrer* est construit par M. *William E. Farrer, Star Works, Cambridge street*, à *Birmingham*.

2° **Distributeur « va et vient » de Ham-Baker**. — MM. *Ham,
Baker et C°* (13 *Grosvernor road, Westminster, Londres S. W*) ont
construit récemment un distributeur spécialement agencé
pour desservir les lits bactériens rectangulaires.

Ce distributeur est alimenté par un canal latéral au lit et
ouvert à l'air libre, dans lequel plonge un siphon qui amène
l'eau, au moyen de deux tuyaux parallèles, alternativement de

chaque côté d'un long cylindre formant moulin comme le
Fiddian (voir vol. I, p. 141, fig. 11 et 12).

Une valve à renversement est fixée sur l'extrémité de l'appareil, à la base du siphon d'alimentation. Elle dirige l'eau à
épurer, tantôt dans le tuyau longitudinal droit, tantôt dans le
gauche, et le renversement du courant s'effectue chaque fois
qu'une tige qui commande la valve vient buter sur un obstacle
fixe placé à chaque extrémité du lit. Le distributeur alimente
ainsi successivement et régulièrement, d'avant en arrière,

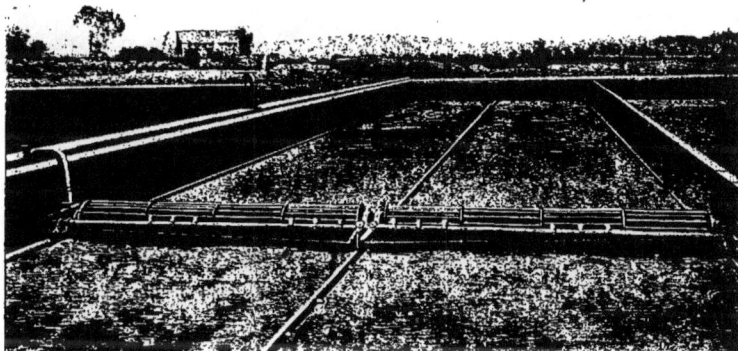

Fig. 21. — Distributeur automatique « va et vient » de *Ham Baker* à *Wednesbury*,
près *Birmingham*.

toute la surface du lit. Son débit peut varier suivant le calibre
et l'ouverture du siphon. Il n'est pas susceptible de s'obstruer,
puisque l'eau est simplement déversée dans les augets, et les
vents les plus violents ne gênent pas sa marche. Il présente à
cet égard des avantages incontestables sur les *sprinklers* ou
tourniquets hydrauliques (vol. 1, p. 139, fig. 9 et 10).

On peut voir fonctionner cet appareil, que représentent les
figures 21 et 22, à *Wednesbury* (*Bescot junction station, près
Birmingham*) à *Bolton*, à *Bradford* et à *Wolverhampton*.

5° **Valve automatique de Ham, Baker et Cⁱᵉ pour l'alimentation intermittente des lits bactériens.** — Les mêmes construc-

teurs ont établi, pour l'alimentation intermittente des lits bactériens, un système fort ingénieux de valve automatique qui
peut trouver dans beaucoup de cas son emploi avantageux.

Cette valve, représentée dans la figure 23, en *V* dans sa position fermée, est traversée par une tige qui porte, à son extrémité supérieure, un poids métallique P. Ce poids est relié par
une chaîne à un bras de levier L monté sur un couteau de
suspension. La branche courte du bras de levier est articulée

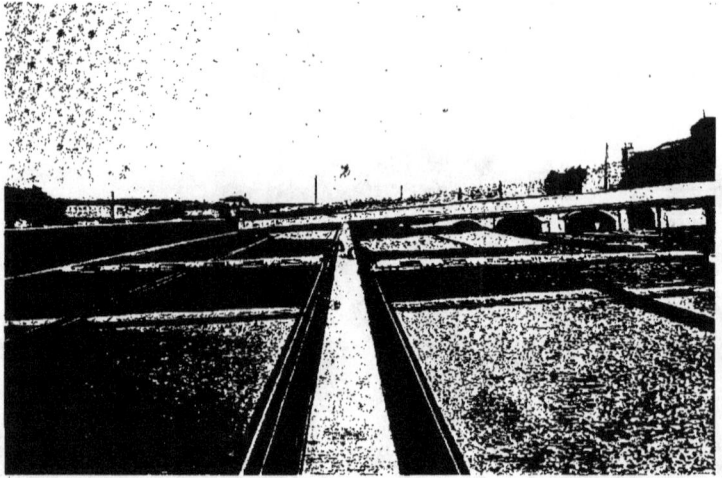

Fig. 22. — Distributeur automatique « *va et vient* » de *Ham-Baker*, à *Bradford*,
sur lit double.

à un récipient métallique R destiné à former contrepoids.
Lorsque le niveau de l'eau d'égout dans le canal d'amenée C
atteint son maximum en *m*, la goulotte *g* remplit le récipient R
et le poids de l'eau qui s'y accumule fait alors basculer le
levier L sur son couteau de suspension; la vanne V s'ouvre
et l'eau à épurer se précipite dans le tuyau T pour aller desservir soit un *sprinkler*, soit tout autre appareil de distribution
mécanique. Quand le niveau de l'eau est ramené à *n* dans le
canal C, la valve se referme automatiquement sous l'action du
poids P, et le liquide que contenait le récipient R se vide par
la petite tubulure *t* et par l'orifice *o* dans le tuyau T qui, à ce
moment, est vide.

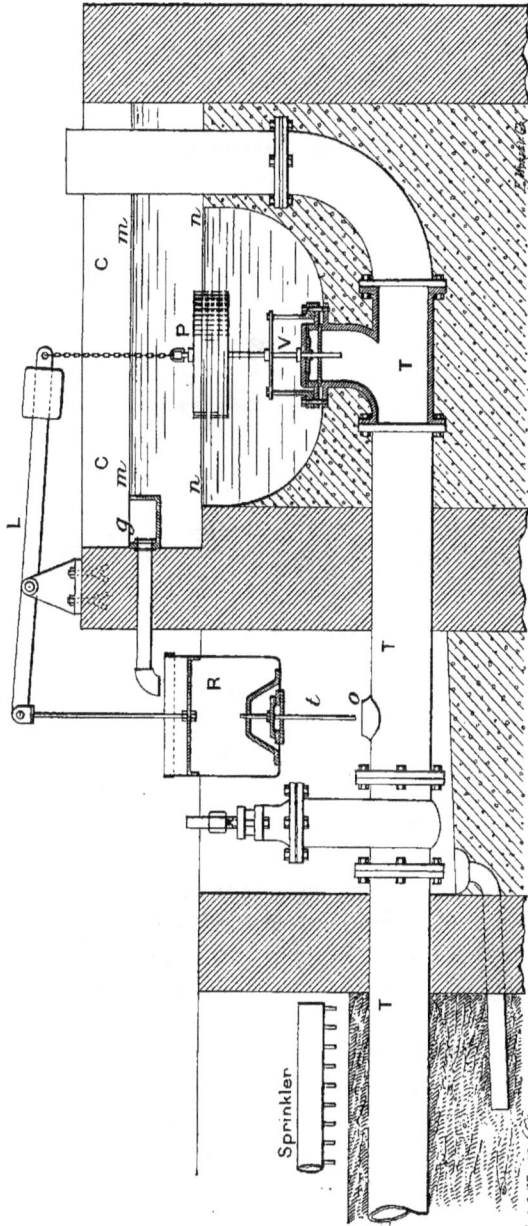

Fig. 21. — Valve automatique de *Ham Baker and C°*, pour l'alimentation intermittente des lits bactériens.

La robustesse et la simplicité de cet appareil permettent de l'utiliser dans des installations importantes. Nous l'avons vu fonctionner à *Chester* et l'ingénieur chargé de la station d'épuration s'en est affirmé très satisfait.

4° **Becs pulvérisateurs ou « Fixed spray jets »**. — Plusieurs types de becs pulvérisateurs ont été imaginés pour épandre régulièrement l'eau d'égout en pluie fine sur les lits bactériens. Nous avons déjà décrit dans notre volume I (p. 155, fig. 7) celui qui est employé à *Chesterfield*, et volume II (p. 123,

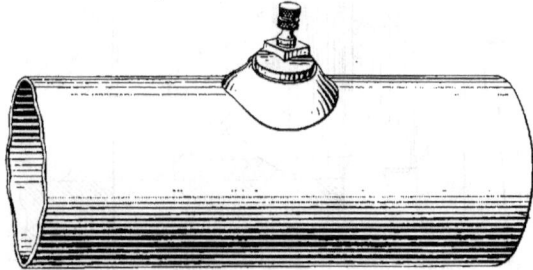

Fig. 24. — Bec pulvérisateur ou « *Fixedspray jet* » de *Ham Baker and Cᵉ*.

fig. 32) celui de M. *Joseph Corbett*, utilisé à la station d'épuration de *Salford*.

A *Birmingham*, où ce système de distribution est employé sur la plus vaste échelle, on a adopté le *fixed spray jet* de *Ham, Baker et Cᵒ* que représentent les figures 24 et 25.

Ces becs pulvérisateurs sont constitués par un ajutage à double couronne concentrique, qui s'emboîte au moyen d'un simple dispositif à baïonnette dans des orifices percés sur les tubes de distribution. Ils présentent, par suite, de grandes commodités pour le nettoyage en cas d'obstruction. Ils obligent l'eau à jaillir en deux cônes concentriques divergents, de telle sorte que la surface du lit est mieux utilisée et que l'aération est plus parfaite.

Ces becs peuvent lancer, sous forme de *spray*, plus de 5 mètres cubes et demi d'eau par hectare et par 24 heures, sous une pression moyenne de 1ᵐ,80, mais qui ne doit pas être inférieure à 1ᵐ,50.

Ils sont disposés de préférence en quinconce et espacés les

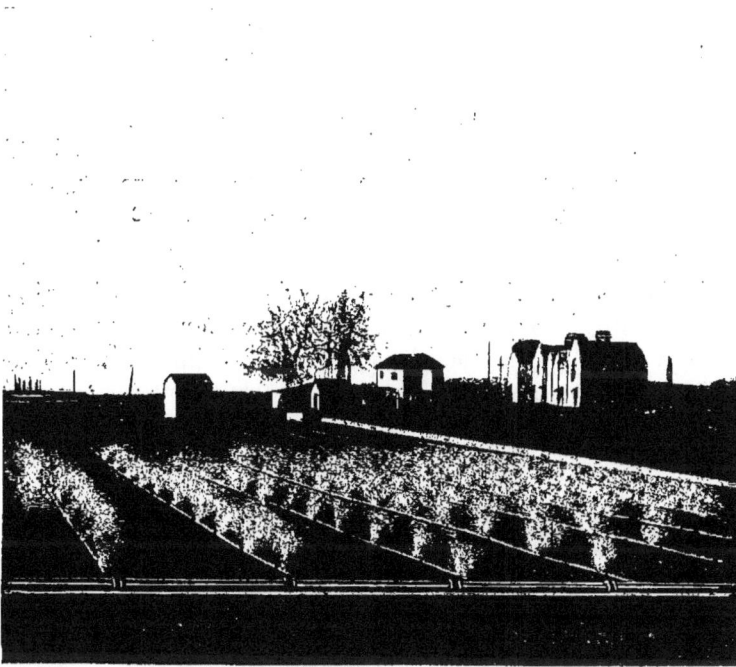

Fig. 25. — Becs pulvérisateurs ou « *fixed spray jets* ». de *Ham Baker*, sur lits à percolation, de *Birmingham*.

uns des autres de 3 à 4 mètres, suivant la pression à laquelle on les alimente.

CHAPITRE XIX

DÉCANTATION ET SÉPARATION MÉCANIQUE DES MATIÈRES SOLIDES AVANT FERMENTATION EN FOSSES SEPTIQUES

1° **Séparation mécanique.** — Une des conditions les plus essentielles pour que les fosses septiques fonctionnent bien est d'éviter que les matières solides de dimensions supérieures à 3 centimètres y pénètrent. On doit donc assurer aux eaux d'égout une décantation convenable avant leur admission dans ces fosses, et cette décantation doit avoir

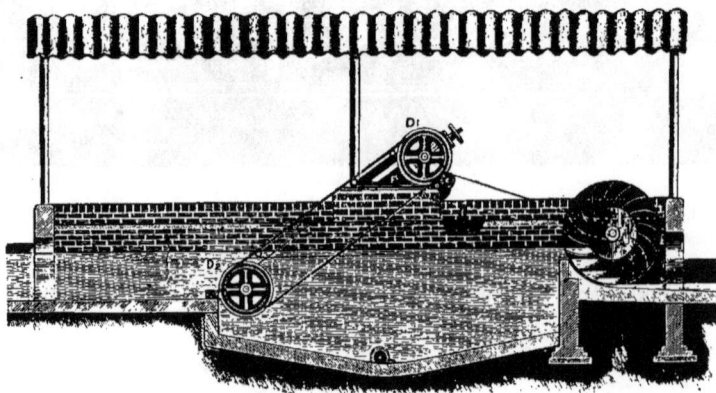

Fig. 26. — Coupe schématique de grilles roulantes de J. Smith.

pour objet, non seulement d'arrêter les corps volumineux dont la dissolution par les actions microbiennes serait trop lente, mais aussi d'empêcher que les matières minérales insolubles et lourdes, sables, graviers, scories, débris métalliques, viennent encombrer les fosses, diminuer leur capacité volumétrique utile et rendre nécessaires de trop fréquents dragages.

On a imaginé un grand nombre d'appareils qui répondent à ce but, mieux que ne le peuvent faire les simples grilles à peignes mécaniques, bien connues en France, et qu'on peut voir fonctionner à l'usine de refoulement des eaux d'égout de *Paris*, à *Clichy*.

Les grilles placées devant les pompes, à *Clichy* et dans toutes les installations un peu anciennes, consistent généralement en barreaux de fer inclinés à angle de 30 à 45° et espacés

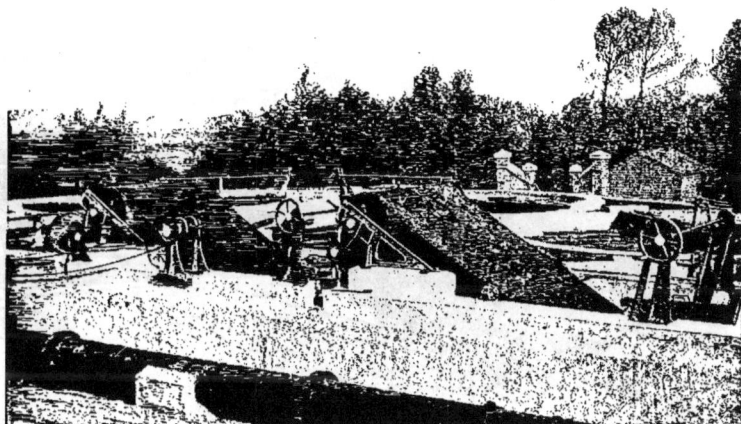

Fig. 27. — Grilles roulantes de *J. Smith*, à *Chester*.

de 15 à 40 millimètres. En amont de ces grilles l'eau traverse des puits où les matières les plus lourdes s'accumulent et d'où elles sont enlevées par des corbeilles ou dragues mécaniques.

Les grilles sont constamment maintenues libres au moyen de peignes ou rateaux mobiles qui s'engagent entre leurs barreaux pour en extraire les dépôts.

D'autres dispositifs sont constitués par des grilles mobiles. Tel est le système de *Schneppendahl*, formé de plusieurs grilles rotatives entraînées par le courant et nettoyées automatiquement.

Mais ces appareils laissent encore passer des corps trop

volumineux qu'il faut chercher à séparer autant que possible.

Celui qui nous paraît le mieux répondre aux besoins spéciaux de l'épuration biologique est le tamis rotatif de *John
Smith et Cᵒ*, de *Carshalton* (*fig.* 26), que nous avons vu fonctionner à *Chester* (*fig.* 27), à *Birmingham* (*fig.* 28), à *Bradford*
et à *Nuneaton*.

Ce tamis, placé à la façon d'une large courroie sur deux

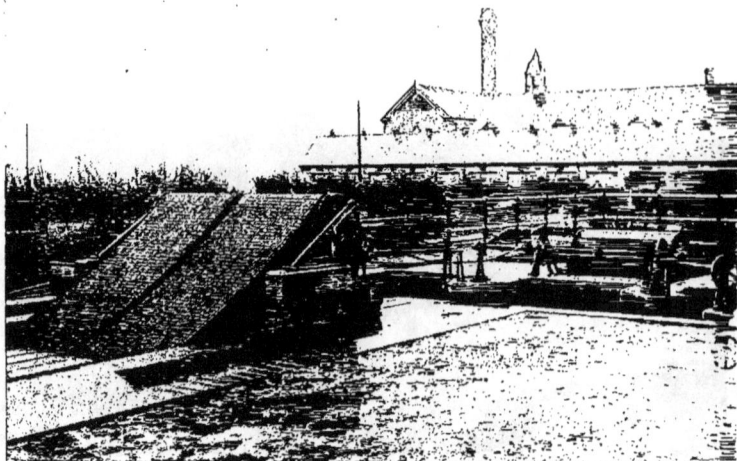

Fig. 28. — Grilles roulantes de *J. Smith*, à *Birmingham*.

cylindres mobiles, est mis en mouvement par le courant d'eau
d'égout. Les matières en suspension sont enlevées par une
brosse tournante et envoyées dans une gouttière spéciale C,
d'où une vis sans fin peut les conduire automatiquement au
dehors et les déverser dans des wagonnets ou des chariots.

L'appareil de *Herzberg*, à *Göttingen*, est tout à fait analogue.

Celui de *Latham*, à *Croydon*, consiste en un tamis circulaire,
également mû par l'eau d'égout et placé perpendiculairement
au courant (*fig.* 29). Les matières en suspension sont enlevées
au moyen de brosses.

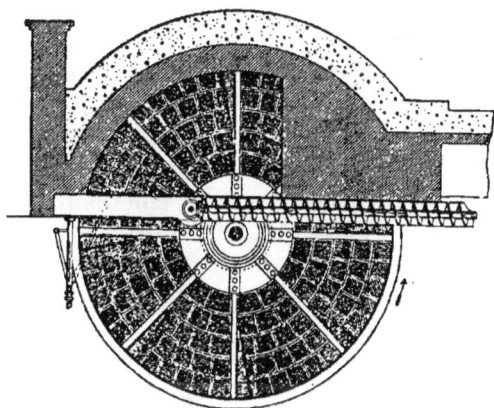

Fig. 29. — Séparateur vertical de *Latham*. à *Croydon*.
(*Placé perpendiculairement au courant et mû par celui-ci.*)

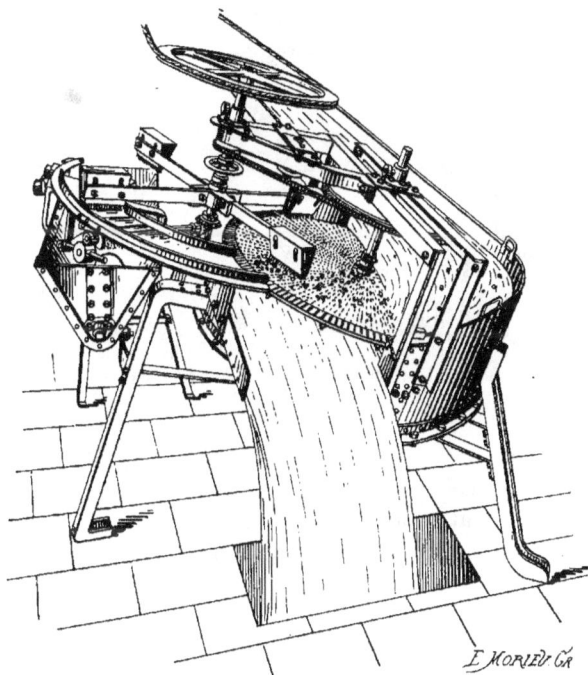

Fig. 30. — Appareil de *Riensch* pour la séparation des matières flottantes
(d'après *Dunbar*).

L'appareil de *Friedrich* est analogue au précédent, mais le tamis est horizontal au lieu d'être vertical.

L'appareil de *Riensch* est également du même type (*fig.* 30). Il se compose d'un tamis circulaire presque horizontal et animé d'un mouvement de rotation. L'eau d'égout arrive à la surface de ce tamis et le traverse en se débarrassant des corps en suspension, qui sont eux-mêmes enlevés par des brosses.

Citons enfin le *Segregator* de *Weand* appliqué à *Reading* (Pensylvanie), que nous décrirons en détails en même temps que la station d'épuration de cette ville, dans un autre chapitre.

2° **Fosses à sable.** — Comme complément de la séparation mécanique, les fosses septiques doivent être précédées de fosses à sables, dont la capacité variera suivant que les eaux d'égout entraînent une plus ou moins grande proportion de substances minérales. Lorsque la canalisation urbaine est du système séparatif, ces fosses à sable peuvent être de très petites dimensions (un cinquantième ou même un centième

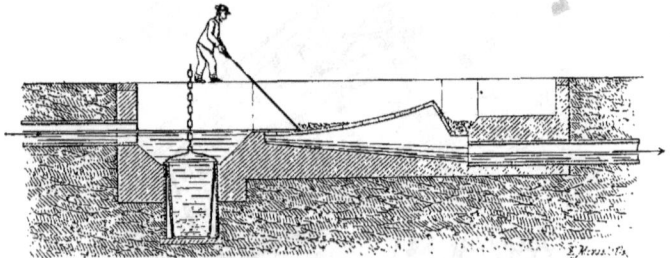

Fig. 31. — Fosse à sable à panier mobile de la *Allgemeine Städtereinigungsgesellschaft* (d'après *Dunbar*).

de la capacité des fosses septiques). Avec le système unitaire, elles devront avoir un vingtième de cette capacité; car alors les eaux d'égout apportent une masse importante de détritus provenant du lavage des rues par les grandes pluies.

On peut donner à ces fosses à sable les formes les plus diverses.

La Société Générale pour l'assainissement des villes (*Allgemeine Städterreinigungsgesellschaft*) a adopté un dispositif en forme de puits dans lequel plonge un panier qu'on peut soulever à volonté pour en opérer la vidange (*fig.* 31). Cette disposition est très répandue en Allemagne.

Dans le système de *Schneppendahl*, les fosses à sable reçoivent des récipients percés de trous qu'on enlève mécaniquement pour les vider.

On emploie parfois aussi le vide pour l'aspiration des sables déposés dans les fosses (*Cologne*).

La plupart des installations des grandes villes consistent en fosses à fond horizontal, que l'appareil débourbeur peut racler sur toute son étendue. Par exemple, à *Birmingham*, le débourbeur est mobile sur rails et peut enlever les dépôts au moyen d'une grue mécanique sur tous les points de la fosse.

A *Dresde*, l'installation faite par le système de *Riensch* comprend, pour le traitement de 45.000 mètres cubes d'eau d'égout par jour, une fosse à sable à fond horizontal, circulaire, de 6 mètres de diamètre, portant à l'intérieur une deuxième chambre à sable concentrique, beaucoup plus petite et ouverte en un point de la paroi. Cette disposition brise le courant d'eau et facilite le dépôt des corps lourds.

3° **Appareils de décantation.** — Les recherches les plus intéressantes effectuées sur ces procédés dans ces dernières années sont celles de *Steuernagel*, à *Cologne*, de *Bock* et *Schwartz*, à *Hanovre*, et de *Schmidt*, à *Oppeln*.

Steuernagel a constaté que le fond des bassins de décantation doit être incliné *en sens inverse du courant et non pas dans le sens du courant*. Ses expériences ont été effectuées sur les bassins de décantation de *Cologne*. Ces bassins, longs de 45 mètres, présentent, au point d'arrivée des eaux, une fosse à boues vers laquelle s'incline le fond du bassin, en sens inverse du courant. Dans ces conditions, avec une vitesse de courant de 4 millimètres à la seconde, les bassins retiennent 72,51 pour 100 des matières en suspension. Avec un courant de 20 millimètres à la seconde, ils retiennent encore 69,08 pour 100 de ces matières. Avec 40 millimètres, la proportion s'abaisse à 58,9 pour 100.

On a constaté en outre que, pour la vitesse de 4 millimètres à la seconde, 70,7 pour 100 des boues sont retenues dans la

fosse à boues et que 29,3 se répartissent sur le fond du bassin.
A 20 millimètres la fosse ne recueille plus que 51 pour 100 des
boues et 49 pour 100 se répandent dans le bassin. A 40 millimètres la fosse à boues retient 45 pour 100, le bassin 55
pour 100.

On a recueilli pour 1000 mètres cubes d'eau, avec un courant
de 4 millimètres par seconde, 4^{mc},04 de boues; avec un courant
de 20 millimètres, 2^{mc},474; avec un courant de 40 millimètres,
1^{mc},858. Et on a calculé que la teneur en eau de ces boues était
la suivante :

	Eau à 0.	Substance sèche.
Avec un courant de 4 mm. par seconde. .	95,57	4,43
— 20 — —	92,87	7,13
— 40 — —	91,34	8,66

Dans ces conditions, si l'on compare les quantités de matières sèches retenues par un courant de 4 millimètres à la
seconde et un courant de 40 millimètres, on voit que ces

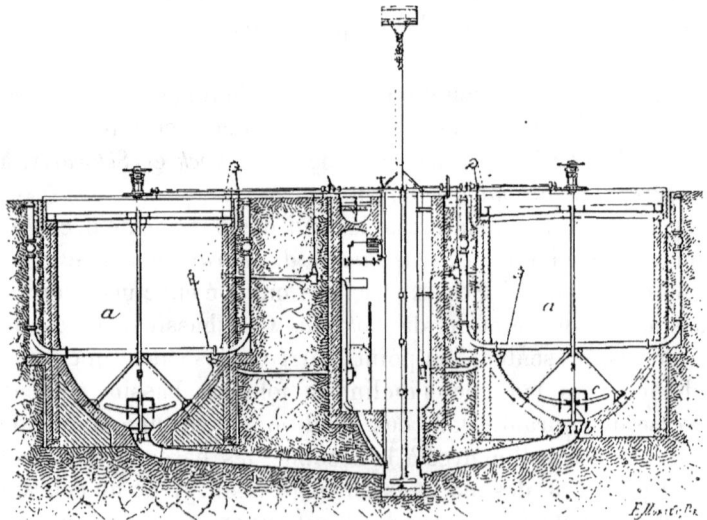

Fig. 32. — Décanteurs automatiques de Mairich, à *Neustadt* Silésie, (d'après *Dunbar*.

quantités *sont à peu près équivalentes.* Mais ces recherches portent seulement sur un essai d'un seul jour, et il est très pos-

sible que les résultats ne soient pas identiques avec des essais prolongés pendant plusieurs jours (*Dunbar*).

Coupe transversale

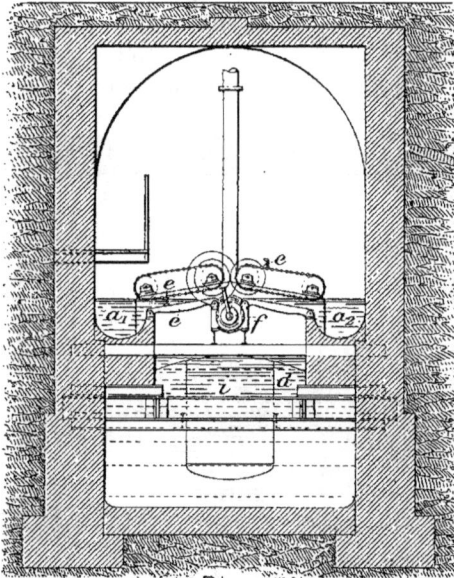

Plan

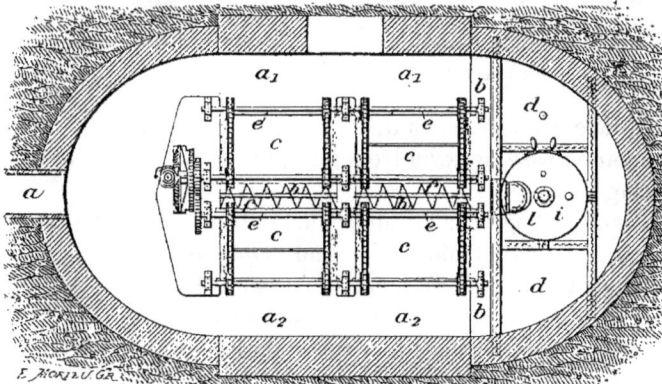

Fig. 31. — Dispositif de Bromberg pour enlever les matières en suspension des eaux d'egout (d'après *Dunbar*).

Bock et *Schwartz* ont constaté à *Hanovre* que les eaux qui arrivent pendant la nuit n'amènent presque pas de dépôts, et

au contraire tendent à entraîner ceux qui se sont déposés dans
la journée. Il paraît donc avantageux de supprimer pendant
la nuit le passage de l'eau dans les bassins de décantation, ce
qui permet d'augmenter par le repos la précipitation des matières contenues dans ces bassins.

Bock et Schwartz ont également étudié les courants qui se
produisent dans les bassins et ils ont pu vérifier que les eaux

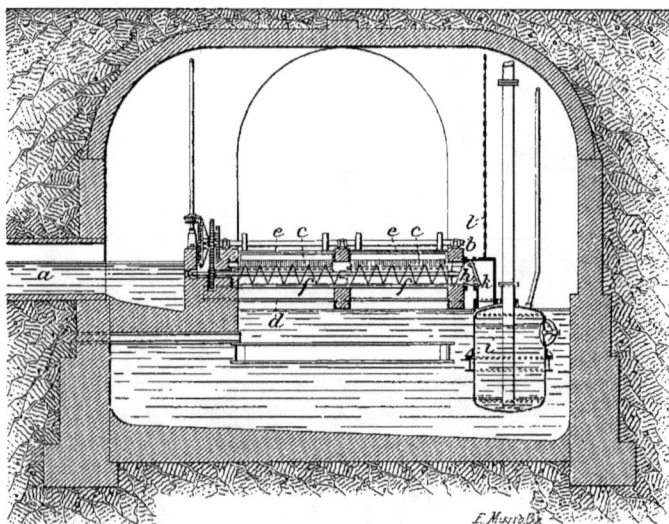

Fig. 31. — Séparateur de Bromberg (coupe longitudinale). d'après Dunbar).

se déplacent tantôt en haut, tantôt en bas, tantôt sur les côtés,
avec une vitesse deux ou trois fois plus grande que la vitesse
envisagée.

Schmidt, à Oppeln, a fait des constatations analogues. Quand
les journées sont froides, les eaux coulent à la surface, au-
dessus de la partie profonde du bassin. Quand les journées
sont chaudes, les courants d'eaux s'abaissent vers le fond pour
se retirer vers la surface à la sortie du bassin.

Mairich a construit pour Stargard et Neustadt des décanteurs
qui se rapprochent des Dortmund. Les décanteurs de Neustadt
(fig. 52) ont une profondeur de 6ᵐ,80. L'eau arrive par
12 tuyaux tangentiels a, à 4ᵐ,50 au dessus du niveau supérieur.
La décantation des boues se fait par l'ouverture d'un orifice b

tandis qu'un agitateur *c* délaie la masse des dépôts. *Mairich* a construit également des petits décanteurs qu'on réunit en groupes. C'est ainsi que la ville de *Ohrdruf* possède 28 décanteurs *Mairich* pour 6.000 personnes; *Guben* en possède 84 pour un traitement journalier de 9,000 mètres cubes d'eau d'égout. Ces petits décanteurs ont en général 2^m,60 de hauteur sur

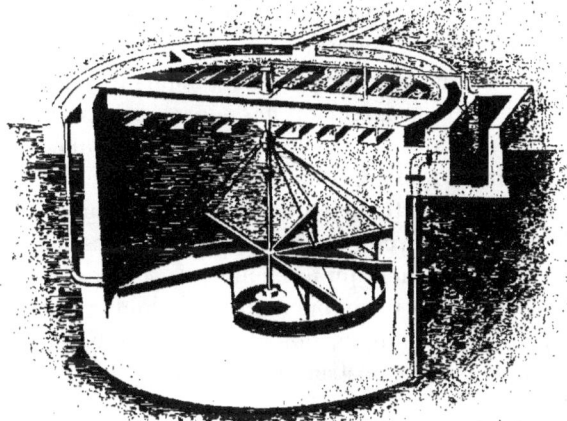

Fig. 35. — Coupe d'un bassin de décantation du système *Ham-Baker* (*Bolton* et *Birmingham*).

5 mètres carrés de surface. Ceux de *Bromberg* sont analogues (*fig.* 53 et 54).

Le travail dans les bassins à fond plat est toujours beaucoup plus simple que dans les décanteurs, qui laissent souvent échapper, lors de la vidange des boues, de grandes quantités d'eaux, et il est probable que la préférence sera toujours donnée aux bassins ordinaires quand on pourra enlever aisément les boues sans être obligé de vider la fosse. Dans cet ordre d'idées, des essais ont été faits à *Bolton*, et *Fidler* a fait construire par *Ham, Baker et Cie*, un appareil (*fig.* 35) qui a pour but de diriger les boues vers un orifice central d'évacuation.

Ce même appareil fonctionne en grand aux *Bury Corporation Sewage's works*, près de *Birmingham* (*fig. 56*).

A *Barmen-Elberfeld*, on a récemment disposé au fond des bassins de décantation des dépressions en entonnoir, d'où la boue est évacuée comme dans les décanteurs.

4° Incinération des boues. — Quel que soit le système employé, on rencontre généralement de très grandes difficultés à se débarrasser de ces boues. Celles qu'on extrait par dragage ou autrement des fosses septiques sont inoffensives pour l'odorat et se laissent décanter ou dessécher très facilement sur le sol ; elles ne se putréfient pas et prennent en quelques jours l'aspect d'une tourbe spongieuse. Mais il n'en est pas de même de celles qui proviennent des séparateurs ou des décanteurs et qui n'ont pas subi la fermentation septique. Ces dernières sont malodorantes, éminemment putrides et dangereuses à manipuler. Il importe donc de les extraire le plus rapidement possible par des moyens mécaniques et de les *détruire sur place* avant qu'elles aient pu fermenter.

Le procédé le plus recommandable, au double point de vue hygiénique et économique, consiste à les incinérer dans des fours analogues aux « destructors » ou appareils à brûler les ordures ménagères.

On construit actuellement plusieurs systèmes de ces fours, genre *Horsfall*, qui permettent de brûler les boues presque sans dépense de combustible. En Angleterre on emploie surtout les « destructors » de *Horsfall* (de *Leeds*), et ceux de *Manlove, Alliot et C°* (de *Nottingham*), qui permettent d'utiliser très parfaitement la chaleur de combustion des boues à la production de vapeur, d'énergie électrique ou d'air comprimé, lesquels peuvent être employés à actionner les pompes, les dynamos d'éclairage et les diverses machines que comportent les usines d'épuration de quelque importance.

Les résidus de la combustion constituent d'excellentes scories dont on trouve immédiatement l'emploi, soit pour l'entretien des lits bactériens, soit pour la confection de briques, de dalles en pisé ou d'autres matériaux de construction.

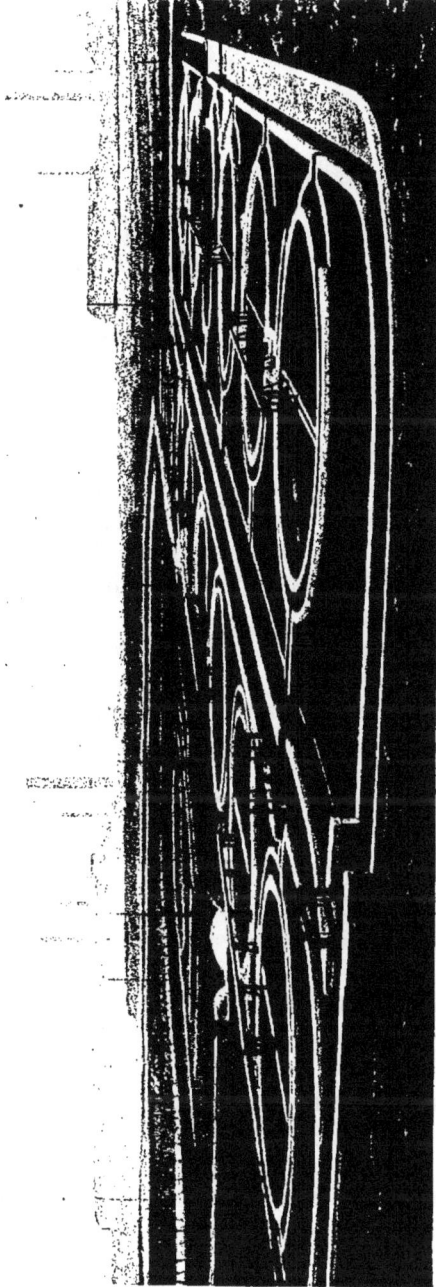

Fig. 56. — Vue générale des douze bassins de décantation du système *Ham-Baker*, à *Bury Corporation Sewage's works*.

CHAPITRE XX

ÉPURATION DES EAUX RÉSIDUAIRES DES USINES A GAZ ET DES RAFFINERIES D'HUILE MINÉRALE

Les usines à gaz et les industries qui emploient des moteurs à gaz pauvre, ou *gaz à l'eau*, déversent généralement leurs eaux résiduaires dans les eaux d'égout des villes. Or ces eaux répandent des odeurs si désagréables que certaines municipalités ont cru devoir prendre des arrêtés interdisant leur rejet dans les canalisations.

Les substances qui leur communiquent cette odeur caractéristique sont principalement l'ammoniaque, l'hydrogène sulfuré et l'acide cyanhydrique. Les proportions en sont très variables. Elles oscillent, d'après nos analyses, entre les chiffres ci-après :

Ammoniaque $0^{gr},028$ à $0^{gr},530$ par litre.

Acide sulfhydrique $0^{gr},020$ à $0^{gr},600$ par litre.

Acide cyanhydrique $0^{gr},031$ à $0^{gr},102$ par litre.

On peut aisément, par quelques dosages rapides, déterminer la teneur d'une eau résiduaire d'usine en chacun de ces trois corps.

Le dosage de l'ammoniaque se fait soit par distillation, soit par *nesslérisation*, après précipitation de l'hydrogène sulfuré par l'acétate de plomb ou de zinc et élimination de l'excès de réactif par la solution de soude et de carbonate de soude.

Pour évaluer les sulfures et les cyanures, on fait d'abord, sur 100 centimètres cubes d'eau filtrée, un dosage volumétrique total avec une solution titrée d'iode correspondant à 1 milligramme d'acide sulfhydrique par centimètre cube. Soit A le nombre de centimètres cubes.

On traite 200 centimètres cubes d'eau par l'acétate de zinc qui précipite l'hydrogène sulfuré mais non l'acide cyanhydrique, au moins dans les limites des quantités contenues dans ces eaux (jusqu'à 1 gramme par litre). On filtre et on dose sur 100 centimètres cubes avec la même solution titrée d'iode et on note le nombre de centimètres cubes versés B.

10 $(A - B) =$ les sulfures en milligrammes (en H^2S) par litre.

10 $B \times 1,529 =$ les cyanures en milligrammes (en CyH) par litre.

* * *

Il y a un grand intérêt pour les industriels à désodoriser ces eaux, surtout afin de supprimer le plus grave inconvénient que présente l'emploi des moteurs à gaz pauvre, lesquels peuvent rendre de si grands services à la petite industrie.

Ces moteurs sont extrêmement répandus dans les villes manufacturières. Nous avons donc jugé utile de rechercher un moyen pratique de traiter leurs eaux de lavage des gaz, de manière à les rendre inoffensives pour l'odorat.

Les substances chimiques employées ordinairement pour la clarification des eaux d'égout, chaux, sulfate ferreux, sulfate ferrique, sulfate d'alumine, sont susceptibles de les améliorer parce qu'elles suppriment l'ammoniaque et l'hydrogène sulfuré, mais l'odeur très tenace et pénétrante de l'acide cyanhydrique persiste.

Le *chlorure de chaux*, au contraire, en solution récente, donne de bons résultats. On doit l'employer à dose variable suivant le degré d'impureté de l'eau de lavage ; mais on peut fixer cette dose, en moyenne, à 1 kilogramme par mètre cube.

L'action du chlorure de chaux est complexe : le chlore décompose l'ammoniaque en produisant un dégagement d'*azote* ; il oxyde l'hydrogène sulfuré en donnant de l'*eau* et un dépôt de *soufre*, et il transforme les cyanures en azote et acide carbonique. Tous les composés ainsi obtenus sont inoffensifs et inodores.

Contrairement à ce qui arrive par l'emploi de la plupart des réactifs chimiques pour l'épuration des eaux, l'excès de chlorure de chaux ne saurait être nuisible ; il sera même favorable à la désodorisation partielle des eaux d'égout.

E. Donath a récemment étudié ([¹]) la purification des eaux de lavage des raffineries d'huile minérale. Il recommande de réunir les eaux alcalines et les eaux acides dans des cuves en bois doublé de plomb. On y fait arriver aussi celles qui proviennent de la condensation de la vapeur employée à l'entraînement des huiles servant au chauffage. Le mélange contient toujours un excès d'acide sulfurique. Les hydrocarbures en émulsion ou en suspension s'y séparent, et lorsque les particules huileuses se sont rassemblées à la surface, on transvase à l'aide d'un siphon le liquide sous-jacent, puis on neutralise celui-ci, soit avec un lait de chaux, soit par passage sur un lit de calcaire poreux. Dans le premier cas, le précipité formé par addition de lait de chaux entraine mécaniquement les particules huileuses non décantées et se combine aux acides gras pour former des savons. Il se produit alors une sédimentation calcaire plus ou moins abondante, et l'eau, après avoir déposé, garde une assez forte odeur due à la mise en liberté des bases pyridiques contenues à l'état de sel dans le liquide acide.

Avec la seconde méthode, qui paraît préférable, on remplit simplement trois fosses de calcaire poreux et crayeux, et on fait circuler lentement les liquides dans chacune de ces trois fosses. La neutralisation totale ne s'effectue pas et les eaux restent légèrement acides, mais il n'y a pas de précipitation et si le débit du cours d'eau dans lequel on doit les rejeter est assez grand, cette faible acidité n'a pas d'inconvénients.

Si les eaux ainsi traitées conservent un peu de mauvaise odeur, il est facile de faire disparaître celle-ci par l'addition d'une petite quantité de chlorure de chaux, comme nous l'avons dit ci-dessus.

([¹]) *Oesterreichische Chemiker Zeitung*, X, 5, 1907.

CHAPITRE XXI

ÉPURATION DES EAUX RÉSIDUAIRES DE DISTILLERIES AGRICOLES
DE BETTERAVES

Dans notre 2e volume (p. 260 et suivantes) nous avons exposé en détail les dispositifs qu'il convient d'adopter pour l'épuration biologique des eaux résiduaires de distilleries de betteraves.

Ces dispositifs ont été appliqués avec des résultats satisfaisants dans plusieurs usines, en particulier chez M. *Barrois-Brame*, à *Marquillies* et chez M. *Lesaffre*, à *Marquette* (*Nord*). Nous n'avons rien à y changer et les distillateurs qui ne disposent pas de terrains propres à l'irrigation ont certainement tout intérêt à les employer.

Sur la demande de M. *Dabat*, directeur au ministère de l'Agriculture et avec la collaboration de MM. les ingénieurs *Pélissier*, *Le Couppey de la Forest* et *Nacivet*, du service des Améliorations agricoles, nous avons étudié cette année un plan d'installation très simple pour une petite distillerie de la *Ferme de Champagne*, à *Juvisy* (Seine-et-Oise). Nous croyons utile d'en fournir ici la description parce qu'il peut servir de modèle à beaucoup d'autres installations du même genre.

Il s'agissait d'épurer seulement, avec un débit d'environ 10^{m3} par 24 heures, un mélange de vinasses particulièrement concentrées et mélangées d'eaux de lavage de la ferme.

La surface du lit bactérien est de 20 mètres carrés. Il est alimenté par un unique réservoir de chasse de 500 litres de capacité, portant un siphon type *Geneste-Herscher* et déversant son contenu sous une pression de 50 centimètres, toutes les 30 minutes, dans un réseau de tuyaux parallèles en fer, pei-

forés en quinconces à angle de 45°, de manière à assurer à
la fois une répartition aussi égale que possible et une aéra-

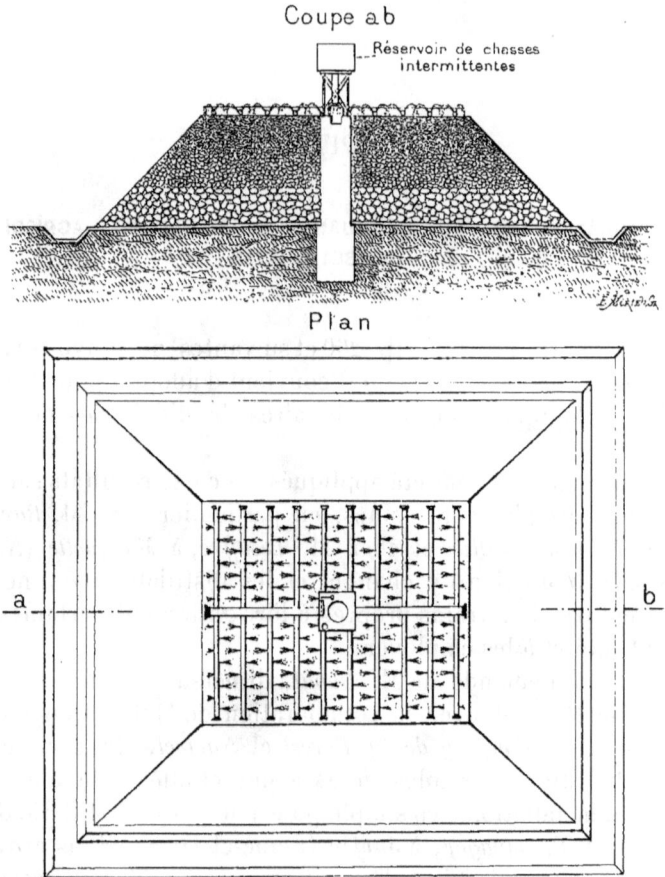

Fig. 57. — Lit bactérien pour l'épuration biologique des vinasses de distillerie de
betteraves. (Plan d'une installation construite à la ferme de *Champagne*, à *Juvisy*,
sur les indications du service des *Améliorations agricoles* du *Ministère de l'Agri-*
culture.)

Les vinasses diluées (suivant leur concentration) au 1/5 ou au 1/10 avec de l'eau ordinaire ou avec
de l'eau de lavage de betteraves, sont amenées dans un bassin de décantation où elles subissent la
fermentation alcaline, puis élevées dans un réservoir intermédiaire, d'où elles s'écoulent par gravitation, après réglage du débit, dans le réservoir de chasse automatique, puis sur le lit bactérien par
pulvérisation.

tion convenable du liquide à épurer (*fig.* 57). Cet appareil
a été construit par M. *Degoix*.

Le réservoir de chasse repose sur un massif central en briques, et le lit bactérien, formé de scories, est simplement disposé en talus sur 2 mètres de hauteur.

Ce mode de construction est assurément le plus économique.

Les résultats du fonctionnement de ce lit ne nous sont pas encore connus, car il vient seulement d'être mis en service. Mais si les eaux résiduaires qu'on doit y traiter sont neutres ou légèrement alcalines et convenablement diluées, il n'est pas douteux qu'on doive en obtenir toute satisfaction.

CHAPITRE XXII

ÉPURATION PHYSICO-CHIMIQUE (SYSTEME VIAL, DE BRUXELLES)

Ce système d'épuration a été récemment proposé par M. *Vial* pour le traitement des eaux d'égout, à la suite d'expériences effectuées à *Haren*, près de *Bruxelles*.

Il est basé sur l'action précipitante d'une substance chimique quelconque (chaux ou autre réactif approprié à la nature des eaux) et sur une méthode spéciale de décantation qui présente seule quelque originalité. En voici la description d'après le rapport de M. le Dr *Henseval*, directeur du laboratoire du service de santé et d'hygiène au ministère de l'agriculture de Belgique :

Les bassins dans lesquels s'effectue la décantation sont formés de deux parties : la poche à boues et le bassin de clarification.

La décantation s'effectue en marche continue : une lame de liquide de quelques centimètres d'épaisseur parcourt tout le bassin avec une vitesse de 2 mètres environ par minute, en glissant sur une masse d'eau immobilisée par des cloisons sans qu'il s'y produise ni remous ni courants internes; pendant ce temps elle abandonne toutes ses matières en suspension. L'eau reste ainsi le moins possible en contact avec les matières précipitées.

Celles-ci s'accumulent particulièrement en deux endroits du bassin: de là elles sont enlevées par une pompe, en mélange avec beaucoup d'eau, et envoyées dans un grand récipient où elles se déposent. Elles sont concentrées ensuite dans un appareil spécial dit « concentreur », qui est une espèce de filtreur : les boues liquides arrivent sous une pression de 3 ou 4 mètres, obtenue par différence de niveau, dans une cuve renfermant des tubes en toile serrée; les matières solides sont retenues et s'amassent dans l'appareil, tandis que l'eau est évacuée à l'intérieur des tubes vers un conduit central. Les boues sortent de cet appareil à l'état pâteux, ne renfermant plus que 70 à 80 pour 100 d'eau. Elles sont ensuite séchées par un procédé indéterminé.

On traite à *Haren* sur une très petite échelle, et seulement pour expériences, des eaux d'égout provenant du collecteur de *Bruxelles*. Ces eaux renferment une proportion de matières en suspension de $0^{gr},288$ à $1^{gr},560$ par litre; celles-ci contiennent de 26,9 pour 100 à 57,1 pour 100 de matières organiques et de 73,1 pour 100 à 42,9 pour 100 de matières minérales.

La quantité de matières en solution varie de 0,700 à 1,090 par litre, on y trouve de 34,5 à 42,9 pour 100 de matières organiques, et de 65,5 à 57,1 de matières minérales.

L'oxydabilité au permanganate en milieu alcalin oscille de 55 à 66,2 milligrammes; en milieu acide, de 32,6 à 59 milligrammes.

L'alcalinité du sewage, évaluée en CaO, est de $0^{gr},126$ à $0^{gr},372$.

La quantité d'eau d'égout traitée lors des expériences du Dr *Henseval* était de 23 à 34 mètres cubes à l'heure. On utilisait pour la précipitation de 250 grammes à 1 kilog. de chaux éteinte par mètre cube (cette chaux à l'analyse donnait 67 à 68 pour 100 de CaO).

La quantité de boue produite variait suivant la concentration du sewage et suivant la quantité de réactif employé.

Pour 288 grammes de matières en suspension, on obtenait 595 grammes de boues (pesées à l'état sec) par mètre cube. Lorsqu'il y avait $1^k,500$ de matières en suspension, la proportion des boues s'élevait à $2^k,142$ par mètre cube.

Leur valeur est assurément très minime. Elles renferment seulement :

Azote ammoniacal $0^{gr},085$ au maximum pour 100 de matières sèches.

Azote organique $1^{gr},762$ id.

Acide phosphorique $0^{gr},85$ id.

Soit pour environ 1 fr. 85 de matières fertilisantes (dans les cas les plus favorables, c'est-à-dire avec le sewage le plus concentré) par 100 kilogrammes de matière sèche.

Les décanteurs *Vial* permettent incontestablement d'obtenir une eau bien débarrassée de matières en suspension et, si la quantité de réactif ajoutée|est suffisante, une partie des matières en solution est également précipitée. Mais il reste toujours dans l'effluent une importante proportion d'azote albuminoïde et d'ammoniaque, de sorte qu'on ne peut pas le considérer comme réellement *épuré*.

Il ne pourrait être rejeté dans les rivières qu'à la condition d'être traité ultérieurement sur des lits bactériens. Encore n'est-il pas sûr que ce traitement conduise à des résultats satisfaisants, en raison de l'alcalinité excessive des eaux additionnées d'une si grande quantité de chaux.

L'emploi de ce système ne paraît en aucune manière pouvoir convenir aux villes, d'abord parce qu'il est extrêmement onéreux, en raison surtout des dépenses de réactifs et de main-d'œuvre, et ensuite parce que, loin de solutionner favorablement le problème des boues, il l'aggrave en accroissant le volume de celles-ci ainsi que les difficultés de leur manutention.

CHAPITRE XXIII

ÉPURATION PHYSICO-BIOLOGIQUE (PROCÉDÉ ARMAND PUECH)

M. *Puech* (de *Mazamet, Tarn*), qui a préconisé avec un légitime succès un système aujourd'hui bien connu de filtration des eaux potables à travers des séries successives de filtres dégrossisseurs, afin d'éviter le colmatage trop rapide des filtres à sable, s'est proposé d'épurer les eaux d'égout par un procédé analogue.

En séparant mécaniquement les matières solides par des filtres dégrossisseurs, il espérait accroître dans d'énormes proportions le pouvoir épurant des terrains d'épandage et affirmait être en mesure de traiter sans difficultés plus de 1 000 000 de mètres cubes par hectare et par an au lieu des 40 000 mètres cubes que tolère la loi pour l'irrigation culturale à Achères, Gennevilliers, Carrières-Triel et Méry-Pierrelaye.

M. *Puech* fut autorisé par le département de la Seine à faire l'essai de son système sur les terrains d'épandage de Créteil, du 9 mars au 25 mai 1905.

Les bassins dégrossisseurs, installés à l'usine de la rue du Pont à *Alfortville*, reçurent des quantités d'eau d'égout variant de 272 mètres cubes, chiffre le plus bas, à 405 mètres cubes, chiffre le plus élevé, par 24 heures, soit 352 mètres cubes en moyenne.

À leur sortie de ces bassins, l'eau était épandue, sur une superficie de 1500 mètres carrés environ, dans un champ divisé en 3 secteurs alternativement desservis, l'un de 6 heures du matin à 2 heures après-midi, le second de 2 à 10 heures du soir, le troisième de 10 heures du soir à 6 heures du matin.

Pendant les deux mois et demi d'essais officiels, l'épandage fut donc pratiqué à raison de 2213 mètres cubes par

hectare et par jour, ce qui correspond à 807 745 mètres cubes
par hectare et par an.

On ne tarda pas à constater d'abord que les filtres dégrossisseurs se colmataient très vite, d'où nécessité de procéder
à des nettoyages fréquents, ce qui exigeait l'envoi de boues
liquides en pleine fermentation et à odeur forte sur une par-
celle spécialement aménagée. Le cube de boues retenues
atteignait 900 grammes par mètre cube et par jour. Il eût
donc fallu, pour épurer 100 000 mètres cubes par jour avec ce
système, compter avoir à enlever près de 90 tonnes de boues,
c'est-à-dire 9 wagons.

M. *Puech* croit qu'il est facile de se débarrasser de ces
boues, soit en les laissant sécher sur le sol, soit en les brûlant.
Mais nous savons, par les nombreuses expériences déjà faites
à ce sujet en Angleterre et en Allemagne, combien, avec l'un
ou l'autre de ces systèmes, on éprouve de difficultés.

D'autre part, les résultats de l'épuration se montrèrent
défectueux. On observait, il est vrai, un accroissement notable
des proportions d'azote ammoniacal de l'entrée à la sortie des
filtres dégrossisseurs (de 6 à 21 milligrammes par litre) — ce
qui indique qu'ils remplissent quelque peu le rôle des fosses
septiques, — mais au sortir des drains des secteurs d'épandage, l'eau, toujours louche et trouble, contenait une proportion de matière organique au moins double de celle contenue
dans l'eau de Seine à *Ivry*, et elle renfermait en outre presque
toujours de l'azote ammoniacal, avec fort peu de nitrates.

Au point de vue microbien, d'après la convention passée
entre le département de la Seine et M. *Puech*, l'eau épurée
sortant des terrains d'épandage ne devait contenir qu'un
chiffre de bactéries égal ou inférieur à celui de l'eau de Seine
(en l'espèce moins de 50 000). Elle en accusa toujours beaucoup plus : de 244 000 à 2 800 000, et en moyenne 969 915 tandis que celle de la Seine pendant la période d'essais était
de 27 330.

On voit donc que l'épandage intensif avec des eaux filtrées
par les dégrossisseurs ne paraît pas susceptible de donner des
résultats satisfaisants au point de vue de l'épuration.

Telle a été, d'ailleurs, la conclusion des experts du département de la Seine.

Le système *A. Puech* est assurément très avantageux lorsqu'on l'applique à la filtration des eaux potables, mais nous
croyons que c'est une grave erreur de vouloir l'adapter à
l'épuration des eaux d'égout. Les simples fosses septiques
seront toujours moins onéreuses à construire que les filtres
dégrossisseurs, en admettant que ceux-ci jouent le même rôle ;
l'évacuation des boues qui y résistent aux actions fermenta-
tives en est infiniment plus facile; et c'est vouloir compliquer
le problème que de leur substituer une série de bassins garnis de cailloux ou de graviers qu'il faut nettoyer à chaque
instant.

CHAPITRE XXIV

LES PROGRÈS DE L'ÉPURATION BIOLOGIQUE EN FRANCE

Quoique plus lentement qu'en Allemagne, qu'en Amérique et surtout qu'en Angleterre, l'épuration biologique attire et retient maintenant en France l'attention des ingénieurs et des hygiénistes publics.

Un grand nombre de projets d'installations importantes ont été dressés. Plusieurs sont en voie d'exécution et la plupart des villes qui se préoccupent de réaliser leur assainissement sollicitent nos conseils pour les guider dans le choix du système qui peut répondre le mieux à leurs besoins.

Le moment est donc venu pour les pouvoirs publics de songer à créer dans notre pays un organisme analogue à la station officielle d'études et d'essais que l'Allemagne a créée à *Berlin* et que nous décrirons dans un prochain chapitre. L'intervention de cet organisme s'impose, non seulement pour éclairer les municipalités ou les particuliers sur le choix des procédés ou appareils les plus capables de leur donner satisfaction suivant la nature des eaux d'égout qu'il s'agit de traiter, mais encore et surtout pour examiner les projets dressés par les services publics ou par les différents constructeurs et pour surveiller leur bonne exécution ainsi que leur fonctionnement.

A l'heure actuelle, les villes ne disposent d'aucun moyen de s'assurer que les projets qu'elles dressent elles-mêmes ou qu'elles font dresser par des architectes ou des ingénieurs sanitaires présentent toutes les garanties désirables. Et si, comme le fait s'est déjà produit trop souvent, les projets exécutés se montrent défectueux, elles ne possèdent aucun moyen de contrôle.

Il faudrait donc qu'avant et après avoir été soumises à

l'approbation du Conseil supérieur d'hygiène, toutes les installations d'épuration d'eaux d'égout *projetées* ou *créées* soient placées sous la surveillance d'un laboratoire officiel dont le personnel comprendrait non seulement des bactériologistes et des chimistes, mais aussi des ingénieurs et des géologues.

On verra plus loin, en lisant les documents que nous publions en annexe du présent volume, que le gouvernement de la République a déjà envisagé la nécessité d'une organisation de ce genre, et que, dans une communication faite par M. *Dabat*, directeur de l'Hydraulique et des Améliorations agricoles, devant la Commission instituée par décret du 25 mars 1907 au ministère de l'Agriculture pour sauvegarder l'utilisation des eaux qui ne font pas partie du domaine public, il est question de créer un Institut spécial ayant des attributions semblables à celles du *Versuchs und Prüfungsanstalt für Wasserversorgung und Abwasserbeseitigung* de Berlin.

⁎⁎

Parmi les villes françaises qui ont déjà commencé la construction ou adopté des projets d'épuration d'eaux d'égout par le système biologique, nous citerons *Toulon, Gap, Saint-Etienne, Lyon, Mâcon, Dijon, Alençon, Saint-Malo, Biarritz, Lille* et surtout le *département de la Seine* dont le Conseil général, par délibération du 5 juillet 1905, a décidé l'exécution au *Mont-Mesly*, sur le territoire de *Créteil*, d'installations nécessaires pour épurer un volume de 10 800 mètres cubes par jour. Ces dernières doivent être achevées très prochainement et seront en mesure de fonctionner au commencement de 1908.

Sur le rapport de M. *Parisot*, conseiller général, et sur la proposition de M. *de Selves*, préfet, le département de la Seine vient en outre d'élaborer tout un programme d'assainissement de la Seine et de la Marne, ayant pour objet d'assurer la construction de lits bactériens suffisamment vastes, à *Achères* d'une part, au *Mont-Mesly*, puis à *Saint-Ouen* d'autre part, pour épurer la totalité des eaux d'égout départementales dont une grande partie est actuellement déversée en Seine, les champs d'épandage de Créteil et ceux de la ville de Paris étant insuffisants pour les recevoir.

La ville de Paris prépare elle-même des projets analogues.

Elle s'y trouve obligée par ce fait qu'il lui devient difficile ou extrêmement onéreux de se procurer des terrains propres à l'épandage. Ceux dont elle dispose ont une surface utilisable de 5500 hectares. Or il lui faudrait déjà, pour répondre à ses engagements (et épurer les eaux départementales qu'elle reçoit), 9275 hectares.

Dans quinze ans, lorsque le tout-à-l'égout sera généralisé, il lui faudra 14825 hectares, c'est-à-dire une surface égale au tiers de la surface totale du département (48500 hectares).

Il est donc impossible de songer à augmenter sensiblement les étendues de terrains consacrées à l'épandage, et les procédés biologiques dussent-ils donner des résultats moins parfaits, on sera bien forcé d'y avoir recours.

Tout le monde conviendra, d'ailleurs, qu'il vaudrait mieux, dès maintenant, pouvoir épurer *même imparfaitement* la totalité des eaux d'égout actuellement fournies par l'ensemble des émissaires du département et de la ville, plutôt que de rejeter en Seine ou en Marne 90000000 de mètres cubes d'eaux d'égout *brutes* par an, comme on le fait aujourd'hui.

Cette seule considération est de nature à entraîner la conviction de ceux-là même qui ne renoncent qu'à regret à abandonner les idées qui leur sont chères sur l'*utilisation agricole des eaux d'égout.*

***

Nous croyons inutile de donner ici la description des projets dressés ou adoptés par les diverses villes françaises que nous avons citées plus haut.

Nous nous bornerons à exposer les plans d'ensemble de quelques-uns d'entre eux seulement, parmi ceux qui représentent un *type* qui peut servir de modèle à d'autres villes placées dans des conditions analogues.

Le premier de ces types (*Toulon*) applique le système des lits bactériens à double contact, avec déversement de l'effluent à la mer.

Le deuxième (*Mâcon*), qui attend l'approbation du Conseil supérieur d'hygiène, réalisera exactement le dispositif que nous avons expérimenté à la Madeleine et qui est celui des lits bactériens percolateurs, avec déversement de l'effluent dans la Saône.

Le troisième, simplement à l'état d'avant-projet, se rapporte à *Lyon*. Il propose seulement une épuration incomplète (sauf aux époques de basses eaux du Rhône) en raison de l'énorme débit du grand fleuve dans lequel l'effluent devra être rejeté.

Le quatrième enfin, celui de *Lille*, est en voie d'exécution et présente un intérêt particulier en raison de ce fait qu'on épurera d'abord les eaux résiduaires de l'abattoir avec celles du quartier avoisinant.

1. Plan d'épuration des eaux d'égout de la ville de Toulon ('), exécuté par MM. *Valabrègue* et *Maliquet*, ingénieurs à Toulon.

Ce plan est basé sur le système séparatif. Il comprend :

1° Pour les eaux-vannes, l'évacuation par canalisations (surtout en grès) à moyenne ou à faible section, avec épuration biologique par fosses septiques et lits bactériens à double contact;

2° Pour les eaux de pluie et les eaux industrielles non polluées, l'évacuation directe à la mer, à ciel ouvert, par ruisseaux ou caniveaux déjà existants.

Les raisons qui ont fait adopter le système séparatif méritent d'être indiquées. Nous reproduisons à ce sujet le rapport du Dr *Péraldi* au Congrès de Climatologie et d'Hygiène urbaine de Nice, Cannes, Menton et Ajaccio (avril 1907).

« Le système unitaire, avec ses conduites en maçonnerie, représentait une dépense globale fantastique. Le prix de revient, par habitant, dans les faubourgs à population clairsemée, eût été énorme, et le partisan le plus convaincu du système unitaire n'eût jamais pu affirmer que l'augmentation des charges budgétaires eût été exactement compensée par une augmentation proportionnelle d'assainissement. Cet argument seul suffisait pour écarter tout projet de système unitaire. D'ailleurs, toute une partie de la ville proprement dite, construite sur la mer, repose sur des pilotis. C'est justement la partie où la population est le plus dense et où un grand col-

---

(') D'après les documents qui nous ont été obligeamment communiqués par M. VALABRÈGUE et par le docteur PÉRALDI, médecin du Bureau d'hygiène de Toulon.

lecteur eût été rigoureusement nécessaire. Pour établir les
canalisations actuelles (diamètre intérieur de 0^m,60) il a fallu
travailler dans l'eau durant plusieurs mois; qu'aurait-ce été
quant au grand collecteur en maçonnerie avec des conditions
aussi désavantageuses! Pareilles difficultés furent aussi ren-
contrées dans certains points des faubourgs, où la nappe
d'eau souterraine, très abondante, était à une faible profondeur et a exigé de longs et pénibles travaux sous les pompes
et pour installer de toutes petites canalisations de grès qu'on
n'avait, pour ainsi dire, qu'à déposer au fond de leur tranchée.

« Le régime des pluies lui-même aurait difficilement com-
porté un système unitaire. Il présente en effet de très larges
oscillations de pluie et de sécheresse avec des ascensions
brusques, rappelant par leur soudaineté et leur abondance, les
grains classiques des pays chauds. Il est courant de voir la
circulation interrompue dans le bas de la ville par de vérita-
bles inondations; comment se prémunir contre des accrois-
sements aussi brusques de débit dans le système unitaire? Et,
de nouveau, quel surcroît de dépenses pour la construction de
bassins d'orages, peut-être insuffisants les jours de grande
pluie ou bien inutilisés durant les longs mois de sécheresse!

« Enfin, pourquoi, pour les eaux de pluie comme pour les
eaux propres de la rue, ne pas utiliser le déversement à la
rade? La ville, en amphithéâtre, assure par la pente rapide de
ses rues la prompte évacuation de masses d'eau, même considérables. Et, si l'éloignement des côtes battues par la mer
du large a rendu impossible le jet de toutes nos eaux-vannes
à la grande mer, profitons au moins de cette petite mer qu'est
notre rade pour évacuer vivement et à bon compte nos eaux
non polluées. Donc, en envisageant d'une part les exigences
financières et les difficultés matérielles de réalisation du système unitaire, et de l'autre l'obligation absolue qui s'imposait
aux Toulonnais de laver enfin leur cité de sa malodorante
réputation, le système séparatif de Toulon ne supprimera
pas le ruisseau, mais il va l'assainir. »

Nous étudierons successivement :

I. Les canalisations ;

II. L'épuration des eaux-vannes à la station de Lagoubran.

La circulation dans le réseau est assurée par gravité avec

relèvements mécaniques successifs, toutes les fois qu'on atteint un point bas déterminé. Ces relèvements sont effectués par des pompes élévatoires à amorçage automatique.

1. — CANALISATIONS.

La longueur totale des canalisations atteint 76 kilomètres se décomposant d'après les matériaux qui les constituent comme suit :

a. Canalisations en grès : 70 000 mètres ;

b. Canalisations en ciment armé : 4 850 mètres ;

c. Canalisations en fonte : 1 200 mètres.

a. Les canalisations en grès, utilisées presque exclusivement dans tout le réseau proprement dit d'égouts, sont constituées par des cylindres en grès vernissé provenant pour la plus grande partie de l'usine *Valabrègue* à *Bollène* et d'autres usines françaises : cylindres à gorge et à collet de 0^m,60 de long et de diamètres variables suivant l'importance des voies desservies. Il existe sept types de tuyaux, de diamètres allant de 5 en 5 centimètres, depuis 0^m,20 jusqu'à 0^m,50.

L'épaisseur de leurs parois est de 0^m,025 en moyenne et leur résistance à la pression varie avec leur diamètre.

Les tuyaux ont tous été éprouvés à une pression de 2 kilogrammes par centimètre carré.

Collets et gorges sont réunis par du ciment, qui donne instantanément à l'ensemble de la canalisation une rigidité et une étanchéité parfaites.

Les raccordements sont prévus pour les maisons à desservir par des tuyaux en Y pourvus d'un bouchon en grès cimenté.

b. Les canalisations en ciment armé constituent essentiellement le grand collecteur. Les cylindres qui les composent ont en moyenne 3 mètres de long et des diamètres de 0^m,60 à 0^m,80. Ils sont raccordés l'un à l'autre par des manchons de ciment armé. Presque sur tout le parcours du grand collecteur les canalisations sont jumellées, de manière à parer à toute éventualité de nettoiement ou d'indisponibilité due à une cause quelconque.

c. Les canalisations en fonte, destinées soit aux conduites de refoulement qui supportent des pressions considérables, soit à la traversée des voies ferrées, canaux ou rivières, sont constituées par des tuyaux de fonte à emboîtement et cordon joint au plomb.

Les canalisations, quelle que soit leur construction, sont installées au fond de tranchées et suivant un mode variable avec la nature du terrain. Dans les terrains secs, les tuyaux reposent au fond de la tranchée sur une simple rangée de briques destinées à assurer la régularité de pente et servant en quelque sorte de semelle à la conduite qui repose sur elles. Dans les terrains humides ou au-dessous du niveau de la mer, la canalisation repose sur une planche de ciment armé au-dessous de laquelle sont parfois deux tuyaux de drainage entourés de gravier et qui ont été utilisés durant la construction pour les pompes d'épuisement ([1]). Les profondeurs maxima atteintes ont été de 7^m,30 au-dessous du sol. Les profondeurs minima de 1^m,30. La profondeur générale moyenne au radier de 2 mètres.

Enfin, détail qui a sa valeur pratique, certaines canalisations ont été établies à 3^m,50 au-dessous du niveau de la mer.

Les tuyaux, mis en place et scellés, sont entourés de déblais provenant du terrassement, soigneusement choisis, et régulièrement tassés.

La visite, la surveillance et le nettoiement des canalisations sont assurés par des *regards*, placés à 50 mètres environ l'un de l'autre, affectant la forme d'une pyramide quadrangulaire ayant sa base au niveau du radier et son sommet tronqué au niveau de la rue. Ils sont bouchés par une plaque de fonte.

Le mode de nettoiement prévu, en dehors de la pression des réservoirs de chasse, consistera dans le ramonage des tuyaux à l'aide de balais spéciaux, dont les cordes de traction seront amorcées soit par flotteurs, soit par petits chiens spécialistes.

Chaque tronçon de canalisation, après isolement entre deux batardeaux, a été rempli d'eau, avant tout remblaiement de la tranchée. Il a été dressé procès-verbal de cette épreuve d'étanchéité par les services du contrôle municipal.

([1]) Grâce à cet artifice, les canalisations ont été placées sur un terrain parfaitement sec.

II. Épuration

Le débit du grand collecteur, à l'arrivée à l'usine épuratoire, a été calculé sur les bases suivantes :

Les eaux ménagères et de toilette représentent une moyenne de 1 litre 5 centilitres par seconde et par 1 000 habitants. Le débit par vingt-quatre heures sera donc pour 1 000 habitants de :

$60 \times 60 \times 24 \times 1,5 = 112\,320$ litres, soit pour 100 000 habitants de 11 000 mètres cubes environ. La capacité totale des fosses septiques et des lits bactériens de premier et de second contact a été établie pour un débit de 12 000 mètres cubes. Ce volume considérable ne représente qu'un maximum qu'on ne réalisera pas immédiatement.

L'épuration biologique comprendra à la station d'épuration bactérienne de Lagoubran :

A. L'épuration anaérobie en fosses septiques closes ;

B. L'épuration aérobie sur lits bactériens étanches de premier et de second contacts.

A. Épuration anaérobie, fosses septiques. — L'épuration anaérobie sera réalisée dans des fosses septiques de dimensions différentes en ciment, à voûte de ciment armé, soutenue par des colonnes toujours de ciment armé.

Les fosses septiques, au nombre de trois, cubent respectivement 2100, 5500, 6600 mètres cubes, soit au total 12 200 mètres cubes.

Les eaux résiduaires, dont le débit est réglé par des vannes, arrivent d'abord dans une *fosse à sable* de décantation pour les matériaux lourds (qui sont enlevés directement), et passent ensuite dans un canal de distribution qui borde les fosses septiques (*fig.* 38).

L'arrivée et la décantation définitives se font, dans les fosses septiques, dans une sorte de chambre antérieure limitée par une chicane supérieure et un mur inférieur. Le plancher de cette chambre a une pente de $0^m,50$.

A la sortie des fosses, une chicane empêche complètement toute arrivée d'air par la fente du déversement.

La durée du séjour prévue pour les eaux-vannes soumises à l'épuration anaérobie en fosses septiques est de vingt-quatre

heures. L'écoulement du contenu des fosses septiques se fera
lentement par déversement, par une fente parallèle à la ligne
de voûte des fosses. Les matières déjà partiellement épurées
s'étaleront en une cascade qui les conduira dans le canal de
distribution qui borde les lits bactériens du premier contact.

Les gaz provenant des fosses septiques sont recueillis par
des drains au-dessus de la voûte des fosses septiques, cana-
lisés sur un brûleur et évacués par une grande cheminée.

B. Épuration aérobie. Lits bactériens à deux contacts. — Les
lits bactériens, qu'ils soient de premier ou de deuxième contact, ont une capacité moyenne de 1000 à 1200 mètres cubes
pour une longueur de 70 à 80 mètres, une largeur de 15 mètres
et une profondeur de 1^m,20 à 1^m,50. Entièrement cimentés, ils
présentent une pente totale de 0^m,30 répartie régulièrement sur
toute leur longueur et allant du canal de distribution au canal
d'évacuation. Le fond du lit est constitué par des rigoles de
circulation dont les drains occupent les angles ouverts en haut,
concaves. Les drains sont constitués par des briques mises à
plat et supportant des planches en ciment armé. Le drain a
0^{m}45 de large et 0^{m}12 de haut (*fig.* 39).

La communication entre le canal de distribution et les lits.
la répartition des eaux-vannes à la surface de ces lits se font
par des distributeurs d'*Adams*.

Pareillement, l'évacuation des eaux partiellement ou totalement épurées des lits de premier et de deuxième contact sur
le canal d'évacuation se fait par un siphon d'*Adams*. La durée
de l'oxydation sur chaque lit bactérien sera de deux heures.

L'installation d'épuration bactérienne de Lagoubran présente en somme tous les caractères généraux des installations
similaires existant avec deux contacts (*Sutton, Madeleine-lez-
Lille*). Il est cependant deux caractères particuliers qui méritent
une mention spéciale : c'est d'abord le déversement en cascade
du contenu des fosses septiques permettant une oxydation
massive et immédiate des eaux partiellement épurées : c'est
ensuite la substitution presque complète des calcaires aux scories dans la constitution des matériaux filtrants et oxydants
des lits de contact.

Primitivement, on devait, à Lagoubran comme ailleurs.

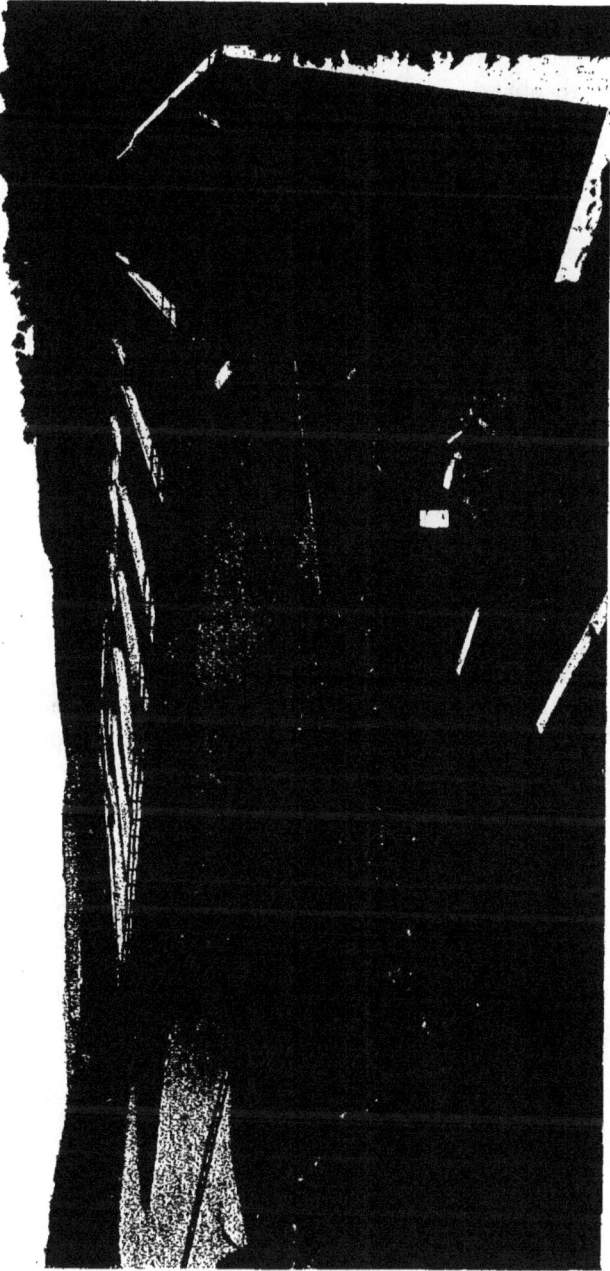

Fig. 38. — Station d'épuration biologique par lits de contact, à *Lagoubran*, pour la ville de Toulon. (Vue prise au-dessus des fosses septiques.)

utiliser exclusivement des scories, mais au moment de réaliser cette partie du projet, on se heurta à l'impossibilité matérielle absolue d'en recueillir sur place ou dans le voisinage immédiat, des quantités suffisantes pour assurer le service des lits bactériens. C'est donc contraints et forcés que les entrepreneurs et les pouvoirs publics durent rechercher des matériaux susceptibles de jouer le même rôle dans les lits bactériens de premier et de deuxième contact. Les matériaux adoptés sont les pierres calcaires vulgaires constituant le ballast de la plupart des voies ferrées ou utilisées pour le chargement des routes.

Ces calcaires ont été concassés par des concasseurs spéciaux suivant cinq dimensions différentes, les diamètres oscillant de 3 à 5 millimètres, de 5 à 15 millimètres, de 15 à 25 millimètres, de 25 à 35 millimètres, de 50 à 80 millimètres.

Les lits de premier et de deuxième contact contiennent en outre, en superficie, du sable quartzeux dont les diamètres sont de 3 à 5 millimètres.

Enfin, sur les seuls lits de deuxième contact, on a mis une couche de scories de $0^m,20$ de haut, comprise entre deux couches de sable quartzeux.

L'évacuation des eaux épurées se fera par une conduite spéciale parallèle à la Rivière Neuve, en petite rade.

Le devis estimatif des travaux s'élève à 1162 000 francs.

* *
*

II. — **Plan d'épuration des eaux d'égout de la ville de Mâcon** (projet présenté par M. *A. D goix*, ingénieur). — Les eaux à épurer sont amenées par un égout collecteur *unitaire* qui existe actuellement et recueille les eaux pluviales, ménagères, etc....

Le volume à épurer par jour en temps normal est de 3000 mètres cubes. En temps de pluies ce volume peut s'élever à 50000 mètres cubes et davantage.

Le projet comporte :

1° L'épuration journalière de 3000 à 4500 mètres cubes.

2° Au delà de cette quantité, en temps de pluie, le premier lavage des rues étant effectué par les eaux de ruissellement et

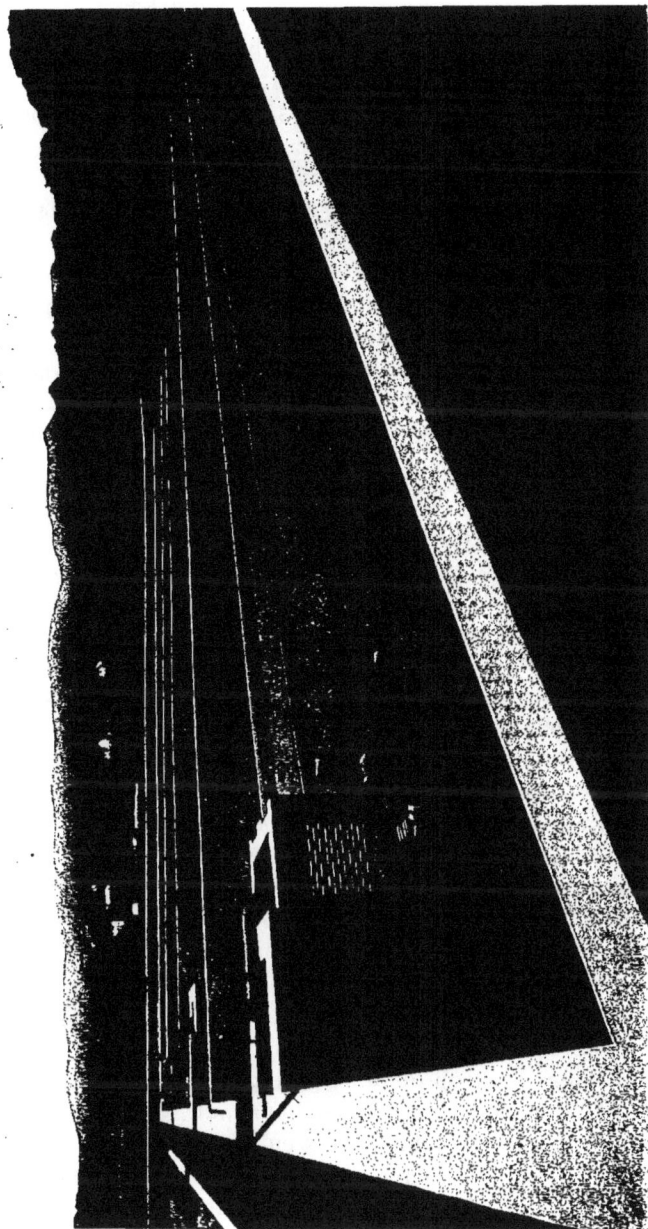

Fig. 39. — Lits bactériens de contact à la station de *Lagoubran*, *Ville de Toulon*.
(Siphons automatiques d'Adams et dispositif de drainage. Vue prise avant la mise en place des matériaux filtrants du lit.)

la dilution des eaux résiduaires étant suffisante, le surplus est
envoyé directement sur un lit bactérien d'*orage* jusqu'à concurrence de 4500 mètres cubes par jour, soit un volume total
épurable de 9000 mètres cubes, au delà duquel on peut considérer que les eaux résiduaires, en raison de leur extrême dilution, doivent être déversées directement en Saône.

Le niveau du radier de l'égout collecteur actuellement existant étant le même que celui de la Saône (169^m,61), il devient
nécessaire de relever les eaux au point terminus choisi pour la
station. Les diverses phases de l'épuration s'accompliront
alors automatiquement (voir *fig.* 40).

A proximité de l'extrémité de l'égout collecteur *m* une dérivation de celui-ci aboutit à une fosse à sable *a a*. Celle-ci est
divisée en deux compartiments afin d'en faciliter le nettoyage.

Au sortir de la fosse à sable, les eaux d'égout se rendent
dans un bassin de réception *b*, d'où elles sont ensuite puisées
par les appareils élévatoires pour être dirigées vers la *fosse
septique dd* ou, le cas échéant, vers le *lit d'orage gg*. Un déversoir *n* est ménagé afin qu'en temps de fortes pluies l'excédent
puisse s'écouler directement en Saône par l'ancien canal.

La chambre des appareils élévatoires *b* est installée à proximité, ces appareils étant en charge, afin d'assurer un amorçage permanent. La salle des machines pour la production
de force motrice est installée au-dessus du bassin de réception.

La fosse septique *d* est disposée de telle sorte que les eaux
résiduaires puissent y séjourner environ 24 heures. A sa sortie,
les eaux passent à travers un filtre à scories *z* et s'écoulent
dans le caniveau qui alimente les siphons percolateurs *f, f,
f, f...* et se répandent par intermittences sur les lits bactériens
e e, e e qu'elles traversent pour s'épurer.

Elles sont ensuite recueillies dans les caniveaux de sortie *p,*
pour être rejetées, soit directement en Saône, soit dans l'aque-
duc après le trop-plein, en aval de la chambre à sables.

En temps de pluies persistantes, un volume journalier supplémentaire de 4500 mètres cubes, comme il a été dit précédemment, serait envoyé sur le lit filtre d'orage *g* par le caniveau *l*.

On a tenu compte des crues possibles de la Saône en éta-

Coupe abcd

Plan

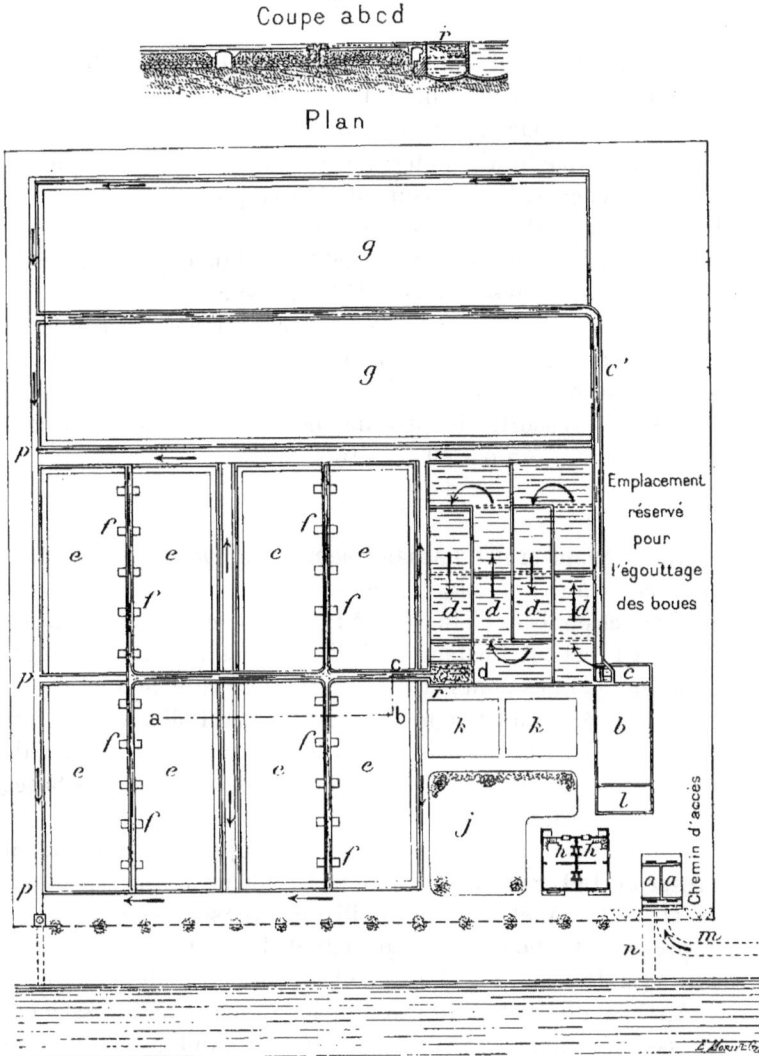

Fig. 40. — Ville de Mâcon. Épuration biologique des eaux d'égout, 5000 m³ par jour.

aa	Fosses à sable.	j	Pelouse.
b	Machine élévatoire.	kk	Jardins.
c	Laboratoire.	l	Charbon.
dd	Fosses septiques.	m	Aqueduc d'amenée des eaux.
ee	Lits bactériens.	n	Déversoir.
ff	Réservoirs de chasse.	p	Écoulement des eaux épurées.
gg	Lits d'orage.	r	Filtre.
hh	Habitation du personnel.		

blissant le fond des lits bactériens à la cote 173,50 (hauteur du quai).

L'installation est complétée par l'établissement de divers bâtiments accessoires : deux logements pour ouvriers *k*, un laboratoire de bactériologie *c*, hangar, etc....

La superficie totale du terrain, y compris le lit d'orage, les chemins d'accès, l'emplacement réservé pour l'égouttage des boues, etc..., est de 12 000 mètres carrés.

Le devis d'ensemble comprenant la machinerie, les bâtiments et les lits bactériens s'élève à 171 000 francs.

Les frais d'entretien annuels (personnel, laboratoire et force motrice compris) sont prévus à 8400 francs, soit, par jour, 23 fr. 01 pour une moyenne de 4000 mètres cubes d'eau épurée, ce qui fait ressortir le prix du mètre cube d'eau épurée à 0 00575, ou 5 fr. 75 par 1000 mètres cubes.

⁂

III. — Avant-projet d'Assainissement de Lyon, par MM. *Launay*, *Calmette* et *Imbeaux*.

— Les soussignés, *Launay*, ingénieur en chef des ponts et chaussées, à Paris, docteur *Calmette*, directeur de l'Institut Pasteur de Lille, et docteur *Imbeaux*, ingénieur en chef des ponts et chaussées de la ville de Nancy.

S'étant réunis à Lyon les 11, 12 et 13 mai 1907 pour étudier, suivant la demande de M. le Maire, la situation de cette ville au point de vue des vidanges et eaux usées, et arrêter les bases d'un avant-projet d'assainissement rationnel;

Après avoir pris connaissance du projet d'assainissement dressé en 1897 par M. *Résal*, alors Directeur du Service municipal de Lyon, et avoir recueilli tous renseignements utiles auprès de M. *Auric*, directeur actuel de ce service, qui avait pris soin de les réunir dans une brochure fort intéressante;

Après avoir également examiné les projets d'assainissement dressés récemment par divers ingénieurs sanitaires, et notamment ceux exhibés à l'Exposition d'hygiène urbaine;

Considérant qu'il importe, au point de vue hygiénique, de supprimer toute stagnation et toute fermentation des eaux vannes et usées dans les maisons et de les évacuer, au plus vite, en dehors de l'agglomération; qu'en conséquence les fosses fixes existant à Lyon et dans les localités suburbaines devraient disparaître, et que d'ailleurs les sommes que la population paie annuellement pour la vidange de ces fosses sont élevées et pourront être remplacées avantageusement par des taxes municipales permettant de gager par un emprunt la dépense à faire pour l'établissement d'un système d'assainissement ;

Considérant que le transport par l'eau des matières de vidange (water-carriage), autrement dit le système du « tout à l'égout », est le plus économique et le plus convenable pour l'évacuation de ces matières, et que la ville de Lyon possède un service d'eau très abondant, capable d'assurer, avec l'aide de chasses, une bonne évacuation ;

Considérant qu'il existe déjà un réseau de 187 kilomètres d'égouts, mais que ces canaux ne sont pas en état de recevoir les vidanges, tandis qu'il suffira d'un aménagement relativement facile pour les mettre à même d'évacuer les eaux pluviales, les eaux industrielles et les eaux de trop-plein du lac du parc de la Tête-d'Or, et qu'ainsi il paraît indiqué de recevoir les eaux vannes et les eaux ménagères dans un réseau *séparé*, à construire entièrement à neuf ;

Considérant que, si les eaux pluviales peuvent se déverser sans inconvénient dans le Rhône et la Saône dans la traversée de la ville (c'est même une nécessité lors des grandes averses), il n'en est pas de même des eaux vannes et ménagères, et qu'il y aura lieu, tout d'abord, de les conduire en dehors et à l'aval de l'agglomération ;

Considérant qu'il serait véritablement trop onéreux de traiter ces eaux comme le proposait M. *Résal*, par l'épuration agricole, en les relevant par deux usines de relai, dont la seconde ne refoulerait pas à moins de 45 mètres de hauteur ;

Considérant que le Rhône, surtout après son confluent avec la Saône, a, à toute époque de l'année, un débit et une vitesse considérables, même en basses eaux, — que le fleuve possède, bien certainement, un pouvoir épurateur très grand et très rapide, — qu'aucune ville n'y prend à peu de distance son eau de boisson, — et qu'ainsi, on peut admettre le déversement des eaux vannes et ménagères dans le Rhône à l'aval de la ville ;

1° En temps de hautes eaux, c'est-à-dire à un niveau supé-

rieur à $1^m,50$ au-dessus de l'étiage, en l'effectuant directement ;

2° En autre temps, en ne l'effectuant qu'après une clarification et une épuration que les procédés biologiques permettent aujourd'hui de faire relativement à bon marché ;

Estiment que pour la ville de Lyon et les localités suburbaines (notamment Villeurbanne et la Mulatière) conjointe-
ment, il y a un intérêt hygiénique et même économique de
premier ordre à poursuivre, au plus tôt, l'étude définitive et
l'exécution d'un projet rationnel d'assainissement qui aurait
pour base le programme ci-après :

a) Les égouts actuels seront remaniés et régularisés, conformément aux prévisions du projet *Résal*, de manière à constituer un réseau affecté à l'écoulement des eaux pluviales, des
eaux industrielles (quelques-unes après épuration dans l'intérieur des usines) et du trop-plein du lac de la Tête-d'Or ; ce
réseau, dit pluvial, se déversera directement dans le Rhône et
la Saône ;

b) Il sera établi, complètement à neuf, un réseau spécial,
généralement en tuyaux, pour l'évacuation des eaux vannes et
ménagères ; ce réseau séparé, dit réseau-vanne, fonctionnera,
autant que possible, par la gravité seule, avec l'aide de nombreux réservoirs de chasses à établir à l'origine des canalisations : il pourrait peut-être aussi recevoir utilement les eaux
pluviales de certains immeubles ainsi que le produit des
petites pluies, dans certaines zones.

Le débit de ce réseau qui sera sensiblement constant pourra
être évalué, au moins provisoirement à 100 000 mètres cubes
par jour ;

c) Le réseau-vanne aura trois collecteurs principaux, l'un
pour la rive droite de la Saône et La Mulatière, l'autre pour
la région entre Rhône et Saône, le troisième pour la rive
gauche du Rhône et Villeurbanne. Ce dernier sera conduit
directement jusque dans la plaine des Brotteaux-Rouges
(sans dépasser Saint-Fons) à l'usine de traitement, et là, son
apport serait relevé mécaniquement pour être amené au-
dessus des plus hautes eaux du fleuve.

Le collecteur de rive droite de la Saône serait conduit, par
une galerie à établir sous la rivière un peu en amont du pont

de la Mulatière, jusqu'à réunion avec le collecteur d'entre Rhône et Saône; là, des pompes prendraient le produit des deux collecteurs pour le refouler de l'autre côté du Rhône à un niveau supérieur aux plus hautes crues dans l'usine de traitement. Comme la traversée sous le Rhône serait très difficile et que, d'autre part, la ville projette un pont au lieu dit « Les Rivières », dans le prolongement du chemin vicinal n° 48 des cures du Rhône, il y aurait, semble-t-il, avantage à profiter de ce pont futur pour y faire passer les conduites du refoulement en question ; quant à la force motrice actionnant les pompes de ce refoulement, elle pourrait provenir de la même usine qu'aux Brotteaux-Rouges ou inversement;

d) Amené ainsi dans la plaine des Brotteaux-Rouges, au-dessus du niveau des plus hautes eaux du Rhône, tout le sewage séparatif serait déversé directement et sans traitement dans le fleuve, lorsque celui-ci serait à plus de $1^m,50$ au-dessus de l'étiage, étant entendu que le débouché se ferait par un émissaire conduit en lit mineur et, autant que possible, en plein courant. En autres temps, le sewage serait traité d'abord par des bassins de clarification, et à leur suite par une installation d'épuration biologique partielle, capable de l'amener à un état de pureté suffisante pour enlever au déversement en Rhône, même en basses eaux, toute espèce d'inconvénient.

Il reste entendu, d'ailleurs, si des agriculteurs le demandaient, qu'une certaine partie du sewage pourrait être concédée pour l'épandage ; les demandeurs, en ce cas, devraient le prendre à son arrivée, après relèvement, à l'usine de traitement, sans frais pour la ville.

* *

IV. — **Ville de Lille** (Projet d'épuration des eaux résiduaires du quartier de l'Abattoir, dressé par M. *A. Degoix*). — Avant d'aborder l'étude d'un projet définitif et complet d'assainissement, la ville de Lille a décidé, en 1907, d'installer dans celui de ses quartiers qui contribue le plus à polluer la rivière la Deûle, un réseau d'égouts séparatif et de réaliser l'épuration des eaux résiduaires ainsi collectées, parmi lesquelles se trouveront tous les liquides issus des abattoirs.

La *fig.* 41 indique le plan général du quartier qu'il s'agit d'assainir, avec la disposition des conduites, celle des réser-

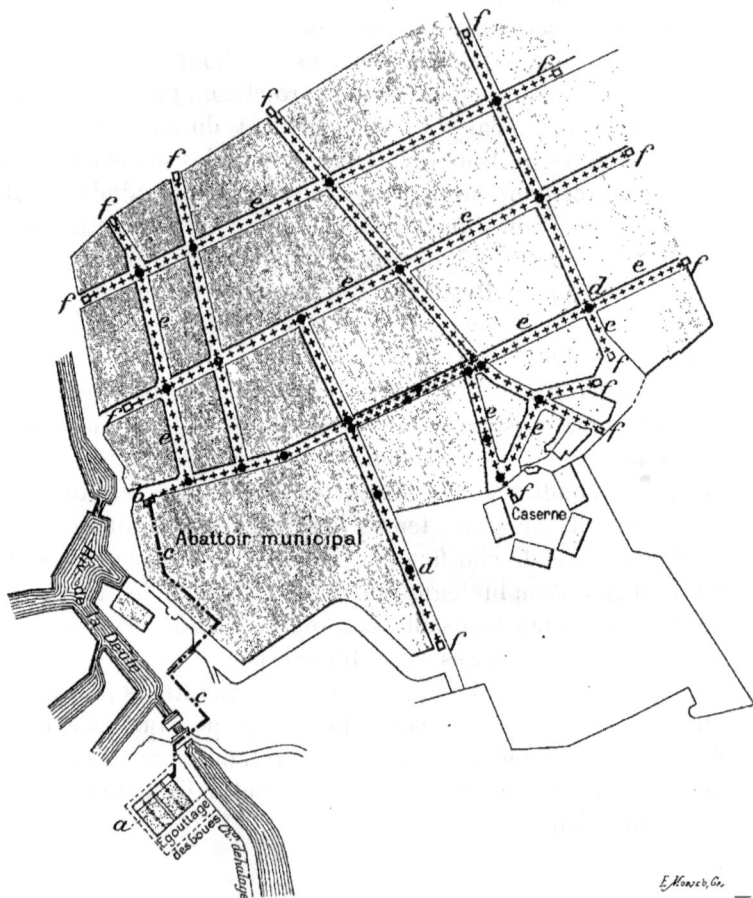

Fig. 41. — Ville de Lille. Épuration biologique des eaux résiduaires du quartier Saint-André et de l'abattoir municipal. Canalisations du système séparatif. (Projet en exécution).

a	Épuration biologique.	+++ *ee*	Conduite d'amenée des eaux
b	Salle de machines et éjecteurs.		résiduaires.
—— *cc*	Conduites de refoulement.	⌐⌐ *ff*	Réservoirs de chasse.
● *dd*	Regards de visite.		

voirs de chasse du poste d'éjecteurs et l'emplacement de la station épuratrice.

L'amenée des eaux jusqu'à celle-ci par gravitation étant

impossible, on a dû prévoir leur refoulement par l'air comprimé au moyen des éjecteurs *Shone* que nous avons décrits dans notre volume II. Ces appareils, quoique d'un rendement inférieur à celui des pompes centrifuges mues par l'électricité,

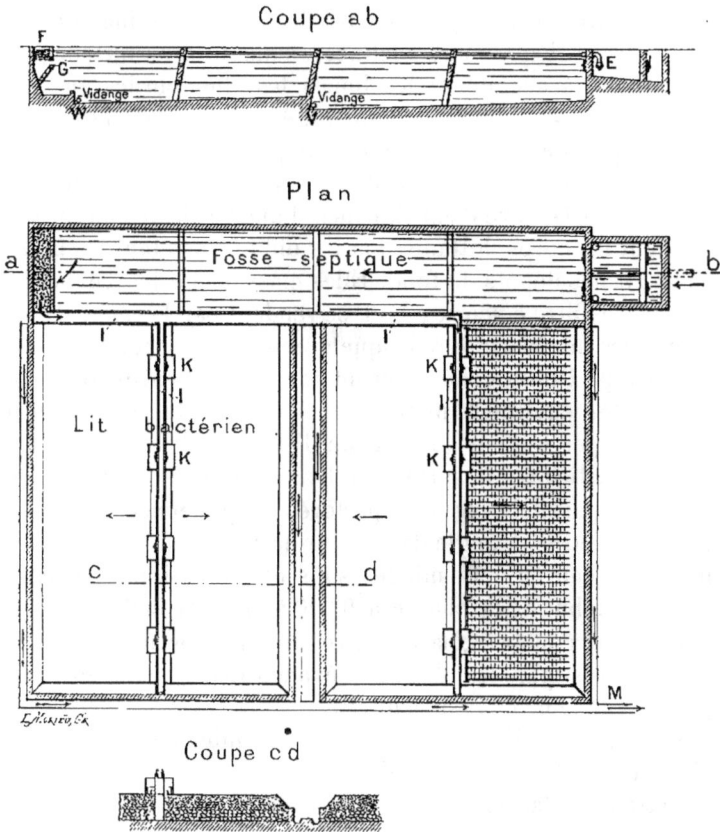

Coupe a b

Plan

Coupe c d

Fig. 42. — Station d'épuration biologique des eaux résiduaires du quartier de l'Abattoir, à Lille.

présentent le très grand avantage d'être d'une robustesse extrême et de n'exiger que des frais d'entretien insignifiants. Leur usure est à peu près nulle tandis que celle des pompes est très rapide.

L'épuration sera réalisée par le système biologique (voir *fig. 42*).

Les eaux arrivant en B dans deux fosses à sable permettant le nettoyage alternatif de l'une et de l'autre, pénétreront dans une fosse septique dont la coupe est représentée suivant AB. La capacité de cette fosse est de 1200 mètres.cubes, ce qui représente la quantité maximum d'eau qu'elle pourra recevoir en 24 heures. Elle est divisée par trois cloisons incomplètes perforées et légèrement inclinées dans le sens du courant, de manière à accumuler les boues les plus lourdes en deux points V et W d'où elles pourront être évacuées à l'extérieur par simple pression du liquide sous-jacent.

Par E les eaux pénètrent dans la fosse septique; elles ressortent par G entre deux chicanes, l'une verticale émergeante retenant les corps flottants, l'autre oblique arrêtant les bulles de gaz et les dépôts du fond. Elles passent de bas en haut à travers le filtre à scories F et se rendent par le canal III aux réservoirs de chasse KK lesquels, munis de siphons automatiques type Doulton, déverseront par intermittences toutes les 15 minutes environ 1 mètre cube d'eau sur la section du lit bactérien percolateur que chacun d'eux doit desservir.

La répartition à la surface du lit s'effectuera par un réseau de tubes parallèles en fer, perforés en quinconces, tous les 20 centimètres, à angle de 45° sur la verticale, de manière à projeter l'eau en jets minces sous une pression variant de $0^m,50$ au début de la chasse à $0^m,20$ à la fin de celle-ci.

Le lit est construit, partie entre murs bas, perforés à la base et traversés par les drains d'évacuation, partie en talus (coupe CD), sur $1^m,75$ de hauteur.

La sortie de l'eau épurée et son écoulement à la Deûle s'effectueront par le canal M.

Cette installation sera mise en marche au cours de l'été 1908.

CHAPITRE XXV

L'ÉPURATION BIOLOGIQUE DES EAUX D'ÉGOUT EN ALLEMAGNE

1. — Institut royal prussien d'essais et d'examen pour l'approvisionnement en eau potable et pour l'épuration des eaux résiduaires. (*Königliche Versuchs und Prüfungsanstalt für Wasserversorgung und Abwasserbeseitigung*; Kochstrasse, 75, Berlin W.). — Son organisation et son fonctionnement.

Historique. — Le meilleur moyen de favoriser le large développement des agglomérations urbaines et d'y combattre les épidémies, consiste à leur assurer un bon approvisionnement en eau potable, et une bonne évacuation et épuration de leurs eaux résiduaires. L'importance de cette question est universellement reconnue; aussi, dès le 24 mars 1900, les grandes villes et les Sociétés industrielles de la Prusse déposaient-elles au Ministère une pétition réclamant l'organisation d'un Institut Central chargé spécialement de l'étude de ces questions. Cette pétition signalait en même temps les dommages causés aux communes et aux industries par certaines mesures impropres qui avaient été prises soit au sujet de l'approvisionnement en eau potable, soit au sujet de l'épuration des eaux résiduaires. Avec juste raison, la pétition rattachait ces fautes à l'absence d'un établissement spécial, dans lequel devaient se trouver réunis tous les documents sur ces questions, et où les autorités et les particuliers auraient pu s'entourer de tous les renseignements et faire effectuer tous les essais utiles.

Des commissions, composées de représentants de divers ministères, avaient bien déjà commencé l'étude des meilleures

méthodes d'épuration des eaux ; mais, devant l'importance
croissante de ces questions d'hygiène, ce rouage était devenu
manifestement insuffisant, et la création d'un établissement
central, consacré exclusivement à ces études, pouvait seule
assurer les besoins des villes et des industries dans ce domaine, en centralisant toutes les études et en donnant tous
les renseignements utiles.

Sur le rapport de M. le professeur *Schmidtmann*, l'État
Prussien votait en 1901 les fonds nécessaires à l'organisation
de cet Institut dont le fonctionnement a commencé en
avril 1901. L'installation en a été faite dans un grand appar-
tement situé à Berlin, 73, Kochstrasse, et laissé libre par la
Société allemande d'agriculture. Les dépenses nécessaires à
l'aménagement des bureaux et laboratoires se sont élevés à
16.000 marks seulement, car le laboratoire de chimie de la
Société d'Agriculture était encore tout outillé. Le personnel
comprenait alors un directeur, quatre chimistes et deux botanistes, et la somme totale mise à la disposition du nouvel
établissement par l'État a été de 50.000 marks. Nous verrons
plus loin que ce personnel et ces subventions sont aujourd'hui
considérablement augmentés.

L'Institut est encore actuellement dans le même local ; mais
son installation ne répondant plus aujourd'hui à ses besoins
grandissants, il sera très prochainement transféré dans une
construction spéciale mieux appropriée à son activité scientifique.

But de l'établissement. — Le but de l'établissement est le
suivant :

1° Il doit étudier les questions qui se rattachent à l'approvisionnement en eau et à l'épuration des eaux résiduaires,
principalement au point de vue de l'hygiène des agglomérations urbaines.

2° Il doit faire les essais qui se rapportent à ces études, dans
l'intérêt général.

3° Il doit exécuter, dans son domaine scientifique, les
recherches qui lui sont demandées par les différents ministères, et aussi, contre rémunération, celles qui lui sont
demandées par les autorités et par les particuliers.

4° Il doit donner des renseignements et des avis dans l'intérêt public.

En particulier, sous le rapport de l'approvisionnement en eau potable, ses principales attributions sont les suivantes :

Études expérimentales, scientifiques et techniques, des nouvelles méthodes d'approvisionnement et de purification des eaux potables; étude des procédés d'analyse et de contrôle.

Renseignements et conseils, au point de vue sanitaire, sur la demande des autorités ou des particuliers, sur les dispositifs d'approvisionnement en eau entrepris ou projetés.

Examen scientifique et technique de l'exploitation des services d'eaux.

Analyse des échantillons d'eaux.

Sous le rapport de l'épuration des eaux résiduaires, ses attributions principales sont les suivantes :

Examen méthodique, au point de vue sanitaire et technique, des méthodes d'épuration d'eaux résiduaires ; étude de leur efficacité et de leur mode d'utilisation; recherche de perfectionnements et de procédés nouveaux.

Établissement de plans d'études pour des recherches sur l'épuration d'eaux résiduaires de nature particulière et exécution de ces recherches.

Conseils sanitaires et techniques aux villes, communes et industries, pour les dispositifs d'épuration d'eaux résiduaires.

Analyses d'eaux d'égout, de boues, de dépôts, de terres, etc.

Détermination systématique de l'action des eaux de diverses natures sur les rivières au point de vue chimique et biologique (flore, faune, pisciculture); détermination des moyens de maintenir la propreté des cours d'eau.

Recherches sur l'action des eaux résiduaires sur le sol, sur l'utilisation des substances fertilisantes qu'elles contiennent, sur le degré de pureté que doivent présenter les eaux épurées.

L'Institut doit enfin se tenir au courant de toute la littérature allemande et étrangère sur ces questions, et signaler au Ministre compétent les points particulièrement intéressants.

Direction et personnel. — L'Institut relève du *Ministre de l'Instruction publique.* Tous les trimestres, une commission se réunit pour examiner la marche de l'établissement et faire un rapport sur ses travaux. Cette Commission est formée de représentants de tous les ministères intéressés, c'est-à-dire du ministère de l'Instruction publique, du ministère de l'Intérieur, du ministère de l'Agriculture, des domaines et des forêts, du ministère du Commerce et de l'Industrie, du ministère des Travaux publics et du ministère des Finances.

Le directeur actuel est M. le professeur *Schmidtmann*, qui a la surveillance de tout le fonctionnement de l'établissement, et qui est, de droit, président de la Commission signalée ci-dessus.

L'Institut a, en outre, comme directeur technique, M. le professeur Dr *Günther*, qui est chargé plus spécialement de la direction intérieure.

Le personnel scientifique comprend actuellement les deux directeurs, 13 membres, 2 membres adjoints et 10 assistants, soit au total 27 personnes. Toutes les branches de la science qui sont nécessaires pour l'étude des eaux s'y trouvent représentées; plusieurs médecins s'occupent des rapports de la médecine et de l'hygiène avec la question des eaux potables et des eaux résiduaires; des bactériologistes et des chimistes sont chargés des analyses et des recherches sur les procédés d'épuration des eaux; des botanistes étudient les eaux au point de vue de leur flore et recherchent les rapports qui existent entre cette flore, la composition chimique des eaux et leur degré de contamination; des zoologistes s'occupent des relations entre la composition des eaux et la faune, notamment au point de vue de la pisciculture; des ingénieurs enfin sont chargés d'examiner les plans qui sont transmis, d'en dresser parfois et de donner leur concours à l'organisation technique des essais nécessaires.

L'Institut est ainsi divisé en quatre sections principales :

1° La section chimique, qui s'occupe de toutes les analyses et recherches d'ordre chimique. Son directeur est M. le professeur *Thumm*.

2° La section bactériologique qui a dans ses attributions toutes les analyses et recherches bactériologiques, et dont le directeur est M. le professeur *Wolpert*.

3° La section botanique, qui s'occupe de la flore des eaux,

de l'étude des protozoaires, des cultures dans l'utilisation agricole des eaux résiduaires, etc.; son directeur est M. le professeur *Kolkwitz*.

4° La section technique, composée de trois ingénieurs, qui a dans ses attributions tout ce qui se rattache aux plans, travaux, dessins et appareils.

Analyses. — Recherches. — Les principales analyses effectuées par l'Institut sont des analyses chimiques et bactériologiques d'eaux potables et d'eaux résiduaires; on fait, en outre, un assez grand nombre d'examens de projets d'approvisionnement en eau potable. Les analyses sont effectuées d'après un tarif assez élevé. Pour les avis et consultations, ils sont comptés d'après le temps et le travail qui y sont consacrés, à raison de 50 marks par jour de travail exigé. Quand des voyages sont nécessaires, ils donnent lieu à une indemnité journalière de 20 marks, non compris les vacations et frais de voyage qui sont déterminés par la loi. Les analyses nécessitées par une consultation sont comptées au tarif ordinaire.

Le nombre de demandes soumises à l'Institut a été ainsi, en 1901, de 121, en 1904, de 562 et en 1905, de 567. Sur ce dernier chiffre, 165 provenaient des autorités d'État, 113 des autorités communales, 77 des particuliers et 12 du ministère de l'Instruction publique. Les échantillons reçus ont atteint les chiffres suivants :

En 1901	910		En 1904	1546
— 1902	1124		— 1905	1482
— 1903	1297		— 1906	1882

L'Institut a réalisé ainsi, en 1905, une somme de 56.748 marks 52. En outre, des voyages de consultations ont été effectués dans près de 100 villes d'Allemagne en 1905.

Le service des analyses d'eaux est un des plus importants et des plus actifs de l'établissement. Un questionnaire spécial a été préparé pour l'examen des projets d'alimentation en eau. Ce questionnaire, qui doit être rempli par le Maire de la commune et par l'auteur du projet, comprend tous les renseignements utiles à connaître sur l'alimentation actuelle en eau,

la présence ou l'absence de maladies contagieuses, l'emplacement, les besoins, etc. Il permet à l'Institut de se rendre
compte exactement de la valeur des dispositions prises et de
donner un avis motivé. Un autre questionnaire se rapporte
aux renseignements nécessaires pour l'examen des eaux potables. Enfin une notice donne les instructions à suivre pour les
prises d'échantillons.

L'Institut se trouve ainsi parfaitement documenté pour
chaque cas spécial qui lui est soumis.

L'organisation administrative du service n'est pas moins
remarquable. L'Institut possède la carte complète, au
1/500.000^e, de toute la Prusse, sous forme de feuilles dont les
dimensions correspondent à peu près à celles des quarts de
feuilles de notre carte d'État-major. Chaque ville qui envoie
un échantillon est soulignée aussitôt sur la carte, à l'encre
rouge, si elle ne l'est déjà. Quand une analyse arrive à l'établissement, on examine d'abord la carte de la région, et on
sait ainsi immédiatement s'il a été déjà fait des analyses
d'eaux de cette ville, ou des villes voisines, et la position réci-
proque de ces villes les unes par rapport aux autres. L'analyse
effectuée est transcrite sur une fiche qui porte tous les renseignements nécessaires sur l'endroit, la nature de la source, etc.,
et reproduit les chiffres de l'analyse. Toutes ces fiches sont
classées par ordre alphabétique, et on peut ainsi retrouver
très rapidement toutes les analyses d'eaux antérieures qui
intéressent une ville déterminée ou un périmètre donné. La
comparaison de ces analyses entre elles, qui peut s'effectuer à
toute époque, et l'examen des cartes permettent de constater
avec précision un grand nombre de faits qui passent le plus
souvent inaperçus, tels que l'étendue de certaines contamina-
tions, leur origine probable, leur nature accidentelle ou permanente, etc. Bien que cette organisation n'existe que depuis
quatre ans, elle possède déjà une collection précieuse de
fiches, et les services qu'elle est susceptible de rendre deviendront évidemment d'autant plus grands que sa documentation
sur les eaux en Allemagne sera plus complète.

Il est à signaler que les chemins de fer de l'État prussien
envoient à l'Institut, plusieurs fois par an, un grand nombre
de demandes d'analyses, soit pour les eaux potables dans les

gares, soit pour les eaux d'alimentation des locomotives. L'organisation signalée ci-dessus existe spécialement pour les chemins de fer, dont les fiches, de couleur différente, sont également conservées et classées par le service des eaux de l'Institut.

Les laboratoires sont parfaitement outillés, mais de dimensions trop restreintes. Cet inconvénient disparaîtra d'ailleurs quand l'établissement sera transféré dans les nouveaux bâtiments en construction.

Le service bibliographique mérite une mention spéciale. La bibliothèque possède la majeure partie des livres et journaux allemands et étrangers qui se rapportent aux questions des eaux. Chaque livre ou article qui paraît est noté sur des fiches spéciales, portant l'indication du nom de l'auteur, de la nature du travail et du numéro du journal qui le renferme. Ces fiches sont classées en quatre catégories : noms d'auteurs, noms de fleuves, noms de villes et matières. Chaque article est classé, suivant sa nature, dans une ou plusieurs de ces catégories. Par exemple, les articles signés qui se rapportent à une ville déterminée donnent naissance à deux fiches : une relative au nom d'auteur, l'autre relative à la ville. Toutes ces fiches sont classées par ordre alphabétique dans chaque catégorie.

Le travail bibliographique devient ainsi extrêmement facile. Demande-t-on des renseignements sur l'Elbe, par exemple : les fiches classées dans la catégorie : Fleuves, sous la rubrique : Elbe, signalent immédiatement tout ce qui a été publié sur ce cours d'eau. Il en est de même pour l'assainissement ou l'alimentation en eau d'une ville quelconque. En outre, la classification « matières » permet de retrouver du premier coup toute la bibliographie relative à une question donnée, par exemple l'emploi de l'ozone pour la stérilisation des eaux potables. Enfin la classification par noms d'auteurs permet de retrouver sans difficulté tous les articles dont on ne connaît que l'auteur.

Indépendamment de cette organisation bibliographique, le secrétariat de l'Institut effectue un travail et une classification semblables, en quatre catégories, de toutes les recherches qui sont faites à l'établissement sur les diverses villes et fleuves d'Allemagne et sur les diverses matières. L'Institut possède ainsi une organisation bibliographique absolument remarquable par son étendue et par la rapidité avec laquelle elle peut fournir les renseignements les plus complets sur toutes les questions qui se rattachent aux eaux potables, industrielles, naturelles ou résiduaires.

Les principales recherches effectuées par l'établissement depuis cinq ans ont été les suivantes : étude de l'épuration des eaux résiduaires par voie chimique et biologique, examen des diverses méthodes ; étude des procédés d'analyse, de la flore et de la faune des eaux et de leurs modifications suivant la nature et la contamination des rivières ; recherche des meilleures méthodes bactériologiques qui permettent de juger de la valeur d'une eau, etc....

En dehors de ces recherches, l'Institut a eu à donner très fréquemment son avis sur des installations d'alimentation en eau ou d'épuration d'eaux résiduaires.

L'Institut possède, en outre, à *Charlottenburg*, près *Berlin*, une station expérimentale où l'on peut se livrer à des études pratiques sur l'épuration des eaux résiduaires. C'est ainsi que l'installation biologique faite pour l'épuration des eaux de la ville de Wilmersdorf, près Berlin (200 000 hab.), a été précédée d'essais pratiques effectués à la station pour déterminer les meilleures conditions de travail. On y procède, en outre, à toutes les expériences relatives à l'influence de la grosseur des matériaux, à l'étude et à la comparaison des diverses méthodes d'épuration, etc....

Publications. Cours. — Les résultats fournis par toutes ces recherches sont réunis dans une publication(') paraissant sous forme de fascicules à intervalles réguliers.

En dehors de ses attributions déjà signalées, l'Institut donne également chaque année plusieurs séries de cours, d'une durée de 10 jours en moyenne, destinés aux fonctionnaires des services municipaux, des services médicaux et aux inspecteurs des industries. Ces cours ont pour but de leur faire connaître les questions d'hygiène qui rentrent dans leurs attributions, de leur exposer chaque année les progrès réa-

(') *Mittheilungen aus der königlichen Prüfungsanstalt für Wasserversorgung und Abwässerbeseitigung* — August Hirschwald, Unter den Linden, 68, Berlin.

lisés dans ces domaines, afin qu'ils possèdent toute la compétence voulue dans l'exercice de leurs fonctions. Ces cours, professés par le personnel de l'Institut, comprennent principalement : les rapports de l'alimentation en eau potable avec la santé publique, de la géologie avec les couches aquifères ; l'épuration des eaux résiduaires des villes et des industries ; l'utilisation des résidus tels que boues, gadoues, ordures ménagères ; les méthodes d'analyse et de contrôle des eaux ; l'épuration des eaux potables ; la construction des canalisations ; la législation sanitaire, etc.... Des excursions sont, en outre, organisées dans les installations d'épuration d'eaux, dans les stations de pompes, les champs d'épandage, etc..., qui se trouvent au voisinage de Berlin. Cette innovation très heureuse assure la compétence des fonctionnaires en leur permettant de s'instruire et de se tenir au courant de tous les progrès réalisés dans les questions qui les intéressent.

Ressources de l'Établissement. — L'Institut possède des ressources assez considérables qui proviennent en partie du Ministère de l'Instruction publique, en partie des analyses et études faites par l'Établissement. L'État assure à l'Institut une somme annuelle de 130 000 marks ; mais comme les analyses et études rapportent en moyenne 70 000 marks par an, la contribution réelle du Ministère se réduit à 60 000 marks, soit 75 000 francs par an.

Mais ces 130 000 marks ne constituent pas les seules ressources de l'Institut. Il reçoit, en outre, une subvention très importante des villes, communes, industries et particuliers, par la voie de la « Société pour l'approvisionnement en eau et pour l'épuration des eaux résiduaires ». Cette Société, créée depuis quelques années, comprend 55 grandes villes de Prusse et 11 sociétés industrielles importantes, notamment celles des fabricants de sucre, des ingénieurs allemands, des fabricants de papier, de cellulose, etc.... Elle a pour but d'apporter son appui à l'étude de toutes les questions relatives à l'approvisionnement en eau et à l'épuration des eaux résiduaires. Un accord a été conclu entre l'Institut et cette Société pour unir leurs efforts vers le but commun. La Société soumet à l'Institut les propositions qui lui paraissent

intéressantes à étudier au point de vue des villes et des industries; le plan de travail est discuté et élaboré entre l'Institut,
le président de la Société et, au besoin, d'autres personnes
dont les connaissances spéciales peuvent être utiles. Les
études sont exécutées, soit dans les installations qui appartiennent aux villes ou aux industries qui font partie de la
Société, installations qui doivent, dans ce cas, être mises à
la disposition de l'Institut, soit dans des installations faites
avec les ressources de la Société. Celle-ci doit prêter son
concours à l'Institut pour l'étude de toutes les questions du
domaine de l'approvisionnement en eau ou de l'épuration des
eaux résiduaires, et particulièrement mettre à sa disposition
des praticiens expérimentés qui viennent apporter leur appui
pour la réalisation pratique des études. C'est là un avantage
très considérable pour l'établissement, qui trouve ainsi, dans
toute la Prusse, pour les questions qui lui sont soumises, le
concours des praticiens et des hommes compétents de chaque
localité, et cette collaboration facilite beaucoup la solution des
problèmes envisagés. L'Institut reçoit, en outre, dans la
limite des places disponibles, les médecins, chimistes et ingénieurs envoyés par les communes et les industriels qui font
partie de la Société, pour les mettre au courant des méthodes
de contrôle et d'analyse des eaux. Enfin, les membres de la
Société ont droit à un rabais de 25 pour 100 sur le tarif des
analyses pour les recherches qu'ils font effectuer à l'Institut.

Telles sont les bases générales de l'accord entre l'Institut
et la Société pour l'approvisionnement des villes en eau et
pour l'épuration des eaux résiduaires. Celle-ci verse dans ce
but, à titre de subvention, une somme annuelle de 50 000 marks
à l'Établissement. Cette collaboration produit les plus heu-
reux résultats. D'abord, elle donne à l'Institut un supplément
de ressources très important; ensuite elle lui permet de diriger ses études dans un sens réellement pratique, en ensei-
gnant les questions qui intéressent particulièrement les villes
et les industries prussiennes. Les renseignements s'obtiennent,
en outre, très aisément; le concours pratique des services
municipaux, des industriels est acquis, et ces circonstances
facilitent beaucoup les recherches et permettent de déterminer
avec précision les données de chaque problème.

On voit, par ce qui précède, que les ressources totales annuelles de l'Institut se montent environ à 180 000 marks, soit 225 000 francs. Le développement prodigieux de cette institution, qui n'a que cinq années d'existence, montre à quelles nécessités répondait sa création. La Prusse possède aujourd'hui un établissement merveilleusement outillé pour l'étude de toutes les questions hydrologiques, et capable d'aider et de guider les villes et les industries dans les problèmes si importants, si fréquents et si difficiles, qui se présentent sans cesse au point de vue des eaux. L'efficacité de ce rouage est encore accrue par la collaboration parfaite qui existe entre ses services d'une part, et les services municipaux et les industries d'autre part. Ce dernier fait mérite d'être particulièrement signalé : loin d'accueilllir avec hostilité ou indifférence la création de cet Institut et l'aide officielle qu'il leur apporte, les villes et les industries se sont préoccupées aussitôt de lui ouvrir largement leurs portes, d'entrer en rapports avec lui, de le subventionner et de joindre leurs efforts aux siens pour l'étude de toutes ces questions d'intérêt public. Il serait bon, en France, que nous méditions cet exemple si rare d'union et de collaboration intime des divers services administratifs et privés, en vue de la solution des problèmes d'hygiène générale si importants pour la santé publique.

II. — STATION EXPÉRIMENTALE DE HAMBOURG.

La station expérimentale de *Hambourg* a été construite en 1895. Elle a coûté 50 000 marks et dispose d'une subvention annuelle de 10 200 marks.

Son installation a été faite de manière à pouvoir y étudier et y comparer les diverses méthodes d'épuration des eaux et de désinfection. Les eaux arrivent d'abord dans un réservoir, d'où un dispositif permet de les faire passer dans les appareils de la station ou de les évacuer au contraire au dehors si l'on veut suspendre l'alimentation. Les eaux passent alors dans une fosse à sable de 3^m,70 $\times$ 2 mètres, portant en son milieu une grille dont les barreaux sont à 1 centimètre d'écartement.

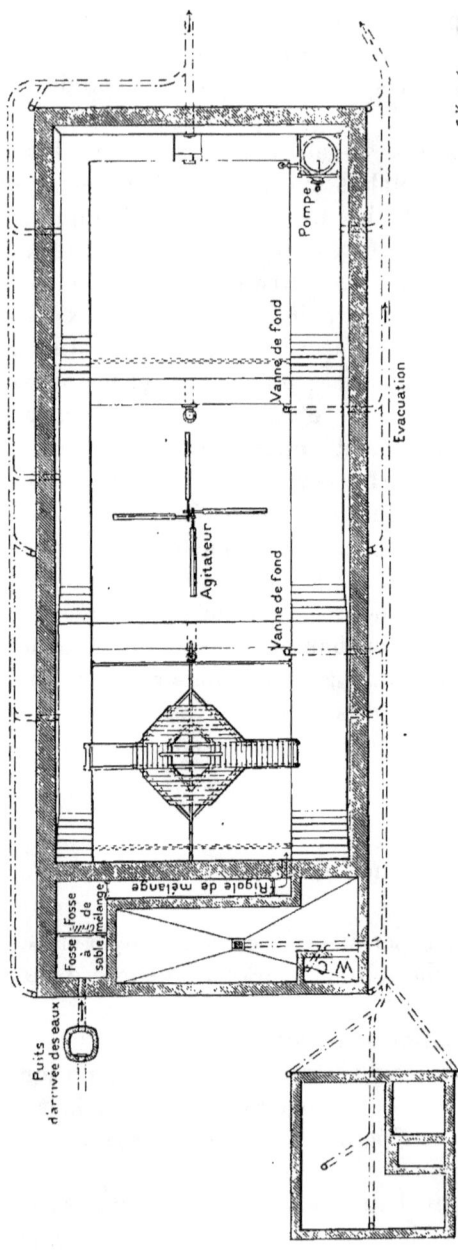

Fig. 15. — Station expérimentale de Hambourg. (Plan.)

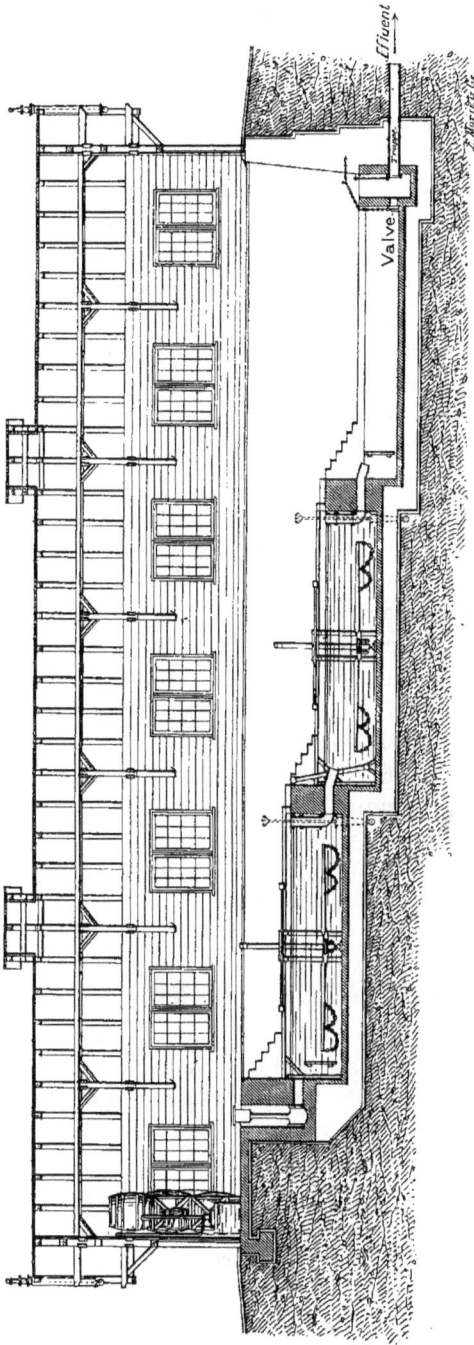

Fig. 11. — Station expérimentale de Hambourg. (Coupe longitudinale.)

De cette fosse, les eaux se rendent dans un canal de 60 centimètres de largeur, dans lequel on peut éventuellement faire
une addition de produits chimiques. Ce canal porte une vanne
d'évacuation vers la canalisation de sortie, de sorte qu'on peut
ne faire passer dans les appareils d'évacuation que la quantité
d'eau voulue. A la suite de ce canal viennent trois bassins de
clarification de 64 mètres carrés de surface et de 1^m,50 de
profondeur, disposés en cascade, pour permettre d'évacuer
par un tuyau et sans pompe le contenu d'un bassin dans le
bassin immédiatement inférieur. Les bassins sont munis
d'agitateurs qu'on peut placer ou enlever suivant les besoins.
Chaque bassin porte en outre une vanne de fond qui permet
d'évacuer le liquide dans la canalisation de sortie. La station
comprend enfin un laboratoire de chimie.

Les figures 43 et 44 représentent une coupe longitudinale
et un plan de cette installation.

Dunbar et ses élèves ont effectué dans cette station expérimentale d'importantes études sur la désinfection des eaux
d'égout et sur les procédés de clarification chimiques et
mécaniques. Depuis 1897, les études ont surtout porté sur les
procédés biologiques, et les résultats de ces travaux ont été
en grande partie signalés dans le présent volume et dans nos
volumes antérieurs. Dans les recherches sur les procédés
biologiques, le premier bassin sert pour la mesure des eaux,
ce qui permet en outre, grâce à la présence de l'agitateur, un
échantillonnage rigoureux. Le deuxième bassin sert de lit
bactérien, et le troisième de filtre à sable.

III. — STATION D'ÉPURATION DES EAUX DE WILMERSDORF.

Cette station a été construite à *Stahnsdorf*, près *Berlin*, pour
l'épuration des eaux des faubourgs de *Wilmersdorf*, de *Schmargendorf*, de *Zehlendorf* et de *Teltow* (*fig.* 45). Les eaux sont
d'abord amenées à une station de pompes d'où on les envoie
aux lits épurateurs. La canalisation d'égouts est construite,
pour les trois quarts, d'après le système séparatif, et pour un
quart d'après le système unitaire. Les eaux, en arrivant à la
station de pompes, passent d'abord dans une fosse à sable et

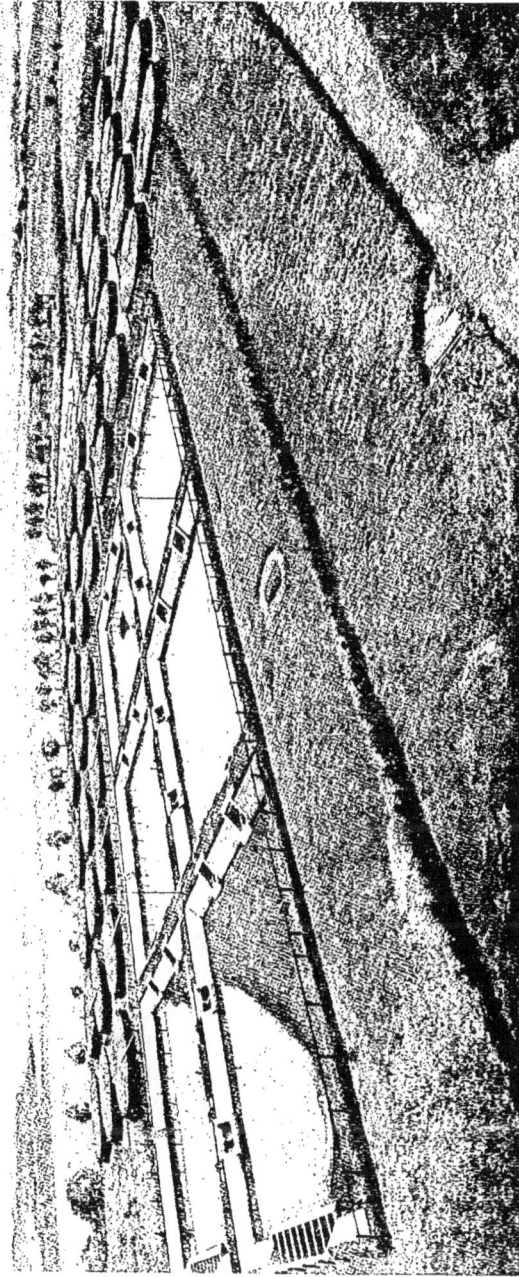

Fig. 65. — Vue générale de la station d'épuration biologique de *Wilmersdorf*, près *Berlin*.
(Fosses septiques et lits bactériens percolateurs à *Sprinklers*.)

sont débarrassées par une grille des corps étrangers volumineux. Les matières déposées dans la fosse sont enlevées par une drague électrique, déversées dans des wagonnets et de là dans des wagons d'une contenance de 2 mètres cubes. L'enlèvement de ces boues occasionne une dépense en électricité de 0 mk 10 par mètre cube de boue enlevée.

La station de pompes comprend quatre machines dont chacune peut aspirer à chaque tour 200 litres d'eau, pour les refouler à une hauteur maximum de 67^m,4. Le nombre de tours à la minute est au minimum de 30 et au maximum de 90. Ces pompes sont reliées à des moteurs, soit à gaz d'éclairage, soit à gaz à l'eau. Pour la production du gaz à l'eau, on a disposé quatre générateurs dont chacun est capable de produire du gaz pour environ 180 chevaux. Deux appareils suffisent ordinairement dans les temps de sécheresse.

Les frais d'installation de cette station de pompes se sont élevés à 1 400 000 marks, qui se répartissent de la façon suivante :

Fondations.	200 000 marks
Bâtiments	260 000 —
Machines.	716 000 —
Bâtiments annexes.	113 000 —
Cours, jardins, canalisations.	67 000 —
Divers	· 44 000 —
TOTAL.	1 400 000 marks

Le personnel de la station de pompes comprend un directeur, trois machinistes, trois chauffeurs et cinq hommes.

L'épuration des eaux se fait par les procédés biologiques. Quand la ville de *Wilmersdorf* a voulu procéder à l'épuration de ses eaux, il ne lui a pas été possible de trouver, dans le voisinage, des terrains appropriés pour l'épandage et de dimensions suffisantes. Elle a dû acheter à *Stahnsdorf*, pour le prix de 120 000 marks, un terrain de 34 hectares pour y installer l'épuration biologique. A ce terrain, on a ajouté ensuite 33 hectares, d'un prix plus élevé, afin de pouvoir épurer les eaux de *Schmargendorf*, de *Zehlendorf* et de *Tellow*. Le prix total des 67 hectares s'est élevé à 500 000 marks.

Les eaux sont amenées à l'épuration par une canalisation en fonte de 16 kilomètres 800 de longueur, qui a son point de départ à la station de pompes de *Wilmersdorf*. Le diamètre de la canalisation, qui est de 850 millimètres au départ, est de 1 050 millimètres à l'arrivée à la station d'épuration. Cette canalisation a coûté à elle seule 3 600 000 marks.

STATION D'ÉPURATION PROPREMENT DITE. — L'installation a été faite pour l'épuration des eaux de 631 000 habitants :

Wilmersdorf	328 000 habitants
Schmargendorf	78 000 —
Zehlendorf	150 000 —
Teltow	75 000 —
TOTAL.	631 000 habitants

On a construit jusqu'ici les appareils nécessaires pour l'épuration des eaux de 200 000 habitants, en réservant pour plus tard l'extension de la station pour les 431 000 autres habitants. La production d'eau d'égout étant en moyenne de 108 litres par tête d'habitant et par jour, il a fallu tabler sur un volume d'eau à épurer, par temps sec, de 21 600 mètres cubes par jour.

L'eau envoyée par les pompes traverse d'abord un puits de répartition, puis se rend aux bassins de décantation. Ceux-ci sont au nombre de six. Chacun d'eux a une surface de 361 mètres carrés au fond et de 810 mètres carrés à la hauteur du niveau de l'eau. La profondeur est de $3^m,15$; le volume total de 1 800 mètres cubes. Les rebords et le fond sont bétonnés pour éviter toute infiltration. Le fond de chaque bassin est en pente des deux côtés vers une ouverture centrale par laquelle on peut évacuer les boues accumulées dans les bassins. Les six bassins sont réunis entre eux et, dans le travail normal, l'eau doit les traverser tous les six avant de se rendre aux appareils épurateurs. Quand un bassin est en nettoyage, l'eau traverse seulement les cinq autres, mais la hauteur d'eau y est élevée à $3^m,50$ au lieu de $3^m,15$, de sorte que la capacité totale des bassins de décantation reste sensiblement la même.

L'eau qui sort des bassins de décantation passe dans une chambre de 142 mètres carrés de surface, d'où elle est distribuée dans des lits bactériens percolateurs. La description du système répartiteur employé à cet effet a été donnée dans notre deuxième volume. Chaque envoi d'eau sur les lits est inscrit par un enregistreur automatique, de sorte que le contrôle du fonctionnement se fait sans difficulté.

L'épuration s'effectue sur lits bactériens percolateurs à *Sprinklers* : ces lits sont au nombre de 56. Leur diamètre est de 20 mètres en moyenne, leur hauteur de 2^m,50, leur volume de 785 mètres cubes. Les lits sont construits sur une base légèrement conique, dont la pente dirigée vers l'extérieur permet l'écoulement facile des eaux. Sur cette base sont maçonnées des rangées de briques qui constituent un drainage parfait. Une gouttière entoure chaque lit, et recueille l'eau épurée qui s'en échappe. Chaque gouttière porte une ouverture par laquelle l'eau s'écoule dans un canal souterrain pour se rendre à des bassins de décantation.

Les matériaux utilisés pour la construction des lits sont des morceaux de coke dont la grosseur varie de celle du poing à celle de la tête. A une hauteur de 1^m,25 au-dessus du sol se trouvent 8 tuyaux dirigés suivant les rayons et percés de trous, afin d'assurer l'aération à l'intérieur des lits.

Le *Sprinkler* est constitué par quatre tuyaux en fonte de 10 centimètres de diamètre, percés de trous. Ces tuyaux tournent autour d'un axe situé au milieu du lit. L'axe est formé par un tube vertical de 20 centimètres de diamètre; il plonge dans un joint de mercure dont la hauteur est calculée pour rendre impossible tout débordement d'eau. Les trous sont percés d'un seul côté sur les bras des *Sprinklers*, de manière que l'eau s'échappe horizontalement, pour tomber à la surface des lits. Le nombre des trous a été calculé de telle sorte que chaque mètre carré de surface de lit reçoive la même quantité d'eau, aussi bien au centre qu'au bord. L'extrémité des tuyaux est fermée par des bouchons faciles à enlever, afin de permettre le nettoyage intérieur des tuyaux au moyen de brosses.

Le temps qui s'écoule entre deux décharges sur les lits varie avec la quantité d'eau envoyée par les pompes. Il est, en moyenne, de 12 minutes, et l'écoulement dure de 1/2 à 1 minute. Chaque *Sprinkler* peut être isolé des autres et chargé séparément; on peut étudier ainsi jusqu'à quel volume on peut pousser l'alimentation journalière sans nuire à l'épuration.

A la sortie des *Sprinklers*, l'eau s'écoule dans six bassins de décantation où elle se débarrasse des matières entraînées par le passage à travers les lits. Chaque bassin a une surface de 140 mètres carrés au fond et de 460 mètres carrés à la hauteur du niveau de l'eau : son volume est de 910 mètres cubes. Leur construction est identique à celle des bassins de décantation de l'eau brute.

L'eau décantée peut alors être envoyée directement au canal, ou subir encore un traitement sur des filtres *Chorley*. Ces filtres ont une surface de 28 000 mètres carrés pour les 21 000 mètres cubes d'eau à traiter par jour, de sorte que chaque mètre carré reçoit en moyenne $0^{m3},75$ d'eau par jour. Ces filtres ont pour but de compléter la séparation des fines matières en suspension et de réduire, en outre, le nombre des microbes de l'eau épurée. Le fond et les parois de chaque filtre sont maçonnés; la couche filtrante est formée par du sable dont l'épaisseur varie de $0^m,60$ à 0^m80 : un drainage permet l'évacuation de l'eau dans des fossés qui se raccordent au canal.

On a également prévu les dispositifs nécessaires pour l'enlèvement des boues. Une canalisation de 200 millimètres de diamètre est disposée à droite et à gauche des bassins de décantation de l'eau brute; cette canalisation se raccorde avec les ouvertures ménagées dans les bassins. Quand un bassin doit être vidé, on commence par évacuer, au moyen d'une pompe, l'eau décantée, puis on envoie par siphonnage la vase dans des bassins spéciaux. Ces bassins sont au nombre de 13; ils peuvent contenir environ 30 000 mètres cubes de boues.

Le personnel occupé à la station comprend un directeur et quatre gardiens.

La surface occupée par les appareils actuellement construits et par les filtres *Chorley* est de 12,2 hectares, non compris le terrain nécessaire pour le traitement des boues. Comme il faut réserver environ 21,5 hectares pour l'agrandissement ultérieur de la station, il reste donc 33 hectares pour le dépôt des boues.

La station fonctionne depuis septembre 1906 et on a pu déjà faire quelques constatations intéressantes. Pendant les périodes de froid de décembre 1906, le thermomètre est descendu à — 21°,5 c.: les trous des tuyaux des *Sprinklers* se sont bouchés par suite de leur diamètre trop étroit (3 millimètres),

bien que l'eau n'ait jamais eu une température plus basse que
+ 5°,5. Ce phénomène s'est produit surtout pendant la nuit,
quand l'alimentation est faible : il s'écoule alors parfois plus
d'une heure entre deux décharges successives, ce qui facilite
la congélation de l'eau à l'orifice des trous. Après avoir élargi
les trous des *Sprinklers* de manière à leur donner un diamètre de 10 millimètres, tout accident a disparu et le fonctionnement est devenu régulier.

D'autres difficultés ont eu pour cause la congélation de l'eau
et l'accumulation de la neige dans les gouttières ouvertes qui
entourent les lits. On a dû en surélever les bords et les cou-
vrir pour éviter ces obstructions.

Les frais de construction et d'installation ont été les suivants :

Terrain	500 000 marks
Canalisation.	3 500 000 —
Maçonnerie et terrassements	1 005 000 —
Lits bactériens	850 000 —
Filtres pour l'eau épurée.	150 000 —
Téléphone	25 000 —
Bâtiments.	95 000 —
Dispositifs pour recueillir les boues .	15 000 —
Canalisation d'évacuation.	560 000 —
TOTAL.	6 500 000 marks

Les frais d'exploitation se sont élevés à 16 000 marks. pour
l'année 1907, ainsi répartis :

Salaires	9 400 marks
Traitement des boues	1 600 —
Entretien.	2 000 —
Recherches chimiques et bactériologiques. .	3 000 —

Il est juste de faire remarquer que les frais d'installation
comprennent toute la canalisation d'adduction et tout le terrain nécessaire pour l'agrandissement ultérieur. La dépense
par tête d'habitant sera donc considérablement réduite après
la réalisation complète de l'installation pour les 651 000 âmes
de *Wilmersdorf, Schmargendorf, Zehlendorf* et *Tellow*.

CHAPITRE XXVI

L'ÉPURATION BIOLOGIQUE DES EAUX D'ÉGOUT EN ANGLETERRE ÉCOSSE ET IRLANDE

Nous avons décrit, dans le deuxième volume de ces Recherches, les dispositifs d'épuration biologique réalisés dans quarante-deux villes du Royaume Uni de Grande-Bretagne et d'Irlande, d'après les documents qu'il nous avait été possible de nous procurer. Dans quelques-unes de ces villes, particulièrement à *Birmingham*, de très importants progrès ont été réalisés depuis l'année dernière. Nous avons tenu à aller les étudier sur place et nous rapportons ci-après les résultats de notre nouvelle enquête.

Lorsqu'on constate l'énorme chemin parcouru par nos voisins d'Outre-Manche en matière d'assainissement des villes; lorsqu'on voit avec quelle méthode les procédés d'épuration biologique ont été expérimentés, puis appliqués par eux, on est en droit de se demander pourquoi en France nous en sommes encore à disserter sur la valeur respective de ces procédés et de l'épandage!

Grâce à la complaisance des administrations sanitaires de *Londres*, de *Dublin*, et d'*Edimbourg*, nous avons pu obtenir la liste officielle des villes autorisées par le *Local Government Board* à traiter leurs eaux d'égout par les divers systèmes d'épuration biologique (septic-tanks, lits bactériens de contact ou lits à percolation).

En mars 1907, ces villes ou localités étaient au nombre de 231 pour l'Angleterre seule, de 15 pour l'Irlande et de 38 pour l'Écosse, soit 284 pour tout le Royaume Uni!

En voici l'énumération par ordre alphabétique pour chaque pays.

ANGLETERRE

Alford.

Altofts.

Altrincham.

Alvaston and Boulton.

Andover.

Ardsley.

Ashton-in-Makerfield.

Ashton-under-Lyne.

Aylesbury.

Baildon.

Barnsley.

Barrowford.

Barwick in Elmet (Tadcaster R. D.).

Batley.

Belper.

Bilston.

Bingley.

Birmingham.

Birstall.

Bolsover.

Bolton.

Bracknell (Easthampstead R. D.).

Bradford-on-Avon.

Bredbury and Romilly.

Brentwood.

Brierfield.

Brighouse.

Buckhurst Hill.

Burnley.

Burslem.

Burton-on-Trent.

Cambridge.

Cannock.

Carlisle.

Carlton.

Chard.

Cheam.

Cheltenham.

Chertsey.

Cheshunt.

Chester.

Chipping Ongar.

Chorley.

Church Stretton.

Clay Cross.

Cobham.

Colchester.

Congleton.

Coventry.

Crewe.

Croydon.

Darfield.

Darwen.

Devizes.

Dorchester.

Drayton-in-Hales.

Drighlington.

Droylsden.

Durham.

Ealing.

East Barnet Valley.

Eccles.

Edmonton.

Epsom.

Ewel.

Exeter.

Failsworth.

Farnborough.

Featherstone.

Fenny Stratford.

Fenton.

Festiniog.

Finchley.

Frimley.

Fulwood.

Gelligaer and Rhigos.

Godstone.

Gomersal.

Gorton.
Grays Thurrock.
Greasborough.
Great Ouseburn.
Greetland.
Guildford.
Hale (Bucklow, R. D.).
Halifax.
Hanley.
Hanwell.
Harold Wood (Romford, R. D.).
Harrogate.
Harrow-on-the-Hill.
Hartley Wintney.
Havant.
Haworth.
Hayes.
Heaton Norris.
Hendon.
Heston and Isleworth.
Heywood.
Hindley.
Holmfirth.
Hornchurch (Romford R. D.).
Hornsey.
Horsforth.
Horwich.
Hoyland Nether.
Hucknall-under-Huthwaite.
Huddersfield.
Hyde.
Ilford.
Ilkley.
Itchen and Bitterne.
Keighley.
Kendal.
Kenilworth.
Kettering.
Keymer, Clayton, and Hurst-pierpoint, (Cuckfield, R. D.).
Killybebill, etc... (Portmadoc, R. D.).
Kingswood.
Kirkby-in-Ashfield.
Kirkheaton.

Knottingley.
Launceston.
Leatherhead and Ashtead.
Leeds.
Leek.
Leiston-cum-Sizewell.
Lichfield.
Littleborough.
Longton.
Luddenden Foot.
Ludlow.
Lutterworth.
Lytham.
Maesteg.
Maidstone.
Malvern.
Manchester and Salford.
Marlborough.
Melksham.
Meltham.
Middleton.
Midhurst.
Milton near Sittingbourne.
Monmouth.
Morley.
Morpeth.
Mountain Ash.
Nelson.
Neston and Parkgate.
Newcastle-under-Lyme.
Newmarket.
New Mills.
Newport (Salop).
Newport Pagnall.
Normanton (Shardlow R. D.).
Northallerthon.
Nuneaton and Chilvers Co-ton.
Nutfield (Reigate R. D.).
Ogmore and Garw.
Oldham.
Ossett.
Ottery St. Mary.
Oxted and Limpsfield.
Pembury.
Pontefract.

Pudsey.
Pwllheli.
Quorndon.
Radstock.
Ramsbottom.
Reading.
Reigate.
Rhymmey.
Rickmansworth.
Ripon.
Rishton.
Romford.
Rotherham.
Roundway (Devizes R. D.).
Rugeley.
Saffron Walden.
Sale.
Salisbury.
Sheffield.
Shere (Guildford R. D.).
Shipley.
Sittingbourne.
Skipton.
Sleaford.
Southport.
Sowerby Bridge.
Staines.
Stamford.
Stanford-le-Hope.
Stockport.
Stratford-upon-Avon.
Stroud (R. D.).
Sudbury.

Sunbury.
Sutton-in-Ashfield.
Swinton and Pendlebury.
Tadcaster.
Taunton.
Thurnscoe.
Todmorden.
Tollesbury (Maldon, R. D.).
Totnes.
Trowbridge.
Tunstall.
Twickenham.
Uttoxeter.
Walthamstow.
Wantage.
Wellington (Salop).
Wellington (Somerset).
Wells.
West Bridgford.
West Bromwich.
Wigston Magna.
Willesden.
Wilmslow.
Wilton.
Withington.
Witney.
Woking.
Woodford.
Woodhall Spa.
Worcester.
Yardley.
Yeovil.

ÉCOSSE

	Population (1902)		Population (1902)
Armadale	5 921	Bothwell	5 015
Auchterarder	2 246	Bridge of Weir	2 242
Bannockburn	2 444	Cleland	2 729
Barrhead	9 855	Cowdenbeath	7 467
Bathgate	6 486	Dalry	5 516
Beith	4 965	Donne	950
Blantyre	2 524	Dumfries	15 092
Bonnybridge	5 009	Falkland	809

Kilbirnie and Glengarnock	6 658	Lockerbie	2 358
Haddington	5 993	Lochwinnock	2 126
Hamilton	52 775	Maxwelltown	5 796
Holytown	4 483	Molfat	2 155
Hurlford	4 601	Neilston	2 668
Kelty	5 986	Newmains	2 755
Kilmacoln	2 220	Newton	2 139
Larnock	5 084	Penicnik	2 805
Linlithgon	4 279	Rattray	2 019
Lochmaben	1 051	Strathaven	4 076
		Uddingston	7 465

IRLANDE

	Population		Population
Antrim (county asilum)		Greystones, rural district	»
Armagh, Urban district	7 588	Lisburn, Urban district	11 461
Belfast city	549 180	Macroom, Urban district	3 016
Cartleblaynay, Urban district	1 576		
Clones, Urban district	2 068	Milford town	»
Delgany, rural district	»	Monaghan (Lunatic asylum)	»
Enniskerry, rural district	»	Mountmelick union	»
Foxrock, rural district	»	Rathdown Workhouse	»

Quelques-unes de ces installations, parmi les plus récentes, nous ont fourni des renseignements dont il importe que nous fassions notre profit. En voici le bref exposé :

I. — BILSTON.

La ville de *Bilston* vient de terminer son installation d'épuration des eaux d'égout. La population était, en 1901, de 24 034 habitants et, d'après le taux d'accroissement annuel, on a calculé qu'en 1951 la ville abriterait 25 870 habitants. C'est d'après ce dernier nombre qu'on a évalué que le volume d'eau d'égout à traiter par jour serait à cette époque de

2 350 mètres cubes par temps sec. C'est pour ce volume que l'installation a été construite.

Les égouts reçoivent non seulement les eaux ménagères, mais une grande quantité d'eaux résiduaires d'usines de galvanisation. Le mélange de ces eaux étant normalement acide, la méthode d'épuration biologique par fosses septiques et lits bactériens n'était pas applicable sans modifications. Les fosses septiques ont été remplacées par des bassins de décantation où les eaux, additionnées de chaux, laissent déposer le précipité obtenu. Ces bassins mesurent 35 mètres de long, $7^m,20$ de large et $1^m,80$ de profondeur moyenne. Leur capacité est de 2000 mètres cubes, soit environ le volume d'eaux d'égout émises en $20^h,1/2$ par temps sec pour la population future.

La boue qui se déposera au fond des bassins sera évacuée dans un conduit couvert placé sous le canal distributeur des lits bactériens, d'où elle s'écoulera dans une fosse où des pompes la puiseront pour l'épandre sur les terrains environnants.

L'eau décantée sera distribuée sur 8 lits bactériens à percolation qui ont 9702 mètres carrés de surface, capables de traiter trois fois le volume d'eau d'égout par temps sec, à raison de $0^{mc},722$ par mètre carré et par jour.

A ces lits sont adjoints 4 lits bactériens d'orage de 5035 mètres carrés de surface, pour traiter tout l'excédent au-dessus de trois fois le volume émis par temps sec. Ces lits d'orage pourront épurer 2715 litres par mètre carré et par jour.

Les lits sont formés de matériaux disposés de la façon suivante : $0^m,30$ de scories dures cassées, passant au crible de 25 millimètres, mais retenues par celui de 6 millimètres; $1^m,05$ de scories dures et calcinées, provenant de l'industrie métallurgique, passant au crible de 6 millimètres, mélangées à du sable sans argile, passant au crible de $1^{mm},5$ dans la proportion d'une partie de sable et deux parties de scories. La surface supérieure est formée d'une couche de 15 centimètres de sable sans argile, permettant le passage de l'eau sans colmatage. Les filtres d'orage ont une composition semblable, mais la couche moyenne n'a que 80 centimètres et la couche superficielle de sable n'a que 10 centimètres d'épaisseur.

Le drainage du fond des lits est obtenu par des tuyaux perforés qui conduisent l'eau épurée dans un terrain de 5 hectares 1767 mètres carrés où elle est irriguée avant son déversement au ruisseau.

La distribution à la surface des lits se fait par des demituyaux ronds, chaque tuyau étant réglé par des vannes dans le canal distributeur et par des arrêts.

Le devis total de l'installation, y compris les égouts pour amener les eaux, machines, etc., s'élève à 1 300 000 francs.

II. — BIRMINGHAM.

Nous avons déjà décrit dans le volume II de ces Recherches (p. 85 et suivantes), la station d'épuration biologique d'eaux d'égout que la ville de *Birmingham* a créée à *Tyburn*. Cette station est actuellement la plus parfaite, sinon la plus importante de tout le Royaume Uni. Elle comportait, au 1er janvier 1907, 11 lits bactériens de divers systèmes, couvrant ensemble une surface totale de 2 hectares 61 ares.

Nous l'avons visitée de nouveau en juillet 1907 et nous croyons utile d'indiquer ci-après les renseignements que nous avons pu recueillir sur son fonctionnement.

Bien qu'ils doivent être doublés dans un très bref délai, les lits bactériens déjà existants ont permis d'épurer en 1906, dans les conditions les plus satisfaisantes, 5 547 046 mètres cubes d'eaux d'égout, soit en moyenne 15 197 mètres cubes par jour.

Presque tous les types de distributeurs mécaniques y ont été étudiés. Ceux qui, dans les expériences préliminaires, avaient fourni les meilleurs résultats, ont été conservés.

L'installation comporte aujourd'hui 4 lits circulaires et 7 lits rectangulaires.

Les lits circulaires, construits en élévation, ont respectivement une superficie de 1070 mètres carrés, 986 mètres carrés, 1003 mètres carrés et 978 mètres carrés. La hauteur du premier est de 1m,80; celle des trois autres de 2m,10.

Le premier lit, en scories dures, est alimenté par un distributeur rotatif intermittent de *Mather and Platt* qu'actionne un moteur électrique.

Le second, en gravier, portait au début un distributeur d'*Adams* (type de *Barker Mill*); ayant été mis hors d'usage, on substitua en novembre 1905 à ce dernier, un autre modèle connu sous le nom de *Cressell type*.

Le troisième, en briques bleues concassées, est alimenté par un rotatif *Scott-Moncrieff* mû par un électro-moteur. Le quatrième, en quartzite de Hartshill, porte un distributeur de *Candy-Wittaker-Bryant* dont l'axe tourne dans du mercure et qui dut être déjà remplacé une fois par suite d'avaries à l'axe et aux bras, en décembre 1906.

Tous les lits rectangulaires sont exclusivement pourvus de becs pulvérisateurs ou *fixed sprey jets*, de *Ham, Baker et Cⁱᵉ*. Les uns sont construits, partie en gravier ou en briques bleues concassées, partie en scories; les autres en quartzite de *Hartshill*. Ce quartzite, très compact, a été définitivement adopté pour tous les nouveaux ouvrages. Il est très supérieur aux autres matériaux en raison de sa durée indéfinie, tandis que les scories sont presque toujours friables.

Étalé sur une sole entièrement couverte de tuiles faîtières renversées, formant drainage, on le dispose en deux couches : l'une inférieure, sur 1ᵐ,50, en petits morceaux de 5 centimètres de diamètre environ, l'autre supérieure, sur 0ᵐ,30, en gros morceaux de 7 à 8 centimètres. Sur cette dernière reposent horizontalement les tuyaux de distribution pourvus de leurs becs pulvérisateurs.

Les lits sont simplement encadrés par des murs en pierre sèche (granit) et, tout autour de chacun d'eux, un drain collecteur réunit les eaux épurées pour les conduire à des bassins de repos où elles se débarrassent des *films* ou particules solides qu'elles tiennent en suspension. Elles sortent de ces bassins parfaitement limpides et inodores, seulement un peu jaunâtres parce qu'elles renferment une proportion assez élevée d'oxyde de fer.

Les lits rectangulaires nouvellement construits ont tous une superficie de 4000 mètres carrés et une hauteur de 1ᵐ.80. Ils épurent très aisément 850 litres par mètre carré et par jour, en moyenne. On arrête leur fonctionnement de temps en temps pour nettoyer les pulvérisateurs ou pour les réparations. La moyenne des temps d'arrêt ne dépasse pas au total 25 jours par an.

Le coût de chacun d'eux a été 177 000 francs, y compris les travaux de terrassements, de cimentage de la sole, les drains, les murs en pierres sèches, les tuyaux de distribution en fonte et les becs pulvérisateurs.

Cette somme représente un prix de revient de 44 fr. 25 par mètre carré.

Les frais d'entretien annuels ne dépassent pas 1 centime par mètre cube d'eau traitée, soit 10 francs par 1000 mètres cubes.

Ces chiffres, établis d'après une expérience méthodiquement conduite depuis plus de cinq années, peuvent donc servir de base aux évaluations de dépenses qu'aurait à faire une ville pour créer une installation d'épuration biologique de même genre.

III. — CAVERSHAM (District urbain).

La population, qui s'accroît rapidement, est estimée à 7 500 habitants. Le volume moyen d'eau d'égout par 24 heures est de 1000 mètres cubes, mais le *Local Government Board* a exigé que l'installation soit suffisante pour traiter le double, soit 2 000 mètres cubes par 24 heures. L'eau doit être relevée et le travail des pompes dure 16 heures. Les égouts sont du système séparatif; les eaux de surface sont conduites directement à la rivière. Le sewage est presque complètement composé d'eau ménagères. Comme industries, le district ne possède que deux blanchisseries.

L'irrigation ayant été reconnue pratiquement impossible, depuis 1896 le sewage était traité par précipitation chimique, passant dans trois bassins de décantation, puis sur lits de polarite, et enfin envoyé en irrigation sur la terre.

Dans la nouvelle installation qui vient d'être mise en service cette année, les eaux arrivent dans un bassin collecteur d'où elles sont pompées pour être élevées dans quatre fosses de dépôt ouvertes. Chacun de ces bassins peut être employé séparément ou simultanément avec les autres, il a une capacité de 196 mètres cubes. D'après les expériences préliminaires, il a été trouvé que les bassins doivent être nettoyés tous les six mois. La boue est refoulée par pression d'air sur le sol où elle sèche et peut être employée comme amendement.

L'effluent des bassins de décantation se rend dans un canal qui le distribue à trois chambres munies chacune de trois siphons qui s'amorcent automatiquement et déversent alors l'eau par des Sprinklers *Candy-Wittaker*. Lorsque la chambre est vide, le siphon se désamorce ; on obtient ainsi des alternatives d'irrigation des lits. Le canal de distribution est muni d'un déversoir qui conduit l'excédent de l'eau à traiter dans le canal d'évacuation des eaux d'orage. Celles-ci sont déversées sur les terres. Chaque lit doit traiter 508 litres d'eau par mètre cube de matériaux. Ces matériaux sont disposés de la façon suivante :

1°	0^m,30 de scories de 75^{mm}.		
2°	0^m,15	—	37 à 25^{mm}.
3°	1^m,05	—	18 à 9^{mm}.
4°	0^m,30	—	37 à 18^{mm}.

A l'extrémité du canal d'évacuation des lits se trouve une chambre à gravier pour retenir les scories et autres matières qui pourraient être entraînées. De là, l'eau s'écoule à la rivière.

IV. — CHESTERFIELD.

La ville de *Chesterfield* s'est accrue d'une façon sensible depuis un certain nombre d'années. De 11 590 habitants en 1877, la population est passée à 25 000 en 1892 et est aujourd'hui d'environ 29 000 habitants.

Avant 1877, les égouts se rendaient dans quelques petits bassins dans lesquels les eaux laissaient déposer une partie des matières en suspension avant de se jeter à la rivière. A cette époque il fut décidé de pratiquer l'irrigation terrienne des eaux d'égout.

Ces eaux contiennent les eaux ménagères et aussi une quantité considérable d'eaux résiduaires (tanneries, brasseries, etc.), ce qui amène de grandes variations et dans la quantité et dans la composition. Le volume rejeté par vingt-quatre heures est d'environ 2 900 mètres cubes.

L'administration fit l'achat de 20 hectares 23 ares de terrains, mais ces terrains, composés d'argile compacte, convenaient mieux à la fabrication des briques qu'à la filtration intermittente. Ils furent drainés avec des drains de 15 centimètres, posés en lignes étroites à des profondeurs variant de $0^m,90$ à $1^m,50$ et à une distance de 30 mètres. Leur effluent était collecté par de gros drains qui conduisaient les eaux à la rivière.

A mesure que la population augmentait d'importance, la qualité de l'eau épurée diminuait de plus en plus.

Pour faciliter l'irrigation terrienne, on la fit précéder en 1894 d'une épuration chimique au moyen de *sulfate d'alumine*, *de sulfate ferreux* et *de chaux*. Les boues de précipitation étaient pressées.

Cette nouvelle méthode de traitement n'améliorant pas sensiblement la qualité de l'eau épurée, en 1896 on entreprit des essais d'épuration biologique.

La pulvérisation de l'eau sur les lits bactériens donna de bons résultats, mais il se répandait au loin des odeurs désagréables. Cet inconvénient, joint aux frais élevés exigés par le pompage pour obtenir l'eau sous pression, firent abandonner cette méthode.

Actuellement les eaux sont traitées de la façon suivante :

Les eaux d'égout traversent des fosses à détritus dans lesquelles la rapidité du courant étant diminuée, une grande partie de matières lourdes minérales se dépose. Une grille retient les matières flottantes.

Au sortir de ces fosses, les eaux sont réparties dans 3 fosses septiques de 1015 mètres cubes de capacité chacune, dont deux sont en usage pendant que la 3ᵉ est en nettoyage, de sorte que, pour un volume moyen journalier de 2 270 mètres cubes par temps sec, le séjour des eaux en fosse septique est d'un peu moins de 24 heures. Les matières organiques solides sont en partie dissoutes dans ces fosses, mais une certaine quantité se dépose à l'état de boues qui sont extraites, pressées et vendues aux fermiers.

L'effluent des fosses septiques se rend dans un bassin d'où il est pompé pour être distribué sur 12 lits bactériens aérobies munis de sprinklers rotatifs qui ont été construits sur les indications de M. *Tomlinsen*. Ces lits sont de deux grandeurs : 6 ont 1^m,40 et 7 ont 1^m,80. L'ensemble peut traiter, au taux de 500 litres par mètre carré de lit, 9550 mètres cubes par jour, soit quatre fois le volume de l'eau d'égout émise en 24 heures, par temps sec. Les matériaux employés sont les scories, mais comme elles n'étaient pas en quantité suffisante, on a construit quelques lits avec des débris de terre cuite de 5 à 22 millimètres.

La force motrice nécessaire pour le pompage des eaux est produite par la vapeur obtenue par combustion des ordures dans un four *Horsfall*.

V. — Oldbury.

Le sewage de cette ville est particulièrement difficile à épurer par suite de la présence d'un certain nombre de composés des eaux résiduaires d'usines à gaz. Ces eaux entrent dans le volume du sewage, par temps sec, dans la proportion de 9 pour 100. Elles contiennent :

Sulfocyanates	1^{gr},558
Hyposulfites	0^{gr},468
Phénols	1^{gr},401
Bases du goudron	0^{gr},040
Azote albuminoïde	0^{gr},142

Les premiers essais d'épuration par les procédés biologiques, septic tank et deux contacts sur lits bactériens, ne donnèrent de résultats satisfaisants qu'en faisant dégager préalablement les gaz dissous. Plus tard de bons résultats furent obtenus par séjour en septic tank et trois contacts successifs sur lits bactériens. L'application de cette méthode à des volumes plus importants donne actuellement un effluent suffisamment épuré.

VI. — MACCLESFIELD.

La population de *Macclesfield* est d'environ 36 000 habitants. Le volume de l'eau d'égout par temps sec est approximativement de 4 540 mètres cubes par jour.

A l'entrée de l'installation d'épuration, les eaux débouchent dans une fosse à sable munie de deux déversoirs de trop plein. Le premier, le plus bas, recueille les eaux lorsque le débit est de trois à six fois le débit normal, et les conduit en irrigation sur les terres. Le deuxième, plus élevé, ne fonctionne que lorsque le débit est de six fois le débit normal et évacue les eaux directement à la rivière.

Les fosses septiques, qui suivent la fosse à sable, proviennent de la transformation des bassins de décantation employés auparavant pour l'épuration chimique. Leur capacité totale est égale au volume des eaux émises par temps sec. Les boues sont expulsées à l'extrémité la plus basse par des tuyaux de 0^m,30 qui les conduisent dans une fosse où elles se décantent. L'entrée et la sortie des eaux dans les fosses sont immergées et commandées par des vannes.

L'effluent des fosses septiques se rend dans un bassin de jauge d'où il est déversé à doses égales sur les lits percolateurs.

Les 4 lits percolateurs ont 36 mètres de diamètre et 2 mètres de profondeur moyenne, donnant pour chacun une surface de 1 012 mètres carrés. Les lits sont formés de pierres cassées et criblées des carrières de *Bollington*. Le drainage du fond est formé de tuiles espacées de 1 mètre. La distribution des eaux à la surface des lits est obtenue par des sprinklers à quatre bras, de *Mather and Platt*, de *Manchester*, munis de moteurs électriques de 1 demi-cheval, placés au centre de chaque distributeur, ce qui permet la rotation, même par les vents les plus violents. En temps ordinaire les sprinklers tournent facilement par suite de la différence de niveau de $0^m,76$ qui existe entre le bassin de jauge et la surface des lits. Le bassin de jauge est muni d'une vanne à balancier qui s'ouvre lorsque le bassin est plein et décharge un certain volume d'eau sur les lits.

L'effluent des lits percolateurs se rend dans un bassin collecteur qui permet de l'envoyer, soit en irrigation, soit sur un lit secondaire. Ce second lit mesure $124^m,35$ de long, $22^m,60$ de large et $0^m,53$ de profondeur. Sa surface est de 4047 mètres carrés. Il est composé de scories et, à sa partie supérieure, d'une couche de débris de terre cuite finement criblés. Les matériaux ont été posés directement sur le sol excavé. L'effluent des lits percolateurs est distribué sur la surface du second lit au moyen de rigoles formées de demi-tuyaux en poterie. L'écoulement est réglé par des vannes à main, de façon à ce que le lit travaille en quatre sections. L'effluent final peut être, soit envoyé en irrigation sur les parties basses des terres avoisinantes, soit rejeté à la rivière.

Le coût total a été de 350 000 francs.

La mise en service a été faite en mars 1907.

VII. — WITHINGTON (près *Manchester*).

L'installation d'épuration est située à *Chorlton-cum-Hardy*, à l'extrémité occidentale du district de *Withington*, dans un angle fermé à l'ouest et au sud par la rivière *Mersey*.

On commença par y faire de l'épuration agricole. La ferme est aujourd'hui remplacée par une station d'épuration biologique dont le plan est figuré ci-après (voir *fig.* 46).

Les conditions locales obligèrent à relever une partie du sewage au moyen de pompes. Celui provenant de la partie basse du district et de *Levenshulme* arrive seul par gravitation.

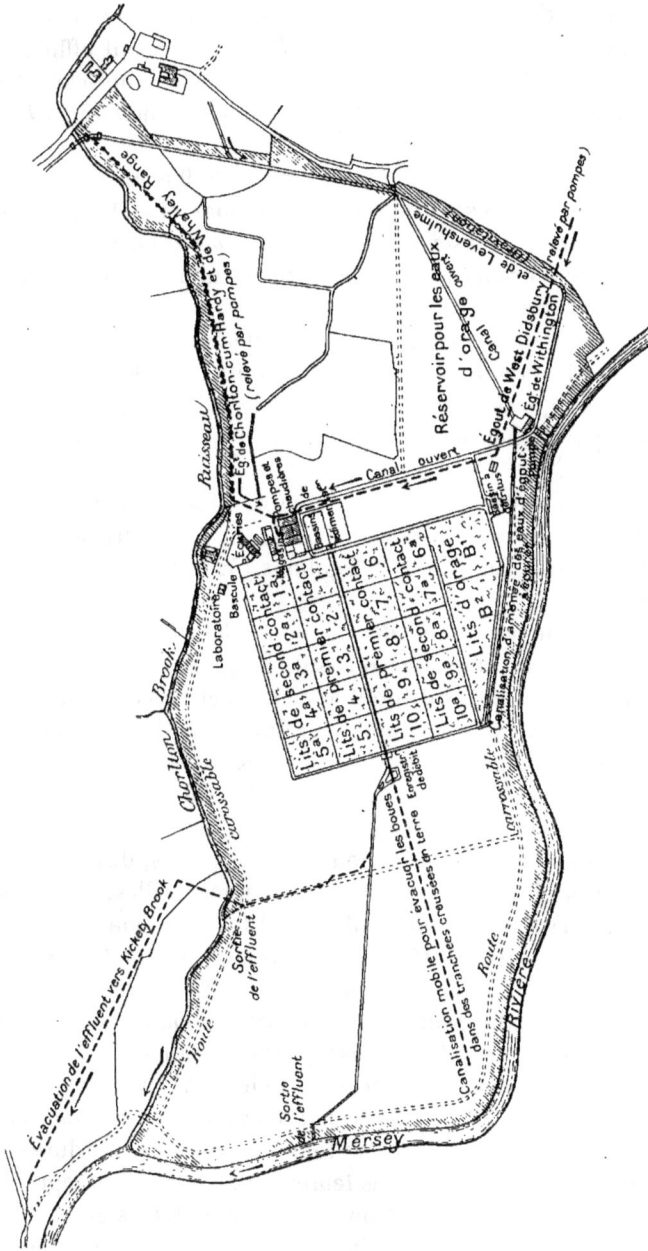

Fig. 16. — Station d'épuration biologique de *Withington*.

En période de hautes eaux, l'effluent épuré, au lieu d'être déversé directement dans le *Chorlton Brook*, petit affluent au nord de la *Mersey*, passe en siphon sous ce ruisseau et est évacué dans le *Ousel Brook*, près du cimetière de *Stretford*, à un demi-mille de la station.

Un réservoir d'orage d'une surface de 9 acres (3 hectares, 6433 mètres carrés) et un poste de pompes ont été construits pour desservir *Didsbury* et *Chorlton-cum-Hardy*. Ce réservoir était nécessaire à cause du relèvement du niveau de la *Mersey* en hautes eaux.

La population des districts de *Withington* et de *Leven-shulme* est actuellement de 59 000 habitants (1907). Elle produit en temps sec environ 5 000 000 de gallons (13 620 mètres cubes) par 24 heures, ou 51 gallons ($231^{\text{lit}},54$) par tête et par jour.

Le flot moyen quotidien (y compris les eaux d'orage) du 28 mars 1906 au 27 mars 1907 a été de 4 199 990 gallons (19 068 mètres cubes) ou 71,2 gallons ($323^{\text{lit}},25$) par tête et par jour.

On estime que près de 50 pour 100 de ce volume sont fournis par les eaux du sous-sol, lesquelles sont collectées par des canalisations d'égout anciennes et défectueuses.

La moitié du volume total est relevée par des pompes centrifuges dans un canal voisin de la station.

Le procédé d'épuration adopté est la sédimentation, avec le système des lits bactériens à double contact.

La station comprend : 4 pompes centrifuges, des dynamos, 2 moteurs électriques pour actionner les grilles, 2 fosses à sables, 2 bassins de sédimentation, 1 fosse à boue, 2 presses à boues, 10 lits bactériens de premier contact occupant chacun une surface de 2 900 yards carrés (2 425 mètres carrés); 10 lits de second contact de même surface; enfin 2 lits d'orage ayant respectivement l'un 6 440 yards (5 385 mètres carrés) et l'autre 6 053 yards carrés de superficie (5051 mètres carrés).

La force motrice est fournie par deux chaudières Lancashire alimentées par les foyers d'un four à incinérer les ordures.

Enfin on dispose, pour les temps d'orage, d'une pompe centrifuge supplémentaire actionnée par un moteur à gaz.

La surface totale de terrain appartenant à la station est de

81,5 acres (52 hectares 9 850 mètres carrés) divisés ainsi qu'il suit :

	Acres	Hectares m²
Grilles, fosses à sables et bassins de sédimentation, constructions et fosse à boues, dégagements et divers	2	0,8094
Réservoir pour les eaux d'orage	9	3,6435
Lits bactériens	12	4,8564
Lits bactériens d'orage	2,5	1,0111
ENSEMBLE	25,5	10,5202

Le reste du terrain, soit 56 acres (22 hectares 6629), est occupé par des cultures.

Les dépenses effectuées pour le traitement du sewage se sont élevées pour 12 mois à 3 859 livres (96 475 francs) non compris l'intérêt du capital de premier établissement.

Le coût total par million de gallons est de 2 livres, 10 sh. 5d. 8, soit 8fr,56 par 1 000 mètres cubes, qui se répartissent ainsi qu'il suit :

	L. sh. d.
Traitement des boues (manipulations, presses, etc.)	0, 5,7.7
Filtration et pompes	0,11,8,9
Incinération des détritus	0,11,6,7
Divers et dépenses accidentelles	1, 5,6,5

10 acres de terres de cultures (4 hectares,470) affermées, produisent une rente annuelle de 29 livres 10 sh. par an (487fr,50), qui viennent en déduction des frais sus-mentionnées.

En un an, on a séparé au moyen des grilles et incinéré dans le « destructor » 564 tonnes de détritus, pour la combustion desquels on a consommé pour 55 livres 5 sh. 7 d. de coke (851fr,95).

On en a obtenu 2 714 tonnes de scories qui ont été vendues pour charger les routes à un prix total de 115 livres, 5 sh. 6 d. (14 129fr,55).

Les objets de verre, de fer ou d'étain provenant du triage des détritus ont été également vendus et ont produit 11 livres, 10 sh. 7 d. (1 588fr,20).

Variations du volume de sewage traité. — Le plus grand volume enregistré par 24 heures a été de 22 881 460 gallons, le 19 octobre 1906 (103 882 mètres cubes).

Le minimum du volume moyen par tête a été de 39,6 gallons (180 litres) en août 1906 et le maximum de 110,2 gallons en décembre (500 litres).

Périodes de 4 semaines finissant les :	DÉBIT DES ÉGOUTS Total gallons.	Débit moyen par jour et par tête.	Pluie en pouces.
25 avril 1906	93 057 605	56,5	0,95
23 mai	96 507 568	58,4	2,79
20 juin	91 227 841	55,2	1,12
18 juillet	86 524 706	52,4	2,29
15 août	86 654 841	52,5	2,07
12 septembre	65 575 191	39,6	1,55
10 octobre	86 911 416	52,6	2,56
7 novembre	157 207 016	95,1	5,95
5 décembre	152 648 096	92,4	2,98
2 janvier 1907	182 106 558	110,2	5,15
30 janvier	142 572 191	86,2	0,83
27 février	156 089 015	82,4	1,46
27 mars	152 115 045	92,1	2,44
		moyenne	
TOTAL POUR 52 SEMAINES.	1 528 796 865	71,2	27,88
SOIT . . .	6 940 759 m³	523 lit,25	708 mm,15

Le nombre de jours qui ont fourni une quantité d'eau de pluie mesurable en 52 semaines a été de 219.

Traitement des boues. — Les boues sont évacuées dans des tranchées creusées parallèlement les unes aux autres, et dès qu'elles sont suffisamment denses, on les recouvre de terre.

La table ci-après indique les quantités de boues extraites des différents bassins pendant l'année :

BASSINS A DÉTRITUS GRILLES ET FOSSES A SABLE		BASSINS DE SÉDIMENTATION		TOTAL —	GRILLES DÉTRITUS Tonnes évacuées par wagonnets
Tonnes	°/. d'eau	Tonnes	°/. d'eau	Tonnes	
5 112	82,6	13 560	84,4	18 672	325,5

On a extrait, au total, 18 672 tonnes de boues, soit 12,1 tonnes par million de gallons (2 752 kilogrammes par 1 000 mètres cubes).

D'après sept déterminations effectuées à différents intervalles, les boues des bassins de sédimentation contenaient 19,8 pour 100 (calculés sur la matière sèche) de graisses extractibles par le tétrachlorure de carbone.

Traitement de l'effluent des bassins de sédimentation sur les lits bactériens. — Les résultats d'analyses fournis par l'effluent des lits peuvent être résumés comme suit :

Moyennes annuelles des résultats d'analyse
(en milligr. par litre).

	EAU BRUTE	Effluent des bassins de sédimentation	Lits de 1er contact	Lits de 2e contact	LIT D'ORAGE	EFFLUENT MOYEN final
Oxygène absorbé en 4 heures (du permanganate).	50,1	23,1	7,8	4,7	9,1	5,5
Ammoniaque libre ou saline.	19,7	21,6	10,1	5,5	12,6	7,7
Azote albuminoïde.	2,8	2,3	0,8	0,5	0,9	0,55
Nitrites.	»	»	0,5	0,2	0,5	0,25
Nitrates	»	»	2,0	4,6	2,5	4,1
Matières en suspension totale.	111	42	»	»	»	»
— — minérales.	51	21	»	»	»	»

Quantités moyennes d'eau traitées par mq. et par jour :

	GALLONS
Lits de 1er et de 2e contact.	571 613
Lits d'orage	509 103

Ou par mètre carré et par jour :

Lits de 1er et de 2e contact	641 litres
Lits d'orage	546 litres

CHAPITRE XXVII

L'ÉPURATION BIOLOGIQUE DES EAUX D'ÉGOUT AUX ÉTATS-UNIS D'AMÉRIQUE

Nous avons exposé dans le volume II de ces Recherches les études expérimentales sur l'épuration biologique des eaux d'égout qui ont été effectuées en 1904 et 1905 par M. *George A. Johnson* à *Columbus* (Ohio).

D'autres villes américaines ont entrepris depuis lors des essais anologues. Nous avons pu connaître leurs résultats par les notes publiées par *Engineering Record* et par les rapports officiels du *Massachussets Institute of Technology, de Boston*, que MM. *C. E. A. Winslow* et *Earle B. Phelphs* ont bien voulu nous adresser. Nous les résumons ci-après.

I. — STATION D'ESSAI D'ÉPURATION D'EAU D'ÉGOUT A BALTIMORE (*fig.* 47).

Il est toujours très important d'étudier les caractéristiques de l'eau d'égout d'une grande ville avant d'établir les plans de l'installation d'épuration, et la station d'essai de *Baltimore* est intéressante par ses dispositions. Elle comprend un septic tank et deux lits à percolation divisés chacun en 6 compartiments séparés, ayant chacun un bassin de sédimentation. Un laboratoire et un magasin y sont adjoints.

Le septic tank, construit en béton, a pour dimensions $9^m,15 \times 5^m,03 \times 2^m,44$. Le fond converge vers 5 sorties fermées par des vannes pour l'épuration des boues dans un drain. Ce septic tank est précédé d'une chambre à grilles de $1^m,50$ de long, $0^m,90$ de large et de $1^m,40$ de profondeur, qui possède aussi un orifice d'évacuation des boues.

Au sortir du septic tank, les eaux se rendent dans une chambre de contrôle de laquelle partent au fond le tuyau d'amenée aux lits et en haut un tuyau de trop plein.

Le tuyau qui conduit l'effluent du septic tank aux lits se divise en trois, de façon à pouvoir diriger le courant soit aux lits, soit à la rivière, sans traitement.

Les deux lits sont semblables, leur diamètre est de 8ᵐ,275. Le fond, couvert de drains spéciaux, est divisé en trois secteurs permettant d'avoir des lits de différentes hauteurs qui sont 1ᵐ,83, 2ᵐ,74 et de 3ᵐ,65; il y a six compartiments : deux pour chaque hauteur, séparés par des cloisons.

Les matériaux de remplissage sont formés de pierres dures cassées, de 4 sortes : n° 1, de 2ᶜᵐ,7 à 5 centimètres; n° 2, de 6 à 7ᶜᵐ,5; n° 3 de 6ᶜᵐ,75 à 10 centimètres; n° 4 de 10 à 14 centimètres. Les lits sont garnis de ces pierres en différentes épaisseurs et dispositions pour déterminer celle qui est la plus convenable pour le traitement des eaux de *Baltimore*.

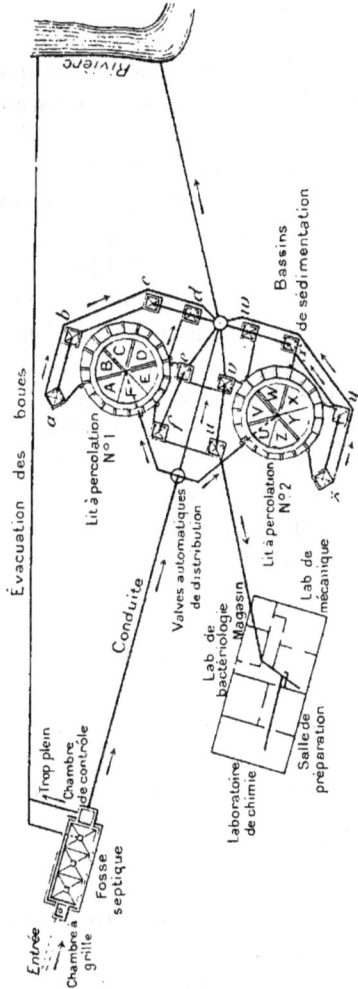

Fig. 47. — Plan de la station expérimentale d'épuration des eaux d'égout de *Baltimore*.

L'effluent du septic tank est distribué sur les lits par un bras tournant, pivotant sur le centre; l'extrémité du bras est supportée par une roue courant sur un rail circulaire. Ce bras est formé d'un tube percé de 3 orifices situés à 1ᵐ,60, 2ᵐ,80 et 3^m,70 du centre; ces orifices sont munis d'un arrosoir horizontal. Le mouvement de rotation est obtenu par l'action d'un moteur électrique placé dans le premier lit au centre même du lit; dans le second lit il n'existe pas de cheminée centrale et le moteur se trouve sur le pourtour, en dehors de la surface de rotation du bras.

L'effluent de chaque compartiment s'écoule séparément dans un petit bassin mesurant 1^{mq},56 de surface et 1^m,10 à 1^m,55 de profondeur, d'où il s'échappe par déversoir : les bassins peuvent ainsi être complètement vidés par le fond. Ces bassins ont surtout pour objet de rechercher quelle est la meilleure forme à adopter pour obtenir le dépôt des matières en suspension dans l'effluent.

Le laboratoire comprend trois parties : l'une pour l'étude physique des matériaux destinés à garnir les lits; la deuxième pour les analyses chimiques; la troisième pour les recherches bactériologiques. Il occupe 178 mètres carrés de surface.

La ville de *Baltimore* a établi un projet d'épuration pour le traitement de 340 000 mètres cubes par jour. Les prix annuels de fonctionnement sont évalués à 557 500 francs sur lesquels 275 000 francs, soit 48 pour 100 sont attribués à la filtration de l'effluent par le sable.

II. — STATION EXPÉRIMENTALE DE BOSTON.

Cette station a été établie par le *Massachussets Institute of Technology* pour étudier le meilleur mode de traitement de purification des eaux d'égout de *Boston*.

Devant la station passe un collecteur recevant les eaux du système unitaire d'une population de 550 000 habitants. Les eaux nécessaires aux expériences sont prélevées dans l'égout par un tuyau d'aspiration en fer, terminé par un tuyau de caoutchouc qui s'abaisse sur le radier lorsque le débit est faible, et au contraire se relève à mi-hauteur des eaux lorsque le débit est fort, de façon à avoir la composition moyenne du sewage. Le tuyau de caoutchouc est muni d'une crépine spéciale formée d'un tuyau de fer portant des fentes de 12^{mm},5; l'ouverture est obturée par une plaque portant des échancrures radiales correspondant aux fentes du tuyau. Devant la pompe se trouve une chambre à sable où se dépose la plus grande partie des sables et scories.

La station comprend le bâtiment des appareils de traitement des eaux (*Filter House*) et le laboratoire, avec quelques hangars (*fig.* 48 et 49).

La *Filter House* est une construction à un étage. Au rez-de-chaussée se trouvent les filtres et la pompe; à l'étage, des bassins de distribution, des septic tanks et des filtres à sable.

La pompe élève l'eau dans un bassin de distribution A de $2^{mq},16$ de surface et $0^{m},60$ de profondeur ($1^{mq},296$). L'eau entre dans ce bassin par un côté, traverse un barrage et se rend dans deux autres bassins B et C de distribution et aux filtres. Ces bassins servaient au début pour donner un débit constant aux septic tanks placés au-dessous, et au même étage, et aux filtres à percolation du rez-de-chaussée. Ces deux bassins ont une capacité totale de $5^{mc},078$, volume nécessaire pour la distribution continuelle pendant 2 heures à ces tanks et filtres.

Les filtres 1 et 2 sont des filtres à sable. Ils ont $2^{mq},16$ de surface et $0^{m},90$ de profondeur. Au-dessus, du sable fin de $0^{mm},17$ sur $0^{m},60$, puis au-dessous, des galets de 10 centimètres et au fond du fin gravier. L'ouverture d'évacuation n'est jamais fermée.

Les 6 septic tanks disposés par paires (n°s 5 à 10) ont la même capacité que les filtres à sable. Les n°s 7 et 9 sont découverts, les autres sont couverts, aussi hermétiquement que possible, d'un plancher de bois. Le tank 6 est rempli de pierres cassées de $37^{mm},5$ de diamètre. L'effluent de ces tanks se rend dans des canalisations qui permettent de les distribuer sur les filtres du rez-de-chaussée. Celui du tank 10 se rend dans le petit tank D qui sert à immerger le lit de contact, lequel se trouve au-dessous.

Les filtres 11 à 16 ont $0^{mm},56$ de surface et $1^{m},80$ de profondeur, accolés 2 par 2. Les filtres 17 à 20 ont la même surface, mais $1^{m},20$ de profondeur. Les filtres 19 et 20 sont situés plus haut de façon que leur effluent puisse être distribué sur les filtres 17 et 18 respectivement.

Le filtre 15 est à percolation et reçoit l'effluent du tank 5.

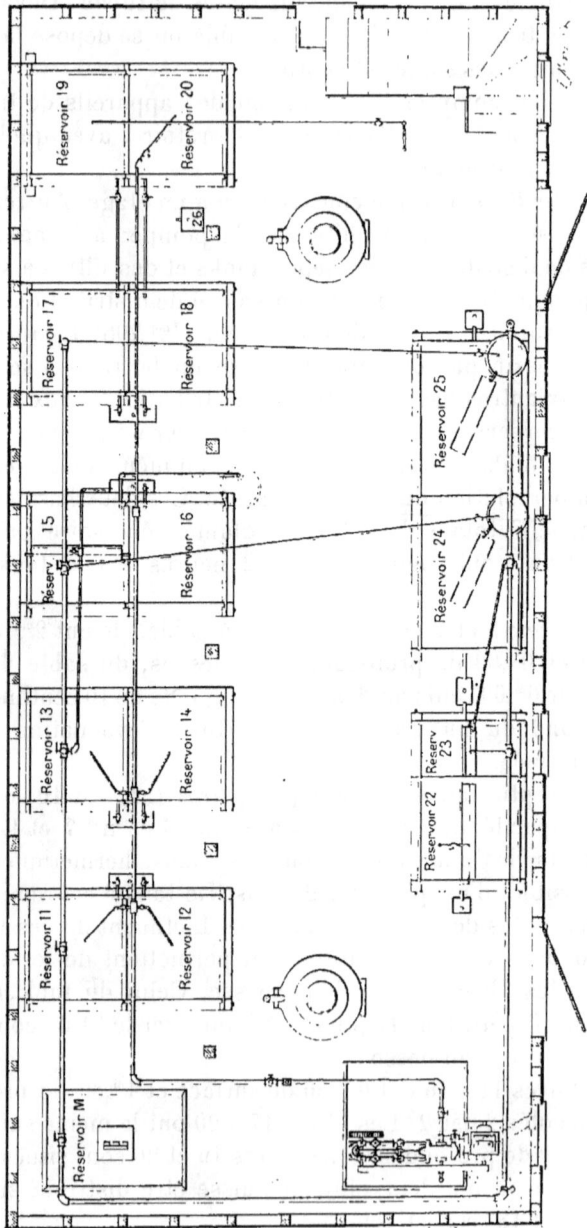

Fig. 8. — Plan du rez-de-chaussée de la station expérimentale de *Boston* (Massachusets).

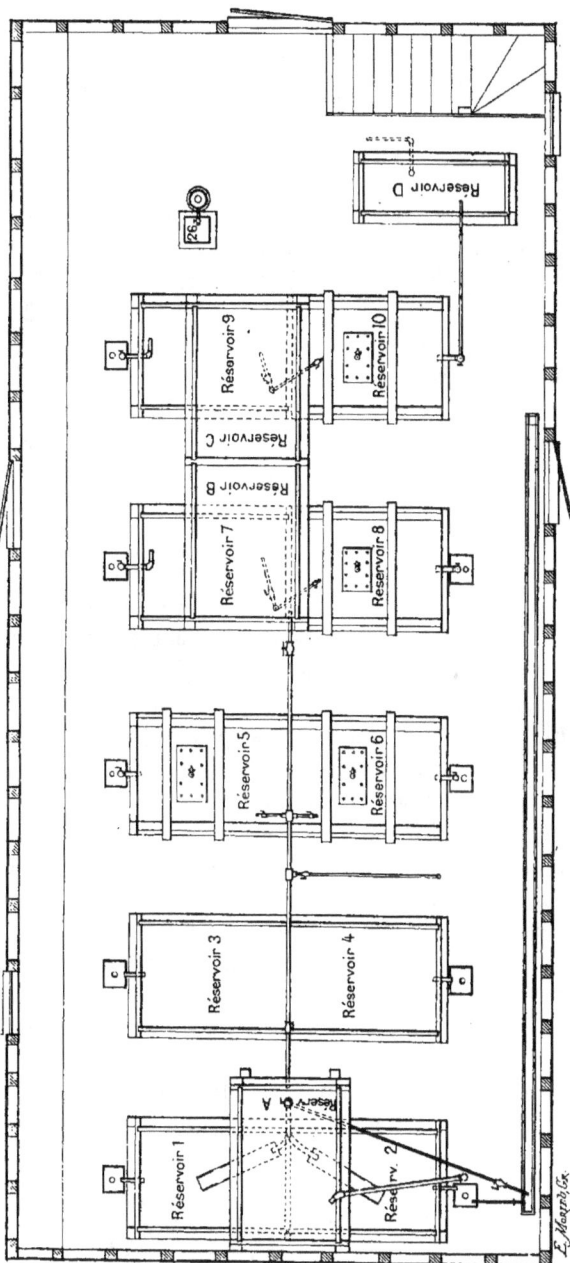

Fig. 19. — Plan de l'étage de la station expérimentale de *Boston* (Massachussets).

Les filtres 11 à 14 et 16 à 20 sont des lits de contact. Le n° 11 est rempli de coke de 50 à 75 millimètres; les n⁰ˢ 12, 15, 19 et 20 remplis de pierres cassées de 25 à 27^{mm},5 et les n⁰ˢ 13, 16, 17 et 18 de pierres de 6 à 12 millimètres.

Les numéros 17 et 19 constituent comme 18 et 20 des lits pour le double contact. Le lit 14 est le seul qui ait été changé pendant les expériences. Pendant la première année il était formé de pierres cassées de 12 à 25 millimètres. En juin 1904 il fut rempli de briques de 37^{mm},5 $\times$ 100^{mm} $\times$ 500^{mm}, placées de façon à laisser 1/3 du volume libre. Les lits 22 mesurant 1^m,20 $\times$ 1^m,20 $\times$ 1^m,80 et 23 1^m,20 sur 0^m,60 $\times$ 1^m,80, remplis de pierres cassées de 25 à 37^{mm},5 sont employés pour la percolation. Les filtres à sable 24 et 25 sont la contre-partie exacte du filtre n° 1. L'effluent des lits 15 et 22 s'écoule dans un tonneau pour le retenir pendant 2 heures, ce qui permet d'étudier l'effet de cette période de sédimentation. Le tank M sert pour mesurer.

On a pu ainsi étudier la quantité d'eau qui pouvait être épurée suivant la grosseur des matériaux des lits, la profondeur des lits, le simple ou double contact, le sewage frais ou à différents stades de putréfaction, l'action des tanks ouverts ou couverts.

Avec les filtres à sable, quatre combinaisons ont été étudiées, chacune différant des autres par une seule variable; avec les lits de contact, six combinaisons; avec les lits à percolation, trois; et avec les septic tanks, ce qui, avec une première comparaison avec les principaux types, fait un total de 17 combinaisons pour les variables indiquées.

Le sewage était déversé sur les filtres à sable par des rigoles en bois avec ouvertures latérales; sur les lits de contact, un simple tube de 12^m,5 déversait l'eau horizontalement à la surface. La quantité de sewage traité était mesurée par le nombre de remplissages par jour; la capacité du lit était déterminée chaque semaine. La distribution sur les lits à percolation était obtenue par une rigole à renversement en forme de V, divisée en deux parties longitudinalement. Le nombre de déversements était enregistré par un appareil et donnait la quantité d'eau traitée par jour.

Expériences d'épuration. — Les expériences furent conduites de 1903 à 1905. Elles montrent que, pour le sewage de Boston :

1° Les transformations dans les septic tanks ouverts sont les mêmes, pratiquement, que dans les septic tanks couverts;

2° On obtient la dissolution de près des 2/3 des matières azotées qui se déposent pendant le séjour en fosse septique, que ce séjour varie de 12 à 24 heures; cependant il y a tendance à accumulation de boues lorsque la période augmente;

3° Les filtres à sable donnent un effluent mieux épuré avec le sewage brut qu'avec l'effluent d'une fosse septique; mais, dans le premier cas, le colmatage est beaucoup plus rapide;

4° La hauteur d'un filtre à sable ne peut pas être inférieure à 0ᵐ,60 ;

5° Pour les lits de contact, le coke donne un effluent légèrement meilleur que la pierre;

6° Avec des fins matériaux, on obtient un bon effluent par un seul contact, mais il est nécessaire de nettoyer souvent les couches superficielles du lit;

7° Pour le traitement de l'eau brute, la hauteur du lit de contact ne doit pas être grande : ainsi le lit de 1ᵐ,20 donna un effluent meilleur que celui de 1ᵐ,80; la nitrification est plus active dans les lits peu profonds;

8° Avec l'eau brute, la perte de capacité est plus rapide (25 °/₀ en deux ans) que lorsqu'on y déverse l'effluent du septic tank (8 °/₀ en deux ans);

9° En général, ce traitement par un simple contact donne une diminution de 1/3 ou de la moitié des matières organiques du sewage, avec production d'un effluent encore putrescible, mais qui peut être rejeté sans créer de nuisance.

Le traitement par un deuxième contact enlève encore 1/3 à 1/2 des matières organiques restant et donne un effluent satisfaisant dans le cas de l'eau brute.

Le séjour de 30 heures en fosse septique donne une eau difficile à purifier, même par double contact. Cependant il faut remarquer que seul, un effluent ayant séjourné trop longtemps dans la fosse septique a été expérimenté, et sans aération préalable.

III. — Newton (*New Jersey*).

La ville de *Newton*, malgré une population relativement peu élevée (5 000 habitants), a dû adopter deux systèmes séparatifs d'égouts, à cause de sa situation au sommet d'une colline.

Le sewage est presque exclusivement domestique : il ne comprend que les eaux de trempage des cuirs d'une fabrique de chaussures, les eaux résiduaires peu abondantes d'une fabrique de soieries (ses eaux de teinture sont évacuées dans un marais) et d'une crèmerie.

L'installation d'épuration de la partie de *Clinton street* a été établie pour traiter 1350 mètres cubes par jour. Elle comprend deux septic tanks de 24 mètres $\times$ 8^m,40 et 24 mètres $\times$ 5^m,20, respectivement, de surface, avec 2^m,25 de profondeur. A côté du plus petit septic tank se trouve un bassin régulateur de 24 mètres $\times$ 9 mètres de surface et de 1^m,20 de profondeur. Les septic tanks et le bassin régulateur sont couverts d'une voute de béton.

Le sewage avant d'être admis dans les septic tanks passe dans une chambre à sable qui se trouve à l'intersection des deux tanks, et rencontre une chicane de fond à l'entrée et une de surface à la sortie.

A l'extrémité du bassin régulateur la plus éloignée de l'entrée de l'effluent des septic tanks se trouve un petit compartiment contenant les cinq conduits d'évacuation aux cinq lits filtrants. Le contenu du bassin régulateur est périodiquement admis dans les lits au moyen d'un siphon muni d'un flotteur et d'une valve à air. Chacun des cinq orifices d'évacuation est muni d'un clapet qui n'est ouvert qu'alternativement avec les autres, au moyen d'un mécanisme automatique.

Les cinq lits ont une superficie de 7406 mètres carrés ; quatre sont rectangulaires, un est trapézoïde. Le drainage des filtres est couvert par une couche de 0^m,50 de gravier de 0^m,05, sur lequel se trouve une épaisseur de 0^m,90 de sable du pays. Ces lits reçoivent par jour 179 litres par mètre carré (160000 gallons par acre). A la surface, les eaux sont distribuées par des conduits rectangulaires variant en largeur de 0^m,60 à 0^m,20 ;

elles doivent s'en échapper par les côtés et non passer au-dessus des bords.

L'installation est complétée par un bassin à boues.

La deuxième canalisation d'égouts (*Spasta Street*) est moins importante, elle ne reçoit que près de 600 mètres cubes par jour qui seront traités sur 5240 mètres carrés avec un seul septic tank et un bassin régulateur.

IV. — JOHNSON CITY (*Tennessy*).

Épuration des eaux résiduaires d'une caserne. — Bien que la population ne fût, au moment de l'établissement des plans, que de 1200 hommes, l'installation a été prévue pour traiter les eaux résiduaires d'une agglomération de 3000 habitants. Elle est, par suite, capable de subir les plus grandes variations de volume des eaux, qui sont au maximum de 1562 mètres cubes. L'effluent du filtre à sable s'écoule dans un torrent et, au moment des grandes crues, les boues y sont déversées.

L'installation comprend un septic tank couvert de $25^m,5 \times 8^m,40$, divisé en trois compartiments. Le premier compartiment sert de chambre à sable avec un déversoir de trop plein qui permet d'évacuer les eaux sans épuration. Les deux autres compartiments servent de fosses septiques et peuvent être employés indépendamment l'un de l'autre.

De là, les eaux sont dirigées sur quatre lits de contact qui ont une superficie de 505 mètres carrés. Au centre des quatre lits, un appareil distributeur permet de diriger les eaux d'abord dans un lit, puis dans le suivant. Les lits contiennent une hauteur de $1^m,80$ de scories. La distribution se fait au moyen de tuyaux noyés dans les scories, mais cette disposition a été modifiée par suite du colmatage. Ces tuyaux sont à découvert. La vidange est automatique par le fond, qui est drainé.

L'épuration est terminée par passage de l'effluent sur des filtres à sable. La surface des quatre filtres est de 1161 mètres carrés. Avec un maximum de 1562 mètres cubes par jour, la quantité traitée par mètre carré et par jour sera de 1172 litres. Cette quantité considérable a été jugée permise par ce fait que

les eaux ont déjà été traitées par le septic tank et les lits
de contact.

V. — READING (*Pennsylvanie*).

Le volume du sewage par temps sec est de 9080 mètres
cubes, mais peut s'élever par temps de pluies à 12 485 mètres
cubes. Bien que provenant du système séparatif, il est suffisamment dilué et composé principalement d'eaux ménagères.
Les eaux résiduaires industrielles ne sont admises dans les
égouts que si elles ont été traitées convenablement, pour ne
pas apporter de changements dans la composition des eaux.
La composition par litre est en moyenne :

```
Oxydabilité en O . . . . . . . . . . . . . . . . . .    0gr,040
Chlore . . . . . . . . . . . . . . . . . . . . . . .    0gr,100
Matières en suspension totales . . . . . . . . . .    0gr,115
         —             fixes . . . . . . . . . .    0gr,055
         —             volatiles . . . . . . . . .    0gr,078
Nitrates . . . . . . . . . . . . . . . . . . . . .    0gr,0005
```

Environ 40 pour 100 de la matière organique se trouve en
suspension. On y trouve en moyenne 2 200 000 microbes par
centimètres cube.

Le sewage se réunit au point le plus bas de la ville et, de
là, doit être pompé pour être envoyé à l'installation d'épuration.

Les expériences préliminaires montrèrent que, pour le
sewage de *Reading*, il faut : 1° passer le sewage au crible pour
le débarrasser des matières fibreuses ; 2° retenir autant que
possible les matières en suspension par filtration sur coke ou
sédimentation dans un septic tank, ce dernier moyen étant le
moins coûteux ; 3° l'aération du sewage obtenu par un double
passage sur lits est très importante, mais pour des raisons
économiques, il faut employer des lits à percolation dont la
hauteur est de 1m,50 et la grosseur des matériaux de 12mm,5 :
4° faire séjourner l'effluent des lits dans des bassins de sédimentation qui le retiennent une ou deux heures pour le
débarrasser des matières en suspension.

La partie la plus originale de la méthode d'épuration comprend l'emploi du *segregator*, ou crible, inventé par *M. Weand* (*fig.* 50). Il consiste en un cylindre de 1ᵐ,80 de diamètre et de 4ᵐ,80 de long; qui tourne sur un axe horizontal. Le crible proprement dit est formé d'une toile de cuivre à seize mailles au centimètre carré, qui est fixée sur une seconde toile métallique plus grosse, en fer galvanisé, à mailles de 17ᵐᵐ,5, soudée à intervalles de 15 centimètres dans chaque direction.

Le tambour tournant consiste en trois solides cercles de fer, dont un à chaque extrémité et un au centre, maintenus en place par six tubes très résistants de 37ᵐᵐ,5 au travers desquels une tige est vissée. Ces cercles portent des bandes de fer, courant le long du baril, qui divisent la circonférence en huit segments et portent des tiges pour tenir le crible fin en place. Ce dernier est fait en petits segments faciles à démonter et à repairer. Le gros crible, au contraire, est en trois pièces attachées d'une façon permanente sur le tambour

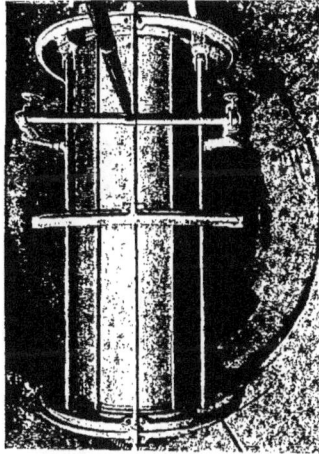

Fig. 50. — Segregateur ou Tambour-filtre tournant de *Weand*, à *Reading*.

tournant. Celui-ci tourne sur les trois cercles forts qui s'appuient sur six roues de fer de 500 millimètres dont deux sont attachées à chacun des trois cercles fixes constituant la charpente du *segregator* et concentrique avec les cercles de la partie tournante. Les roues sur chaque cercle sont placées à courte distance du point le plus bas du crible et une troisième roue de 500 millimètres, au sommet de chaque anneau, sert principalement pour le guidage. Les cercles forts de la charpente fixe sont maintenus en position par trois tubes de 57ᵐᵐ,5 très résistants qui l'assujettissent comme pour la charpente tournante.

Sur les cercles extérieurs de chaque côté du sommet du crible se trouvent des supports pour deux tuyaux de 75 millimètres, de chacun desquels partent quinze jets nettoyeurs pour diriger l'eau, la vapeur ou l'air sur l'extérieur de la grille. Les jets ont 250 millimètres de diamètre et les deux tuyaux principaux sont mobiles de 50 millimètres latéralement, de telle sorte que la mobilité de chaque jet lui permet de rejoindre ses deux voisins, assurant ainsi un nettoyage parfait de chaque partie du crible. Les tuyaux de tête sont reliés au tuyau fixe par un joint à pression flexible. Les jets de nettoyage ont 75 millimètres de diamètre et peuvent travailler sous une pression supérieure à 14 kilogrammes par centimètre carré, alors qu'il est certain qu'une pression de $1^{kgr},5$ est suffisante pour enlever la boue de l'intérieur de la grille. Des vannes sont prévues pour alimenter les jets, d'eau, de vapeur ou d'air, ensemble ou séparément. L'eau de condensation peut être employée avec avantage, sa température permettant un meilleur nettoyage du crible. Le *segregator* fait trois révolutions par minute, la force motrice étant fournie par un moteur de 2 chevaux 1/2.

L'eau entre dans le crible à une extrémité par un tuyau de 600 millimètres dont le centre est exactement dans l'axe de l'appareil. Près de l'embouchure de ce tuyau est disposée une plaque de 200 millimètres carrés qui, posée transversalement, brise le courant et l'oblige à se répandre sur la circonférence de la grille. Les jets nettoyeurs, opérant sous pression, délaient la boue qui, sans cela, ne tarderait pas à colmater la fine trame, de telle sorte qu'une surface filtrante propre est toujours offerte au sewage. La boue s'avançant graduellement vers l'extrémité opposée du crible est reçue dans un baquet convoyeur et transportée sur le plancher de la station où un élévateur à spirale la prend et la décharge dans des sacs. Ces sacs sont placés dans une machine centrifuge qui fait huit cents tours à la minute et qui achève l'expulsion du liquide. Le résidu solide est vendu comme engrais ou mélangé avec du charbon pour être utilisé comme combustible : ce mélange brûle avec facilité.

Après son passage dans le *segregator*, l'eau est pompée et envoyée à la station d'épuration.

La fosse septique ouverte mesure $15^m,55$ sur 76 mètres de côté, avec $5^m,20$ de profondeur, mais l'eau ne s'élève que jusqu'à $0^m,50$ du faîte des murs. La capacité est environ

7260 mètres cubes, soit une durée de séjour de 12^h 3/4 pour 13 630 mètres cubes et 5^h 1/2 pour 31 720 mètres cubes.

Les lits sont à 750 mètres de la fosse septique et en contre-bas. Un terrain est réservé pour la construction de huit lits. Un seul est construit : il mesure 4040 mètres carrés de super-ficie et 1^m,50 de profondeur. Il est composé de scories de hauts fourneaux de 37^{mm},5 à 100 millimètres. L'effluent du septic tank y est distribué au moyen de becs pulvérisateurs par un appa-reil mesureur. Cet appareil est construit de telle façon que les becs donnent un jet de plus grande circonférence au début et qui diminue ensuite jusqu'à ce que cette circonférence soit de 0^m,90, lorsque la pression est de 0^m,60. L'écoulement cesse pendant 2 à 4 minutes, puis recommence à une pression de 2^m,10.

L'effluent des lits passe dans un bassin de sédimentation de 50 mètres sur 28^m,70, et 1^m,20 de profondeur. La capacité de 1545 mètres cubes est suffisante pour retenir les eaux pen-dant 2^h 1/4 pour le traitement de 15 890 mètres cubes de sewage par jour.

CHAPITRE XXVIII

DOCUMENTS

I

INSTRUCTION DES PROJETS DE CONSTRUCTION D'ÉGOUTS

**MINISTÈRE
DE L'INTÉRIEUR**

*DIRECTION
DE*
L'ASSISTANCE
ET DE
L'HYGIÈNE PUBLIQUES

5ᵉ BUREAU
HYGIÈNE PUBLIQUE

SALUBRITÉ PUBLIQUE

Instruction des projets
de
construction d'égouts.

(Expédiée aux préfectures le 11 mai.)

Paris, le 19 avril 1905.

LE MINISTRE DE L'INTÉRIEUR

à Monsieur le Préfet d

L'article 25 de la loi du 15 février 1902 relative à la protection de la santé publique dispose que le Comité consultatif d'hygiène publique de France est nécessairement consulté sur les travaux publics d'assainissement des villes de plus de 5000 habitants. D'autre part, aux termes de l'article 21 de la même loi, les conseils d'hygiène départementaux et les commissions sanitaires doivent être consultés sur les objets énumérés à l'article 9 du décret du 18 décembre 1848, au premier rang desquels figure l'assainissement des localités.

À diverses reprises, le Comité chargé d'examiner soit les projets qui lui étaient soumis en vertu de l'article 25 de la loi de 1902, soit ceux concernant les villes de moins de 5000 habitants qui pour des raisons spéciales lui étaient renvoyés, a été frappé de l'insuffisance des renseignements de toute nature contenus dans les dossiers. Mon attention ayant été appelée sur ce point, j'ai prié le Comité de rédiger un programme des renseignements à fournir, programme qui a été définitivement approuvé et dont vous trouverez le texte reproduit à la suite de la présente circulaire.

Ainsi que vous pourrez vous en rendre compte, ces instructions d'ordre technique présentent les indications les plus utiles pour assurer aux travaux qu'elles envisagent les meilleures garanties de bonne exécution, de durée et, par suite, d'économie. Elles exigent des conditions générales aussi favorables aux intérêts financiers qu'aux intérêts sanitaires des communes. Remplies dès le début, les prescriptions formulées constitueront un guide pour l'établissement des projets et permettront aux assemblées sanitaires de se prononcer sans perte de temps et en pleine connaissance de cause.

Il appartiendra, en conséquence, à MM. les préfets et sous-préfets de veiller à ce que les municipalités se conforment exactement à l'avenir, chaque fois qu'elles auront à établir des projets d'assainissement qui doivent en tout cas être soumis à l'examen préalable des assemblées sanitaires, aux dispositions prévues par le nouveau programme. Je vous en adresse à cet effet un certain nombre d'exemplaires détachés que vous voudrez bien répartir entre le conseil départemental et les commissions sanitaires en même temps que vous en porterez le texte à la connaissance des maires par la voie du *Recueil des actes administratifs* de votre préfecture.

Je vous serai obligé en outre de m'accuser réception du présent envoi.

Pour le ministre :

Le conseiller d'État,
directeur de l'assistance et de l'hygiène publique,

Henri MONOD.

ANNEXE

***

TRAVAUX PUBLICS D'ASSAINISSEMENT

***

Programme d'instruction des projets de construction d'égouts.

***

Les projets d'assainissement d'une ville doivent constituer un ensemble dont on ne saurait, sans inconvénient, étudier une partie isolée; on ne serait pas assuré que l'exécution de cette partie du projet ne constituerait pas ultérieurement un obstacle à la réalisation des projets correspondant au reste des travaux d'assainissement.

Il est donc nécessaire de soumettre en pareil cas soit aux commissions sanitaires et aux conseils départementaux d'hygiène, soit au Comité consultatif d'hygiène publique de France, un projet d'ensemble tel qu'il doive être suffisant pour un avenir assez éloigné; on indiquera les parties les plus urgentes dont il faudrait assurer l'exécution immédiate, les autres parties devant être exécutées au fur et à mesure que des ressources suffisantes deviendront disponibles.

Tout projet devra faire connaître les éléments suivants :

Topographie générale de l'agglomération ;

Population de la ville et des agglomérations desservies par les égouts projetés ;

Surface des parties dont les égouts doivent recueillir les eaux; répartition en bassins divers, s'il y a lieu :

Nature des eaux que les égouts doivent évacuer : eaux pluviales, eaux de lavage des rues, eaux ménagères, eaux de lavoirs, eaux industrielles, matières de vidange. Dans le cas où ces dernières ne sont pas recueillies dans les égouts, indiquer quelles dispositions sont prises pour assurer que ce déversement ne peut avoir lieu; dire ce que deviennent ces matières ;

Faire connaître la quantité d'eau distribuée dans la ville; y en a-t-il une partie destinée spécialement au lavage des rues et des ruisseaux? aux chasses dans les égouts? et laquelle?

Existe-t-il des lavoirs, des hôpitaux, des établissements industriels devant déverser des eaux impures dans les égouts? indiquer la nature des industries.

Faire connaître la forme, la section et la pente des égouts projetés; indiquer les moyens prévus pour assurer la ventilation continue et le nettoyage des égouts, les chasses d'eau, automatiques ou non, les dispositions prises pour arrêter ou restreindre l'apport des matières solides.

Indiquer avec précision ce que deviendront les eaux recueillies dans les égouts : subissent-elles une purification? de quelle nature? sont-elles déversées simplement dans un cours d'eau? quel est le débit minimum de celui-ci? quelles sont les agglomérations riveraines existant en aval du débouché de l'égout? et à quelles distances?

Le Comité croit devoir appeler l'attention sur la nécessité de proportionner les sections et les pentes aux quantités maximum d'eau que les égouts doivent recevoir, en tenant compte des pluies torrentielles, à moins que des dispositions spéciales n'aient été prises pour assurer l'évacuation de celles-ci.

Il fait remarquer que la forme ovoïde, fréquemment adoptée, ne présente d'utilité que si la hauteur sous clé est suffisante pour que les ouvriers puissent y circuler sans difficulté ni gêne. Si cette condition ne peut être remplie, il y a avantage, en général, à adopter des conduites de section circulaire de petit diamètre, avec des regards rapprochés et des bouches disposées de manière à empêcher l'introduction des corps solides.

En ce qui concerne le débouché des égouts, le Comité considère comme fâcheux le déversement des eaux dans une rigole à ciel ouvert, qui devient promptement une cause d'infection; les eaux usées doivent couler dans des aqueducs couverts.

Il n'est pas admissible qu'une ville puisse souiller d'une manière quelconque les cours d'eau qui la traversent ou qui coulent dans son voisinage. On ne saurait donc accepter, au point de vue sanitaire, des projets dans lesquels les eaux recueillies par les égouts seraient déversées, sans purification préalable, dans un ruisseau, une rivière, un fleuve, surtout dans le cas où le déversement des matières de vidange dans les égouts serait autorisé. Le projet doit indiquer quel mode de purification sera employé; ce mode variera nécessairement avec la nature des eaux recueillies dans les égouts : décantation, filtrage, épuration par le sol naturel, procédés basés sur des réactions chimiques, emploi de l'épuration biologique, etc. La disposition adoptée devra être telle que les eaux rejetées dans un cours d'eau auront une épuration effective et, notamment, si ces eaux ont reçu des matières de vidange, seront débarrassées des microbes pathogènes qu'elles pouvaient contenir. Dans ce dernier cas, un contrôle permanent devra être établi; les conditions dans lesquelles il fonctionnera devront être soumises à l'approbation, soit des conseils départementaux d'hygiène, soit du Comité consultatif d'hygiène publique de France.

Programme approuvé par le Comité consultatif d'hygiène publique de France dans sa séance du 20 février 1905.

II

RÈGLEMENT DE POLICE DES COURS D'EAU NON NAVIGABLES
NI FLOTTABLES

MINISTÈRE
DE
L'AGRICULTURE

DIRECTION
DE
L'HYDRAULIQUE
ET
DES AMÉLIORATIONS
AGRICOLES

1er BUREAU

Police des eaux.

Envoi d'un modèle de
nouveau règlement de po-
lice des cours d'eau non
navigables ni flottables.

Pollution des nappes
souterraines.

CIRCULAIRE
N° 451

Paris, le 1er juin 1906.

LE MINISTRE DE L'AGRICULTURE

à Monsieur le Préfet d

Par une circulaire du 17 juillet 1900, l'un de mes prédécesseurs vous a invité à rapporter le règlement de police sur les cours d'eau non navigables ni flottables que vous aviez dû prendre conformément aux instructions de M. le Ministre des Travaux publics, en date du 21 juin 1878.

Cette mesure était indispensable puisque le modèle règlementaire n'était plus en parfaite concordance avec la loi du 8 avril 1898 sur le régime des eaux ; mais l'absence de tout règlement de police ne pouvait être que provisoire, étant donnée la nécessité, pour l'Administration, de fixer avec précision les usagers des eaux sur leurs obligations, et un nouveau règlement devait être pris par vos soins, dès que la loi du 8 avril 1898 aurait été complétée par les règlements d'administration publique prévus pour son application.

Les formalités relatives à l'instruction des demandes concernant les ouvrages soumis à autorisation venant d'être déterminées par le décret du 1er août 1905, je vous prie, Monsieur le Préfet, de prendre, dans le plus bref délai possible, un arrêté portant règlement de police sur les cours d'eau non navigables ni flottables de

votre département conforme au modèle annexé à la présente circulaire.

Plusieurs de vos collègues m'ont, à diverses reprises, demandé
des instructions sur l'étendue des pouvoirs de l'Administration en
matière de police des eaux; je crois donc devoir vous donner, sur
la portée des divers articles du règlement, quelques indications
sur lesquelles j'appelle toute votre attention, ainsi que celle de
MM. les Ingénieurs du service hydraulique.

Article premier

Recépage des arbres.

L'article premier qui prescrit aux riverains le recépage des
arbres, buissons et souches formant saillie ne soulève aucune
observation particulière. Il convient, cependant, de signaler que
l'obligation permanente qu'il leur impose est absolument indépen-
dante de celles qui pourraient leur incomber en ce qui concerne
les opérations spéciales de curage et de faucardement qui seraient
ordonnées dans les conditions prévues au chapitre 3 du titre II de
la loi sur le régime des eaux.

Art. 2 et 3

Produits des curages et passage sur les propriétés riveraines.

Les articles 2 et 3 assujettissent les riverains à recevoir sur leurs
terrains les matières provenant des curages et à livrer passage aux
agents de l'Administration préposés à la surveillance des cours
d'eau, ainsi qu'aux entrepreneurs et ouvriers chargés du curage.

Ces servitudes, qui frappent les propriétés riveraines, dérivent de
la situation même des lieux et sont consacrées par la jurisprudence.

Art. 4

*Caractères distinctifs des travaux subordonnés à une
autorisation préalable.*

L'article 4 a pour but d'indiquer de la façon la plus générale
quels sont les travaux dont l'exécution est subordonnée à une
autorisation préalable.

Toutes les fois qu'un travail quelconque, permanent ou temporaire, est susceptible d'avoir une influence, soit sur le régime, soit
sur l'écoulement des eaux, il ne doit être entrepris qu'après avoir
été auparavant autorisé par l'Administration.

Pour reconnaître, dans chaque espèce particulière, si une auto-

risation est nécessaire, il conviendra donc uniquement d'examiner
si l'une ou l'autre de ces deux conditions est remplie. Cette règle
est absolue ; elle est applicable quelles que soient la nature et l'importance de l'ouvrage projeté, quelle que soit sa situation par rapport
au lit. Elle conserve toute sa valeur lorsque l'opération ne comporte
pas d'ouvrages intéressant par eux-mêmes l'écoulement des eaux,
comme par exemple dans le cas de dérivations effectuées au moyen
de simples coupures dans la berge. Elle trouverait également son
application s'il s'agissait de prises ou déversements communiquant
indirectement avec une rivière puisque, dans ces circonstances,
le régime des eaux serait encore influencé.

Les caractères distinctifs des travaux soumis à autorisation
étant ainsi déterminés par l'article 4, les articles 5. 6, 7 et 8 envisagent les différents cas qui peuvent se présenter et précisent les
régles spéciales à chacun d'eux.

Art. 5

Travaux dans le lit des cours d'eau.

L'article 5 vise les travaux dans le lit qui intéressent nécessairement l'écoulement des eaux, et qui, à ce titre, ne peuvent être
exécutés qu'après avoir été autorisés, qu'il s'agisse de barrages.
d'épis ou même de simples terrassements ou de plantations. Je
vous rappelle, Monsieur le Préfet, que c'est vous qui êtes compétent, d'après la loi du 8 avril 1898, pour accorder les autorisations
nécessaires, après l'accomplissement des formalités prescrites par
le décret du 1er août 1905.

Il conviendra, d'ailleurs, de faire encore application de l'article 5
dans le cas de travaux qui, sans être complètement dans le lit,
empièteraient sur les limites naturelles du cours d'eau.

Lorsqu'il ne s'agira que de réparations à des ouvrages précédemment autorisés, pour ne pas multiplier. sans nécessité, les
sujétions imposées aux riverains et pour réduire autant que possible le nombre des affaires à instruire par les agents du service
hydraulique, il ne m'a pas paru indispensable d'exiger une autorisation. Mais, il doit être bien entendu que si les réparations ne
devaient pas laisser les ouvrages identiques à ceux précédemment
autorisés, s'il s'agissait non de réparations proprement dites, mais
de modifications, une autorisation serait nécessaire. Elle le serait
également même dans le cas de simples réparations. si les ouvrages
remis en état n'avaient pas été précédemment autorisés, et il con-
viendrait alors de procéder à la réglementation de l'ensemble des
ouvrages non autorisés.

Art 6.

Extractions par les riverains dans le lit.

L'article 6 apporte une nouvelle exception au principe qui subordonne à une autorisation préalable l'exécution d'un travail quelconque dans le lit des cours d'eau. Cette tolérance concerne les extractions de vase, de sable et de pierres par les riverains.

Antérieurement à la loi sur le régime des eaux, le lit des cours d'eau non navigables ni flottables étant « *res nullius* », l'autorisation d'extraire des matériaux a été fréquemment accordée par l'Administration à des non riverains ; aujourd'hui, cette pratique n'est plus possible, puisque la loi a reconnu aux riverains la propriété du lit et leur a attribué comme conséquence le droit exclusif d'extraire la vase, le sable et les pierres, à leur profit. Mais dans l'exercice de leurs droits de toutes natures, les riverains sont soumis au pouvoir réglementaire de l'Administration, et l'article 3 de la loi du 8 avril 1898 prévoit de plus, expressément, que les travaux d'extraction ne doivent pas modifier le régime des eaux. On pouvait se demander si, dans ces conditions, il n'y avait pas lieu d'assimiler ceux-ci purement et simplement aux autres terrassements dans le lit, et de les subordonner, par suite, à une autorisation individuelle préalable.

Il m'a paru que cette obligation serait, dans une certaine mesure, gênante pour les intéressés et qu'elle n'était pas indispensable, étant donné, d'une part, que les extractions ne peuvent en général apporter de troubles sérieux au régime des cours d'eau, d'autre part, qu'il vous est toujours possible de réglementer ou même d'interdire complètement celles qui présenteraient des inconvénients pour l'intérêt général, au point de vue de l'écoulement des eaux comme au point de vue de la salubrité.

Cependant, il y aura le plus souvent intérêt à ne pas laisser aux riverains une liberté absolue en ce qui concerne l'extraction de la vase, du sable et des pierres, et il vous appartiendra, ainsi que le prévoit l'article 6, de fixer les conditions générales auxquelles sera soumis l'exercice de ce droit en vue d'assurer le libre écoulement des eaux, de sauvegarder la salubrité et de préserver les ouvrages publics tels que ponts, digues, travaux de défense ou d'alimentation de canaux, etc., établis par l'État, les départements, les communes ou par les associations syndicales.

Les prescriptions qu'il conviendra d'édicter pourront, d'ailleurs, ne pas être identiques pour tous les cours d'eau du département, étant donnée la diversité des natures de leurs lits. Vous aurez à demander, au sujet des mesures à prendre, des propositions aux Ingénieurs du service hydraulique, et vous voudrez bien soumettre

à mon examen votre arrêté réglementaire avant de le porter à la
connaissance du public.

Art. 7.

Ouvrages au-dessus des cours d'eau ou les joignant.

L'article 7 concerne les ouvrages au-dessus des cours d'eau ou
les joignant et prescrit, pour leur établissement, des formalités que
l'Administration a été amenée par l'expérience à adopter, tant dans
l'intérêt général que dans celui des riverains.

En principe, il avait semblé possible de laisser les intéressés
exécuter librement, à leurs risques et périls, les ouvrages de cette
nature, sauf à ordonner la démolition de ceux d'entre eux qui, pré-
judiciant à l'écoulement des eaux, sont interdits par l'article 10 de
la loi du 8 avril 1898. Mais l'application de cette procédure a fait
ressortir de tels inconvénients, que je crois devoir abroger la circulaire du 17 juillet 1900 qui l'avait instituée, en ce qui concerne les
ouvrages joignant le lit.

Les riverains se rendent, en effet, difficilement compte de l'influence que peuvent avoir sur le régime des eaux les travaux qu'ils
se proposent d'exécuter et, comme ils ont une tendance naturelle à
avancer autant que possible leurs constructions vers le lit, le
nombre de celles d'entre elles qui gênent l'écoulement augmente
tous les jours. Dans ces conditions, l'Administration ne pourrait
continuer à user de tolérance sans compromettre l'intérêt général,
et elle serait avant peu dans l'obligation de poursuivre la démolition de tous les ouvrages faisant obstacle au libre écoulement des
eaux. De semblables mesures de rigueur ne pourraient manquer
d'être très préjudiciables aux intéressés, et seraient d'autant plus
regrettables que la plupart d'entre eux n'ont établi que par ignorance des ouvrages nuisibles. Ces indications montrent bien que,
dans l'intérêt même des riverains, il est préférable de ne pas maintenir un régime de liberté absolue qui, sans leur donner aucun
avantage réel, peut entraîner de sérieuses difficultés ultérieures, et
que l'exécution de travaux joignant le lit ou au-dessus doit nécessairement être subordonnée à certaines formalités.

L'Administration ne pouvait songer à fixer, d'une manière générale, les conditions d'établissement des ouvrages de cette catégorie, car, sur un même cours d'eau, les variations de régime sont
fréquentes et la détermination de ces conditions exigerait par suite
un travail aussi long que difficile.

La procédure fixée par l'article 7 qui oblige les riverains à vous
soumettre, avant leur exécution, les dispositions qu'ils se proposent d'adopter était donc la seule pratique : les sujétions qu'elle
impose aux intéressés sont très faibles par rapport à la sécurité

qu'elle leur donne, et l'on ne peut trouver de meilleures preuves
de ses avantages que dans le fait qu'actuellement un grand
nombre de riverains communiquent, de leur plein gré, leurs projets
à l'Administration avant de les mettre à exécution, dans le but de
savoir s'ils ne nuisent pas à l'écoulement des eaux.

Les formalités prescrites par l'article 7 ne soulèvent aucune
observation spéciale; il convient cependant de remarquer que le
délai de deux mois qui vous est imparti pour faire connaître aux
pétitionnaires si l'ouvrage projeté intéresse ou non l'écoulement des
eaux ne s'applique évidemment pas à l'arrêté que vous aurez à
prendre, si l'ouvrage doit faire l'objet d'une autorisation, arrêté
qui sera rendu après enquête dans les conditions prévues par le
décret du 1er août 1905.

Art. 8

Prises et déversements d'eau.

L'article 8 est relatif aux prises et déversements d'eau.

Les riverains dans l'exercice des droits sur les eaux qui leur sont
conférés par le Code civil sont soumis au pouvoir réglementaire
de l'Administration, et l'article 2 de la loi du 8 avril 1898 rappelle
expressément que, dans l'usage de l'eau courante qui borde ou
traverse leurs propriétés, ils sont tenus de se conformer aux dispositions des règlements et aux autorisations émanées de l'Administration.

Les prises et les déversements d'eau ont nécessairement, quel
que soit le volume dérivé ou écoulé, une influence sur le régime
du cours d'eau où ils sont effectués, et devraient, par suite, conformément au principe posé à l'article 4, n'être opérés qu'après
avoir été autorisées. Cependant l'application stricte de cette règle
entraînerait un travail considérable pour les agents du service
hydraulique, imposerait dans certains cas aux riverains des sujétions sans utilité, et il m'a paru qu'il convenait de ne pas exiger
d'autorisation toutes les fois que le débit du cours d'eau ne serait
pas modifié d'une manière appréciable.

Dans ce cas, en effet, une réglementation n'est pas utile pour les
déversements qui ne peuvent présenter aucun inconvénient, et elle
n'a également aucune raison d'être pour les prises, puisque, étant
donnée leur faible importance, elles ne peuvent priver les usagers
d'aval de l'eau qui leur est indispensable.

Dans le cas contraire, une autorisation préalable devra être
demandée pour toutes les prises ou déversements envisagés au
seul point de vue du volume dérivé ou écoulé et indépendamment
des ouvrages destinés à les effectuer, soumis par eux-mêmes à la
réglementation s'ils intéressent l'écoulement des eaux. Cette auto-

risation sera d'ailleurs nécessaire, que ces prises ou ces déversements soient faits directement ou indirectement dans le cours
d'eau, et même s'ils ne devaient être que temporaires.

Il conviendra, en particulier, de n'apporter aucune tolérance à
cet égard toutes les fois qu'il s'agira de dérivations pouvant nuire
à la salubrité, à l'alimentation des hommes ou des animaux, aux
besoins domestiques, à l'utilisation générale des eaux; dans ces
cas, l'intervention de l'Administration devra nécessairement
s'exercer pour sauvegarder ces intérêts dont elle doit tout particulièrement se préoccuper, ainsi que je vous l'indique avec plus de
détails à propos de l'article 11.

L'autorisation devra être précédée des formalités prévues par le
décret du 1ᵉʳ août 1905, et la circulaire dont je vous ai annoncé
l'envoi, qui précisera les conditions d'application de ce décret, vous
donnera des instructions complètes, en ce qui concerne les dispositions à insérer dans les règlements individuels.

J'appelle enfin tout spécialement votre attention, d'une part, sur
ce que les non riverains, sauf ceux auxquels des titres auraient par
exception conféré des droits sur les eaux, ne peuvent pratiquer de
dérivations sur les rivières non navigables ni flottables qu'en vertu
d'une déclaration d'utilité publique; d'autre part, sur ce que les
déversements susceptibles d'être autorisés par application de l'article 8 ne peuvent évidemment être que des déversements d'eaux
propres, ne rentrant pas dans la catégorie de ceux qui sont interdits
par l'article 12.

Art. 9.

Obligations des usiniers relatives à l'écoulement des eaux.

L'article 9 est relatif aux obligations des usiniers et des usagers
des barrages, en ce qui concerne l'écoulement des eaux.

Les trois premiers paragraphes s'appliquent à toutes les usines,
qu'elles soient réglementées ou non. Le premier interdit de placer
aucune hausse sur les déversoirs et les vannes des usines de façon
que les usiniers ne puissent surélever, à l'insu de l'Administration, le niveau de leurs retenues et nuire ainsi à l'utilisation
agricole ou industrielle des eaux, soit en augmentant l'humidité
des terres, soit en allongeant la durée des intermittences sur les
rivières où les usines marchent par éclusées.

Le deuxième indique que les usiniers sont responsables de la
surélévation des eaux, tant que les vannes de décharge ne sont pas
levées à toute hauteur.

Le troisième concerne les lâchures et l'entretien des ouvrages
sujets à la réglementation.

La clause relative aux lâchures s'applique plus spécialement aux
usines comportant des retenues qui emmagasinent un volume con-

sidérable; dans ce cas, il importe de ne jamais faire la vidange de ces retenues qu'en prenant toutes les précautions nécessaires pour éviter une inondation à l'aval.

L'obligation d'entretenir les ouvrages vise tout particulièrement les barrages réservoirs. Il ne suffit pas, en effet, que les arrêtés réglementaires des usines déterminent les profils en travers de ces barrages en tenant compte de leur mode de construction de façon que leur stabilité soit assurée, il faut encore que leur entretien soit constant, pour qu'une rupture, qui entraînerait la ruine de la vallée à l'aval, ne puisse se produire.

Les deux derniers paragraphes concernent les usines non pourvues de titres réglementaires.

Le quatrième paragraphe stipule qu'à défaut de titre règlementaire, les eaux ne devront pas dépasser le dessus du déversoir ou de la vanne de décharge la moins élevée s'il n'existe pas de déversoir. Cette prescription a pour but de prévenir les inondations, en obligeant les usagers des retenues non réglementées à établir leurs ouvrages de façon que les eaux puissent s'écouler comme si l'usine n'existait pas. Les barrages non autorisés ne peuvent être tolérés, lorsqu'ils ne remplissent pas les conditions précédentes, que s'ils sont construits de façon à être emportés par la première crue.

Le cinquième paragraphe de l'article 9 indique que les usiniers et usagers des usines non réglementées sont responsables de la surélévation des eaux, soit qu'elle provienne du défaut de manœuvre de leurs vannes, soit qu'elle résulte de la trop grande hauteur du déversoir ou de l'insuffisance des ouvrages de décharge.

S'il s'agit d'usines réglementées, établies conformément à leur acte d'autorisation, la responsabilité pénale n'existe que lorsque la manœuvre des vannes n'a pas été faite en temps utile, et l'usinier ne pourrait être, en cas de dommages résultant de dispositions défectueuses des ouvrages fixés par l'Administration, que rendu civilement responsable vis-à-vis des tiers dont les droits demeurent toujours réservés.

ART. 10

Obligations des usiniers et usagers des barrages pendant les opérations de curage.

L'article 10 prescrit aux usiniers et usagers des barrages l'obligation de tenir leurs vannes ouvertes pour l'exécution et la réception des travaux de curage aux jours et heures fixés par les arrêtés préfectoraux. Les chômages qui leur sont ainsi imposés sont largement justifiés, d'une part, parce que les curages leur profitent directement en rétablissant le cours régulier des eaux, d'autre part, parce que l'encombrement du lit par les dépôts est en grande partie la conséquence du remous créé par les ouvrages de retenue.

Art. 11

Transmission des eaux.

D'une manière générale, les dispositions des articles précédents, sauf celui qui concerne les prises, ont pour objet de prévenir les inondations ; mais l'Administration n'a pas à se préoccuper seulement d'assurer aux eaux leur libre écoulement, elle doit aussi sauvegarder les autres intérêts généraux qui lui sont confiés, notamment la salubrité et l'alimentation des populations ; elle doit encore intervenir pour que les eaux reçoivent la meilleure utilisation possible, pour les diriger, comme le prévoit la loi des 12-20 août 1790, vers un but d'utilité générale.

L'article 11 impose, à cet effet, aux usiniers et aux usagers des prises, indépendamment des obligations qui peuvent résulter pour eux des règlements généraux de répartition des eaux entre l'agriculture et l'industrie et de leurs règlements d'eau particuliers, l'observation de diverses prescriptions relativement à la transmission des eaux.

Le premier paragraphe de l'article 11 est destiné à protéger la salubrité publique, à assurer aux populations d'aval l'eau nécessaire à leur alimentation ainsi qu'à l'abreuvement de leurs bestiaux et à la satisfaction de leurs besoins domestiques. La doctrine et la jurisprudence sont d'accord pour reconnaître la légitimité de l'intervention de l'Administration en faveur de ces intérêts généraux dont la protection s'impose d'autant plus que les besoins de cette nature ne sont pas garantis d'une manière expresse par le Code civil.

Il doit être bien entendu, d'ailleurs, Monsieur le Préfet, que l'obligation générale ainsi édictée ne doit pas vous empêcher de prendre, dans les règlements d'eau individuels, en vue de sauvegarder ces mêmes intérêts, des mesures spéciales et précises, qui sont en particulier presque toujours indispensables dans les cas de prises importantes ou d'usines établies sur des cours d'eau à faible débit où la marche par éclusées est normale.

Les prescriptions du premier paragraphe de l'article 11 ne suffisent pas à sauvegarder les intérêts généraux de toute nature dont l'Administration a la garde, lorsqu'il s'agit d'usines dont les retenues s'étendent sur de très grandes longueurs ou qui emmagasinent un volume d'eau considérable, soit au moyen de barrages réservoirs construits sur les cours d'eau, soit par des réservoirs exécutés en dehors du lit, mais alimentés par une dérivation.

Les usines de cette importance apportent des perturbations profondes au régime des rivières sur lesquelles elles sont établies, puisqu'elles peuvent interrompre le cours naturel des eaux sur plusieurs kilomètres et exercer leur action jusqu'à une distance encore plus considérable à l'aval de leur canal de fuite en retenant les eaux, ou en ne les transmettant que d'une manière intermittente.

Dans ce cas, l'Administration ne peut, par suite, borner son rôle à prescrire l'écoulement du débit nécessaire à la salubrité et à l'alimentation publiques; elle doit encore prendre les mesures indispensables pour que les riverains et les usagers d'aval ne soient pas mis dans l'impossibilité d'exercer leurs droits de toutes natures sur les eaux et notamment leurs droits à l'arrosage. Le service hydraulique ne saurait, d'ailleurs, dans la circonstance, encourir le reproche d'empiéter sur le domaine judiciaire en départageant des intérêts privés : les intérêts agricoles et industriels de toute la partie du cours d'eau dont le régime naturel est complétement modifié sont assez nombreux et assez importants pour que leur protection ait nettement le caractère « d'utilité générale » qui, d'après les termes mêmes de la loi des 12-20 août 1790, justifie l'intervention de l'Administration.

Les dispositions du deuxième paragraphe de l'article 11 ont pour objet d'obliger les usagers des usines ou des prises d'eau établies dans les conditions qui viennent d'être indiquées à transmettre les eaux de façon à ne pas nuire à leur utilisation. Mais ces prescriptions d'ordre général, et en quelque sorte de principe, devront nécessairement être complétées par les obligations spéciales qu'il conviendra d'imposer en vue du même objet dans l'acte d'autorisation particulier à chaque espèce.

La circulaire qui commentera le décret du 1ᵉʳ août 1905 vous donnera, Monsieur le Préfet, des instructions en ce qui concerne les clauses de cette nature à insérer dans les règlements d'eau. Je vous invite, dès maintenant, à veiller avec soin à ce que des usines ou des prises d'eau de cette importance ne soient jamais, à raison de leur influence sur le régime des eaux, entreprises sans autorisation préalable.

Art. 12

Déversements interdits.

L'article 12 a pour but d'interdire diverses opérations qui pourraient avoir, soit directement, soit indirectement, une influence nuisible sur les cours d'eau.

Le premier paragraphe vise les dépôts et, d'une manière générale, les déversements quels qu'ils soient, qui pourraient gêner l'écoulement des eaux.

Le deuxième paragraphe est destiné à protéger la salubrité publique.

Le troisième paragraphe a pour but d'empêcher que la qualité des eaux ne soit altérée et que leur nature ou leur température ne soit modifiée de façon à rendre leur utilisation impossible.

Je ne saurais trop insister, Monsieur le Préfet, sur l'importance que j'attache aux prescriptions des deux derniers paragraphes de l'article 12.

J'ai constaté, à diverses reprises, dans l'examen des affaires qui m'étaient soumises, qu'un assez grand nombre d'Ingénieurs du service hydraulique supposent que le rôle de l'Administration doit se borner à prescrire des mesures en vue d'assurer le libre écoulement des eaux. Cette opinion constitue une grave erreur, puisqu'elle néglige une partie très importante des attributions de police conférées de tous temps à l'autorité administrative et rappelées expressément par l'article 8 de la loi du 8 avril 1898, celle qui est relative à la conservation des cours d'eau.

L'importance de la mission qui incombe à cet égard au service hydraulique est, d'ailleurs, capitale : s'il est nécessaire de prévenir les inondations, il n'est pas moins indispensable, dans l'intérêt général, d'interdire que les eaux soient polluées de façon à nuire à la salubrité publique, de veiller à ce qu'elles ne perdent pas leurs qualités naturelles et d'empêcher qu'elles ne soient rendues impropres à l'un quelconque des nombreux usages auxquels elles sont destinées.

C'est aux Ingénieurs du service hydraulique seuls qu'il appartient de vous proposer les mesures qu'il conviendra de prendre afin de protéger l'alimentation des hommes et des animaux, et afin de permettre l'emploi de l'eau aux usages domestiques ou son utilisation pour l'agriculture et l'industrie.

En particulier, toutes les fois qu'il sera utile de compléter les dispositions édictées par le règlement de police, notamment de prévoir quels sont les résidus industriels dont l'écoulement est interdit ou ne peut être effectué que dans des conditions déterminées, les Ingénieurs du service hydraulique devront vous adresser toutes les propositions utiles pour sauvegarder les divers intérêts dont ils ont la charge.

Lorsqu'il ne s'agira que d'assurer uniquement la conservation du poisson, vous aurez à consulter les agents de l'Administration des forêts dont dépend le service de la pêche, mais, en vertu du principe rappelé par la circulaire du 10 décembre 1905, il conviendra que les mesures qui vous seront soumises à cet effet fassent l'objet de conférences avec le service hydraulique, si elles sont de nature à avoir une influence sur l'utilisation industrielle ou agricole des eaux.

En cas de désaccord entre les conférents, vous devrez me saisir sous le timbre de la Direction de l'hydraulique et des améliorations agricoles.

Je vous signale enfin que les égouts qui ont manifestement pour objet des déversements rentrant dans la catégorie de ceux qui sont interdits ne peuvent, en principe, être exécutés qu'en vertu d'une déclaration d'utilité publique et dans les conditions reconnues nécessaires par le service hydraulique pour sauvegarder les divers intérêts qui lui sont confiés et dont je vous ai rappelé l'importance. Cependant, lorsque ces déversements ne seront pas, par leur composition et leur volume, de nature à influer à une époque quelconque de l'année, d'une manière sensible, sur la qualité des eaux des cours d'eau où ils sont effectués, ils pourront être assimilés aux écoulements d'eau propre et réglementés dans les mêmes conditions. Mais lorsqu'une ville fera application du système du tout-à-l'égout, l'évacuation dans la rivière devra être déclarée d'utilité publique. Je vous donnerai, d'ailleurs, au sujet des conditions dans lesquelles les égouts peuvent être établis, des indications plus détaillées, en vous adressant, comme le prévoit la circulaire du 22 novembre 1905, des instructions complètes sur l'application du décret du 1er août 1905.

Dispositions particulières et locales.

À la suite de l'article 12, un blanc est réservé dans le modèle du règlement de police pour l'insertion des dispositions particulières et locales qu'il pourrait convenir d'édicter.

S'il existe dans votre département des parties de rivières non navigables ni flottables dans les vallées desquelles la loi du 22 mai 1858 ait interdit la construction de digues sans autorisation de l'Administration, je vous prie de faire figurer dans cette partie du règlement de police l'article suivant :

« Conformément à la loi du 28 mai 1858, il ne pourra être établi aucune digue dans les parties submersibles des vallées des rivières de... (indiquer le nom de ces rivières) sans que les dispositions projetées aient été, au préalable, soumises à l'Administration qui aura le droit d'y apporter toutes les modifications qu'elle jugera utiles ou même d'interdire leur exécution. Toute infraction aux prescriptions précédentes constitue une contravention de grande voirie dont la connaissance appartient au Conseil de Préfecture. »

Garde-rivières.

L'article qui suit les dispositions particulières et locales est relatif aux garde-rivières. Ces agents pourront être institués si l'ensemble des intéressés ou seulement un certain nombre d'entre eux ont pris l'engagement solidaire d'assurer le payement de leur traitement : le département et les communes pourront, d'ailleurs, s'il le jugent convenable, accorder des subventions pour aider les intéressés à faire face à cette dépense.

Si vous estimez, Monsieur le Préfet, qu'il serait utile dans l'intérêt général d'habiliter certains agents du service hydraulique à dresser des procès-verbaux, je vous prierai de me faire connaître le nombre des conducteurs, commis ou cantonniers, que vous croiriez devoir être commissionnés.

Répressions des contraventions.

L'avant-dernier article du règlement de police concerne la répression des contraventions.

Les diverses prescriptions relatives à la constatation des contraventions et à l'affirmation des procès-verbaux ne soulèvent aucune observation spéciale.

En ce qui concerne la juridiction devant être saisie, je crois devoir vous donner quelques indications. Le tribunal compétent est, d'une manière générale, le tribunal de simple police: cependant, l'infraction commise peut, dans certains cas, être poursuivie devant le tribunal correctionnel, notamment si elle rentre dans l'un des cas prévus par les articles 457 du Code pénal et 15 de la loi des 28 septembre-6 octobre 1791; si, par exemple, un usinier causait des dommages par suite de la hauteur excessive de son déversoir, par suite du défaut ou de l'insuffisance de levée de ses vannes de décharge, s'il transmettait les eaux d'une manière nuisible ou altérait, soit directement, soit indirectement leur qualité.

Indépendamment de l'action répressive devant les tribunaux de police pour infraction au règlement sur la police des eaux, des poursuites devant le Conseil de Préfecture pourraient être exercées, si les faits délictueux constituaient des contraventions de grande voierie; en particulier si une inondation causait des dommages à des routes nationales, à des canaux de navigation, à des chemins de fer, à des travaux d'endiguement; s'il y avait lieu, enfin, d'appliquer la loi du 28 mai 1858 relative aux digues établies dans les parties submersibles de certaines rivières.

L'Administration n'a, d'ailleurs, pas à s'occuper seulement de la répression pénale de la contravention ou du délit commis: les mesures à prendre en vue de faire cesser les faits qui sont nuisibles à l'intérêt général présentent une utilité au moins aussi grande : les instructions détaillées qui suivent vous éclaireront sur la procédure à suivre à cet égard.

Vous avez toujours le droit, Monsieur le Préfet, en vertu des pouvoirs de police conférés à l'Administration, notamment par les lois des 12-20 août 1890 et du 8 avril 1898, de mettre en demeure les intéressés d'effectuer les travaux nécessaires et de les faire exécuter d'office s'il n'a pas été tenu compte de vos prescriptions.

Mais il est préférable, s'il n'y a pas urgence, d'avoir recours aux tribunaux auxquels est déféré le procès-verbal de contravention et de leur demander, indépendamment de l'amende prévue, d'ordonner la démolition des ouvrages nuisibles, *par les soins de l'Administration et aux frais des contrevenants.*

En ce qui concerne le recouvrement des dépenses faites, la loi relative aux contributions directes assimilées de chaque exercice contient un article qui autorise la mise en recouvrement, au profit de l'État, des taxes décernées pour dépenses faites d'office au compte des riverains et usagers des cours d'eau dans l'intérêt de la police et de la répartition des eaux. Vous pourrez donc, Monsieur le Préfet, décerner contre les contrevenants une taxe qui sera recouvrée comme en matière de contributions directes.

J'appelle enfin votre attention sur les observations suivantes :

Les particuliers commettent souvent des contraventions de bonne foi, soit par ignorance, soit par fausse interprétation des règlements; dans ce cas il conviendra, en général, de ne faire dresser procès-verbal de contravention qu'après avoir enjoint aux intéressés de supprimer ou de modifier les ouvrages nuisibles et les avoir avertis, que, faute de satisfaire à ces prescriptions dans un délai de..., ils seront poursuivis devant les tribunaux compétents.

D'autre part, les poursuites ne doivent jamais être exercées pour départager des intérêts particuliers en conflit, mais uniquement dans l'intérêt général ou en faveur d'un ensemble d'intérêts assez importants pour justifier l'intervention de l'Administration.

Publication et exécution.

Le dernier article prescrit la publication et l'affichage du règlement de police dans l'étendue du département, son insertion au *Bulletin des actes administratifs* de la préfecture et charge l'Ingénieur en chef, les sous-préfets et les maires d'en surveiller et d'en assurer l'exécution.

Un exemplaire du *Bulletin des actes administratifs* contenant le règlement de police et trois exemplaires de l'affiche devront être adressés à mon administration.

Je ne mets pas en doute, Monsieur le Préfet, que la vulgarisation des dispositions qui précèdent ne rende de très utiles services aux usagers des cours d'eau non navigables ni flottables, en les fixant nettement sur les obligations qui leur incombent. J'attache beaucoup d'intérêt à ce que la plus grande publicité soit donnée à l'arrêté que vous devez prendre conformément au modèle qui vous est adressé, et à ce que les fonctionnaires chargés de ce soin veillent strictement à son exécution.

J'adresse amplification de la présente circulaire à MM. les Ingénieurs du service hydraulique et j'appelle à nouveau toute leur attention ainsi que la vôtre, Monsieur le Préfet, sur l'importance des diverses recommandations qui vous sont faites, afin que l'Administration remplisse dans toute son étendue et d'une manière efficace la mission complexe qui lui incombe, d'assurer la police et la conservation des cours d'eau non navigables ni flottables et de diriger les eaux du territoire vers un but d'utilité générale.

J. RUAU.

MINISTÈRE DE L'AGRICULTURE

DIRECTION DE L'HYDRAULIQUE ET DES AMÉLIORATIONS AGRICOLES

DÉPARTEMENT D

COURS D'EAU NON NAVIGABLES NI FLOTTABLES

MODÈLE D'ARRÊTÉ PRÉFECTORAL

Nous, Préfet du département d

Vu la loi du 22 décembre 1789-janvier 1790 ;

Vu la loi des 12-20 août 1790 qui confie notamment à l'Administration le soin de diriger toutes les eaux du territoire vers un but d'utilité générale ;

Vu les lois des 28 septembre-6 octobre 1791 et 20 messidor an III (article 4) ainsi que l'arrêté du Gouvernement du 19 ventôse an VI ;

Vu les articles 644, 645, 714 du Code civil et les articles 457, 471, 474 du Code pénal ;

Vu les décrets des 8 mai 1861, 14 novembre 1881, 5 septembre 1897 ;

Vu la loi du 5 avril 1884 (article 99) ;

Vu la loi du 8 avril 1898 (titre II), notamment l'article 8 qui charge l'autorité administrative de la conservation et de la police des cours d'eau non navigables ni flottables ;

Vu les règlements d'administration publique des 14 novembre 1899 et 1er août 1905 ;

Vu la circulaire de M. le Ministre de l'Agriculture en date du 1er juin 1906 ;

Avons arrêté et arrêtons ce qui suit :

ARTICLE PREMIER.
Recépage des arbres.

Les riverains sont tenus de recéper et d'enlever tous les arbres, buissons et souches qui forment saillie, tant sur le fond des cours d'eau que sur les berges, et toutes les branches qui, baignant dans les eaux, nuiraient à leur libre écoulement.

Art. 2.

Produits des curages.

Les riverains sont assujettis à recevoir sur leurs terrains les matières provenant des curages faits au droit de leurs propriétés et à enlever les dépôts qui pourraient nuire à l'écoulement des eaux.

Art. 3.

Passage sur les propriétés riveraines.

Les riverains sont tenus de livrer passage sur leurs terrains, depuis le lever jusqu'au coucher du soleil, aux fonctionnaires et agents dans l'exercice de leurs fonctions ainsi qu'aux entrepreneurs et ouvriers chargés du curage.

Ces personnes ne pourront toutefois user du passage sur les terrains clos qu'après en avoir préalablement prévenu les riverains.

En cas de refus, elles requerront l'assistance du maire de la commune. Elles seront d'ailleurs responsables de tous les dommages et délits commis par elles et par leurs ouvriers.

Le droit de passage devra s'exercer, autant que possible, en suivant la rive des cours d'eau.

Art. 4.

Caractères distinctifs des travaux subordonnés à une autorisation préalable.

Aucun travail, quel qu'il soit, permanent ou temporaire, susceptible d'avoir une influence sur le régime ou l'écoulement des eaux d'un cours d'eau, ne peut être entrepris avant d'avoir été autorisé par l'Administration.

Art. 5.

Travaux dans le lit des cours d'eau.

Dans le lit d'un cours d'eau, aucun ouvrage permanent ou temporaire, aucun barrage, aucune plantation, aucun travail, quel qu'il soit, ne pourra être exécuté ou modifié sans l'autorisation du Préfet.

Art. 6.

Extractions dans le lit par les riverains.

Le droit du riverain de prendre dans la partie du lit qui lui appartient tous les produits naturels et d'en extraire de la vase, du

sable et des pierres ne pourra être exercé que dans les conditions
générales qui auront été fixées par le Préfet.

Art. 7.

Ouvrages au-dessus des cours d'eau ou les joignant.

Quiconque veut établir un ouvrage au-dessus d'un cours d'eau
ou le joignant doit soumettre au Préfet les dispositions qu'il se
propose d'adopter.

Dans un délai de deux mois, le Préfet doit faire connaître au
pétitionnaire si l'ouvrage projeté intéresse ou non le régime ou
l'écoulement des eaux.

Dans le cas de l'affirmative, l'ouvrage ne pourra être exécuté
que dans les conditions fixées par le Préfet.

Dans le cas de la négative, ou si, dans le délai de deux mois, il
n'a pas reçu de réponse, le pétitionnaire pourra exécuter l'ouvrage
sans autre formalité.

Art. 8.

Prises d'eau et déversements d'eau.

Toute prise d'eau, quel qu'en soit le mode, tout déversement
susceptible de modifier d'une manière appréciable le débit d'un
cours d'eau ne peut être effectué, soit directement, soit indirectement, à titre permanent ou temporaire, qu'après avoir été autorisé
par l'Administration.

Art. 9.

Obligations des usiniers relatives à l'écoulement des eaux.

Les déversoirs et vannes de décharge seront toujours entretenus
libres et il est expressément défendu d'y placer aucune hausse.

Les usiniers et usagers de barrages seront responsables de la
surélévation des eaux tant que les vannes de décharge ne seront
pas levées à toute hauteur.

Les usiniers et usagers de barrages ne devront faire aucune
lâchure susceptible de causer des inondations et seront tenus
d'assurer l'entretien constant de leurs ouvrages sujets à réglementation, de façon à prévenir tout accident.

A défaut de titre réglementaire qui fixe la hauteur légale de la
retenue, les eaux ne devront pas dépasser le dessus du déversoir
ou de la vanne de décharge la moins élevée, s'il n'existe pas de
déversoir.

Les usiniers et usagers des barrages non réglementés seront responsables de la surélévation des eaux, soit qu'elle résulte du dé-

faut de manœuvre des vannes de décharge en temps utile, soit qu'elle provienne de la trop grande hauteur du déversoir ou de l'insuffisance des ouvrages de décharge.

Art. 10.

Obligations des usiniers pendant les opérations de curage.

Les usiniers et usagers des barrages devront tenir leurs vannes ouvertes tant pour l'exécution que pour la réception des travaux de curage pendant les jours et heures qui seront fixés par les arrêtés préfectoraux.

Art. 11.

Transmission des eaux.

Les usiniers et usagers des prises d'eau devront assurer la transmission des eaux de manière à ne jamais compromettre ni la salubrité publique, ni l'alimentation des hommes et des animaux, ni la satisfaction des besoins domestiques.

Les usiniers et usagers des prises d'eau ne devront, en aucun cas, nuire à l'utilisation générale des eaux en apportant sur une grande longueur au régime des cours d'eau des modifications susceptibles d'empêcher l'exercice des droits de toutes natures sur les eaux, notamment des droits à l'arrosage.

Art. 12.

Déversements interdits.

Il est interdit de jeter, de déverser ou de laisser écouler, soit directement, soit indirectement, dans le lit des cours d'eau, des matières, des résidus, des liquides :

1° S'ils sont susceptibles d'occasionner des envasements ou de gêner l'écoulement des eaux ;

2° S'ils sont infects, nuisibles ou susceptibles de compromettre la salubrité publique ;

3° S'ils sont susceptibles par leur température ou leur nature de rendre les eaux impropres à l'alimentation des hommes et des animaux, à leur emploi aux usages domestiques, à leur utilisation pour l'agriculture ou l'industrie, ou à la conservation du poisson.

Art. 13.

Dispositions particulières et locales.

. . . .

. . . .

Art.   .

Garde-rivières.

Il pourra être institué, sur la demande des intéressés et à leur charge, des garde-rivières spécialement chargés de veiller à l'exécution du présent règlement.

Ces agents seront commissionnés par le sous-préfet et prêteront serment devant le tribunal de l'arrondissement.

Art.   .

Répression des contraventions.

Les contraventions aux dispositions du présent règlement seront constatées au moyen de procès-verbaux dressés par les garde-rivières ou par tout autre agent de l'autorité ayant qualité à cet effet.

Ces procès-verbaux, s'ils ont été dressés par les garde-rivières ou des agents commissionnés du service hydraulique, seront affirmés dans les trois jours de leur date devant le maire ou le juge de paix, soit de la résidence de l'agent, soit du lieu de la contravention. Ils seront visés pour timbre et enregistrés en débet dans un délai de quatre jours après l'affirmation et déférés aux juridictions compétentes.

Copie de chaque procès-verbal sera remise, par l'agent qui l'aura dressé, au maire de la commune et notifié par celui-ci au contrevenant avec sommation, s'il y a lieu, de faire cesser immédiatement le dommage.

Art.   .

Le présent règlement sera publié et affiché dans toute l'étendue du département et inséré au *Bulletin des actes administratifs* de la préfecture.

Des expéditions en seront adressées à l'Ingénieur en chef, aux sous-préfets et aux maires chargés, chacun en ce qui le concerne, de surveiller et d'assurer l'exécution des dispositions prescrites.

Fait à

III

POLICE DES EAUX. — POLLUTION DES NAPPES SOUTERRAINES

MINISTÈRE
DE
L'AGRICULTURE

Paris, le 20 août 1906.

DIRECTION
DE
L'HYDRAULIQUE
ET DES
AMÉLIORATIONS AGRICOLES

1er BUREAU

Déversements dans les
cours d'eau non navigables
ni flottables d'égouts communaux et d'eaux prove-
nant d'établissements dangereux, incommodes ou
insalubres.

CIRCULAIRE
N° 453

LE MINISTRE DE L'AGRICULTURE

à Monsieur le Préfet d

De nombreuses plaintes m'ont été adressées de diverses régions du territoire contre la contamination des cours d'eau non navigables ni flottables : l'enquête à laquelle j'ai fait procéder m'ayant montré que ces réclamations étaient parfaitement fondées, il me paraît indispensable de chercher à remédier à une situation qui s'aggrave tous les jours au point de ne pouvoir être tolérée et qui présente, pour l'utilisation des eaux, des inconvénients au moins aussi grands que pour la salubrité.

L'Administration chargée de la conservation des cours d'eau non navigables ni flottables a le devoir de veiller soigneusement à ce qu'aucun déversement susceptible d'altérer la qualité naturelle de leurs eaux ne soit effectué, et je ne saurais trop insister, Monsieur le Préfet, pour qu'il soit strictement tenu compte, à l'avenir, des prescriptions de ma circulaire du 1er juin 1906 en ce qui concerne les mesures à prendre par le service hydraulique pour protéger, contre la pollution des eaux, les intérêts de toutes natures qui lui sont confiés.

Parmi les déversements les plus nuisibles dont il convient avant tout de se préoccuper se placent au premier rang les égouts établis par les communes. Les villes qui construisent des égouts ou qui transforment leur réseau déjà construit en vue de l'écoulement des matières de vidange sont, en effet, de plus en plus nom-

breuses, et dans la plupart des cas, elles évacuent leurs eaux usées
dans les rivières sans prendre les précautions indispensables pour
faire disparaître les éléments nocifs qu'elles renferment, sans se
rendre compte qu'elles n'ont ainsi éloigné de leurs habitants les
germes d'infections que pour les reporter vers l'aval au préjudice
des populations riveraines dont la santé est menacée et qui ne
peuvent plus utiliser les eaux pour les multiples usages auxquels
elles servaient précédemment.

Dans un grand nombre de cas, les déversements industriels présentent des inconvénients presque aussi graves que ceux qui
résultent des égouts en raison de leur composition ou de leur
température, et les évacuations des eaux résiduaires des établissements classés comme dangereux, incommodes ou insalubres
rentrent le plus souvent parmi ceux qui peuvent causer les plus
graves préjudices aux usages des eaux.

Des indications qui précèdent résulte la nécessité absolue que
les déversements provenant soit d'égouts, soit d'établissements
dangereux, ne puissent jamais être opérés que d'une façon régulière, c'est-à-dire après que les ingénieurs du Service hydraulique
les auront reconnus susceptibles d'être autorisés et dans les conditions qu'ils estimeront convenables pour empêcher que les divers
intérêts dont ils ont la charge ne soient lésés.

La construction des égouts dépendant du Ministre de l'Intérieur,
la police des établissements classés étant exercée sous le contrôle
du Ministre du Commerce, de l'Industrie et du Travail, je me suis
entendu avec mes Collègues pour soumettre la réglementation des
déversements de ces deux catégories dans les cours d'eau non
navigables ni flottables à la procédure suivante, qui a été arrêtée
d'un commun accord.

Égouts. — Les déversements d'eau d'égouts sont manifestement compris parmi ceux qui sont interdits par le règlement de
police qui doit intervenir en exécution de la circulaire du 1er juin
1906; ils ne peuvent par suite, en principe, être autorisés qu'en
vertu d'une déclaration d'utilité publique. Cependant, lorsque les
eaux usées ne seront pas, en tenant compte de leur volume et de
leur composition, de nature à influer sensiblement, à aucun
moment de l'année, sur la qualité des eaux des cours d'eau où
elles seront évacuées, leur écoulement pourra être autorisé par
vous de la même manière que celui des eaux propres. Mais le
déversement devra nécessairement être déclaré d'utilité publique
toutes les fois que la ville qui l'effectuera fera application du
système du tout-à-l'égout, soit qu'elle établisse à cet effet de nouveaux égouts, soit qu'elle se serve d'un réseau déjà existant.

Les déversements, qu'ils soient déclarés d'utilité publique ou
qu'ils fassent l'objet d'un simple arrêté préfectoral, ne doivent être

autorisés que sous réserve des conditions nécessaires pour permettre l'utilisation des eaux aux différents usages auxquels elles servent, pour assurer le libre écoulement de ces eaux compromis par des dépôts préjudiciables à la fois aux usines et à ceux auxquels incombe la charge du curage, enfin pour maintenir la salubrité. Vous devez donc communiquer aux ingénieurs du Service hydraulique, pour qu'ils puissent faire les propositions utiles à cet égard, tous les projets d'égout sans exception.

J'appelle d'ailleurs votre attention sur ce que cette communication devra être faite, même s'il s'agit de villes d'une population supérieure à 5000 habitants, bien qu'en vertu de la loi du 15 février 1902, sur la santé publique, les projets d'égouts concernant les agglomérations de cette importance doivent être soumis au Conseil supérieur hygiénique de France. L'examen fait par ce Conseil donne, en effet, toute garantie aux populations d'aval au point de vue de la santé publique, mais elle ne saurait sauvegarder leurs intérêts ni en ce qui concerne l'utilisation des eaux, ni en ce qui concerne leur libre écoulement. Seul, le Service hydraulique peut apprécier quelles mesures doivent être prises pour la défense de ces divers intérêts, et son avis doit, par suite, encore dans ce cas, être nécessairement demandé.

Les prescriptions à insérer dans les actes d'autorisation sur la proposition du Service hydraulique ont, ainsi que je l'ai indiqué précédemment, pour objet, d'une part, de sauvegarder la salubrité, l'alimentation des hommes et des animaux, l'utilisation des eaux pour les besoins domestiques, pour l'agriculture et l'industrie, d'autre part, de pourvoir aux curages dont la nécessité résulterait de l'établissement des égouts.

Les conditions qu'il conviendra d'imposer aux communes à ces divers points de vue devront être déterminées par les ingénieurs après une enquête hydraulique suivie d'une conférence avec les représentants du Service municipal chargés de la construction des égouts. Cette procédure devra, d'ailleurs, être suivie non seulement lorsqu'une commune projettera l'établissement de nouveaux égouts, mais encore lorsqu'elle aura l'intention de se servir d'un réseau déjà existant pour l'évacuation d'eaux usées d'une nouvelle nature, qui ne s'y écoulaient pas précédemment, en particulier pour l'application du tout-à-l'égout. Dans ce cas, en effet, l'autorisation ou la tolérance dont la commune bénéficiait auparavant ne saurait conserver ses effets, puisque l'importance et la nature des déversements sont complètement modifiées et que leurs inconvénients pour les rivières où ils sont effectués deviennent par suite beaucoup plus considérables.

Pour réduire les formalités, l'enquête hydraulique nécessaire pourra avoir lieu en même temps que celle qui sera ouverte sur le travail communal à exécuter, sous la réserve expresse, d'une part que l'arrêté ordonnant cette information spécifiera nettement qu'elle porte sur le principe du déversement des eaux usées, et d'autre part, que l'enquête sera ouverte dans toutes les communes riveraines du cours d'eau dans la partie où la qualité des eaux pourra être influencée.

Le procès-verbal des conférences devra toujours être joint au dossier qui me sera adressé s'il y a lieu à déclaration publique. Lorsque le déversement pourra être autorisé par arrêté préfectoral, vous devrez me saisir, sous le timbre de la Direction de l'hydraulique et des améliorations agricoles, s'il y a désaccord entre les conférents ; dans le cas contraire, vous aurez seulement à m'envoyer la copie du procès-verbal de la conférence.

Je vous adresserai, d'ailleurs, ultérieurement des instructions plus détaillées au sujet des conditions à imposer aux communes en ce qui concerne les déversements d'eau d'égouts dans les cours d'eau non navigables ni flottables.

Établissements classés comme dangereux, incommodes ou insalubres. — Les établissements industriels de cette catégorie sont, suivant leur classe, autorisés, sous le contrôle de M. le Ministre du Commerce, soit par vous, soit par le sous-préfet de l'arrondissement dans lequel ils sont situés ; mais cette réglementation, qui n'a d'autre but que de prendre les mesures destinées à protéger les populations contre les risques et les incommodités résultant du voisinage de l'usine, ne concerne pas l'évacuation des eaux résiduaires qui peut, dans certains cas, être effectuée dans un cours d'eau non navigable ni flottable. Cet écoulement ne doit être opéré qu'en vertu d'une autorisation spéciale imposant à l'industriel l'observation des précautions reconnues nécessaires par le Service hydraulique pour sauvegarder les divers intérêts qui lui sont confiés.

Cependant les propriétaires d'établissements classés peuvent s'expliquer parfois difficilement la nécessité de cette double réglementation, et il conviendra, pour réduire les formalités qui leur sont imposées, d'adopter la procédure suivante : En adressant sa demande d'autorisation, l'industriel devra faire connaître si les eaux résiduaires provenant de son usine devront être évacuées dans un cours d'eau non navigable ni flottable. Dans l'affirmative, il devra être procédé parallèlement à l'instruction relative à l'autorisation de l'établissement et à celle qui concerne le déversement.

L'enquête hydraulique qui devra être faite dans les conditions fixées par le décret du 1er août 1905 pourra avoir lieu au même moment que celle qui sera ouverte sur le principe de l'établissement de l'usine. Elle devra être suivie d'une conférence entre les ingénieurs du Service hydraulique et les agents chargés de l'élaboration de l'arrêté d'autorisation dans le but d'empêcher que des prescriptions contradictoires ne soient imposées à l'industriel par les deux Administrations intéressées. En cas de désaccord entre les conférents, vous devrez m'en saisir sous le timbre de la Direction de l'hydraulique et des améliorations agricoles.

Les conditions à ordonner par le Service hydraulique devront d'ailleurs avoir pour objet, ainsi que je vous l'ai indiqué à propos des égouts, de sauvegarder l'utilisation des eaux et d'assurer leur libre écoulement ainsi que la salubrité.

Les instructions qui précèdent ont pour but de combattre, aussi efficacement que le permet la législation actuelle, la contamination sans cesse croissante des cours d'eau non navigables, ni flottables, mais le Service hydraulique auquel incombe la gestion de toutes les eaux qui ne font pas partie du domaine public doit également se préoccuper de la préservation des nappes souterraines et des sources qu'elles alimentent. Les eaux de ces provenances sont employées de plus en plus par les populations rurales qui s'en servent, indépendamment de l'alimentation publique, pour leurs besoins domestiques ainsi que pour l'irrigation. Le Service hydraulique et des améliorations agricoles qui subventionne ces entreprises et prête le concours de ses agents pour leur réalisation doit donc nécessairement intervenir pour protéger ces eaux contre une pollution qui les rendrait inutilisables.

Il est vrai que la loi sur la santé publique prévoit la constitution d'un périmètre de protection pour défendre les eaux servant à l'alimentation des communes, mais ces précautions, qui peuvent être efficaces pour conserver la pureté de ces eaux, ne sauraient assurer la préservation de toute la nappe d'où elles proviennent, et, pour ne pas rendre dangereuse son utilisation, c'est aux causes mêmes de contamination qu'il faut remédier.

Parmi les opérations qui présentent le plus de danger à cet égard se place l'épandage. Conformément à une entente intervenue entre M. le Ministre de l'Intérieur et mon Administration, les projets communaux de cette nature devront être, à l'avenir, soumis au Service hydraulique qui devra les examiner de façon qu'ils soient établis en prenant toutes les précautions nécessaires pour éviter la pollution de la nappe souterraine. Les dispositions qu'il conviendra de prescrire à cet égard feront l'objet de conférences entre les ingénieurs du Service hydraulique et les représentants du Service municipal chargés des projets d'épandage; elles seront insérées dans l'acte déclaratif d'utilité publique des travaux qui paraît indispensable pour autoriser l'entreprise, étant donnée sa nature, même si la commune n'avait pas besoin de recourir à l'expropriation pour acquérir les terrains nécessaires à l'opération.

Indépendamment des dispositions destinées à préserver la nappe souterraine, le service auquel incombe la surveillance de la rivière où les eaux provenant de l'épandage seront en dernier lieu évacuées, pourra réglementer les déversements de façon à remédier aux inconvénients qui pourraient en résulter. Lorsque l'écoulement aura lieu dans un cours d'eau non navigable ni flottable, l'instruction relative à son autorisation devra évidemment être faite par le Service hydraulique en même temps que celle concernant l'influence de l'épandage sur la nappe souterraine.

Des indications ultérieures vous seront d'ailleurs adressées en ce qui concerne les conditions à imposer aux communes qui projetteront des travaux de cette nature.

J'appelle toute votre attention, Monsieur le Préfet, sur l'importance des mesures à prendre pour faire cesser la contamination des eaux des cours d'eau non navigables ni flottables, et pour protéger les nappes souterraines ; je ne saurais trop insister pour que les formalités réglementaires dont les instructions qui précèdent vous ont montré toute l'utilité soient à l'avenir rigoureusement observées.

J'adresse à M. l'Ingénieur en chef du Service hydraulique un exemplaire de la présente Circulaire que je vous prie d'insérer au *Bulletin des Actes administratifs* de votre département.

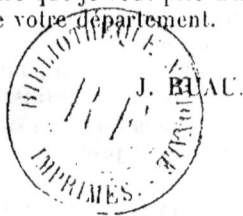

J. BLAU.

TABLE DES MATIÈRES

TABLE DES FIGURES

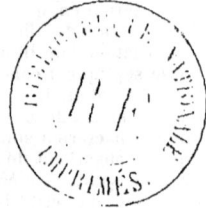

60816. — PARIS, IMPRIMERIE GÉNÉRALE LAHURE

9, rue de Fleurus, 9.

www.ingramcontent.com/pod-product-compliance
Lightning Source LLC
Chambersburg PA
CBHW070253200326
41518CB00010B/1770